成为小医生

小医生的机智生活

实验室小白

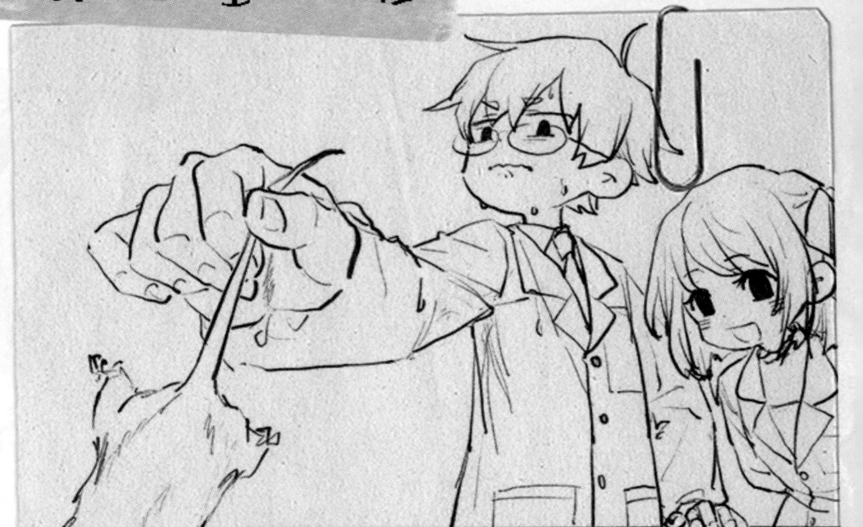

实验室萌宠大作战

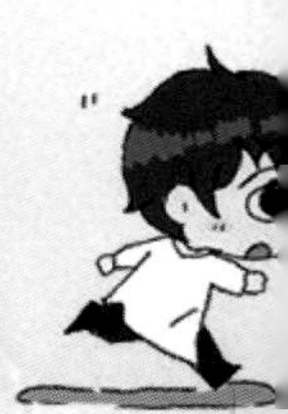

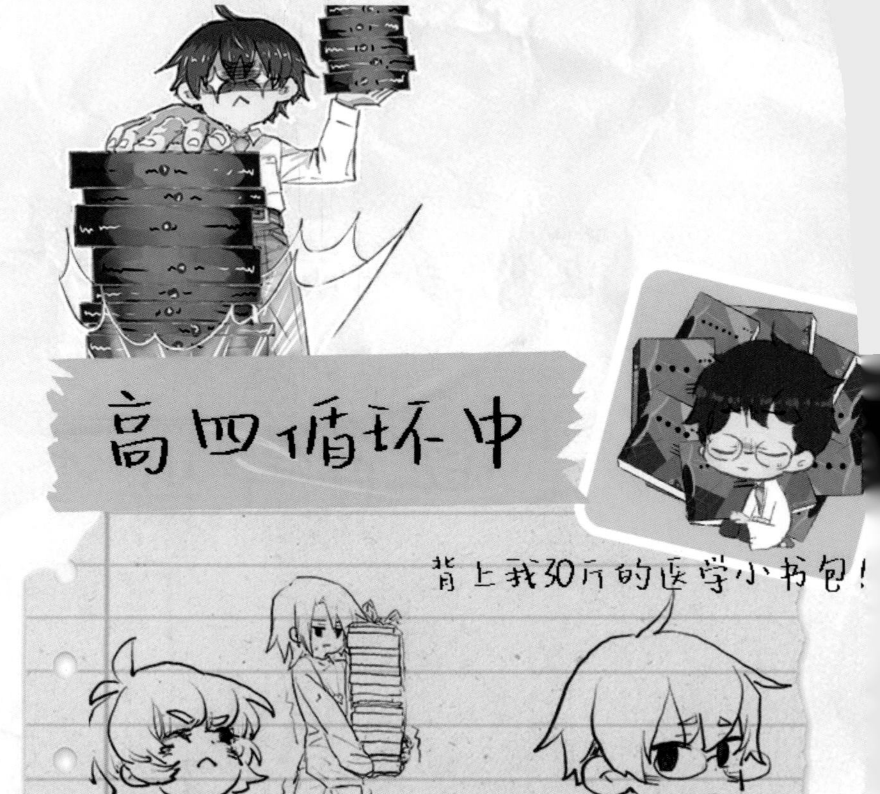

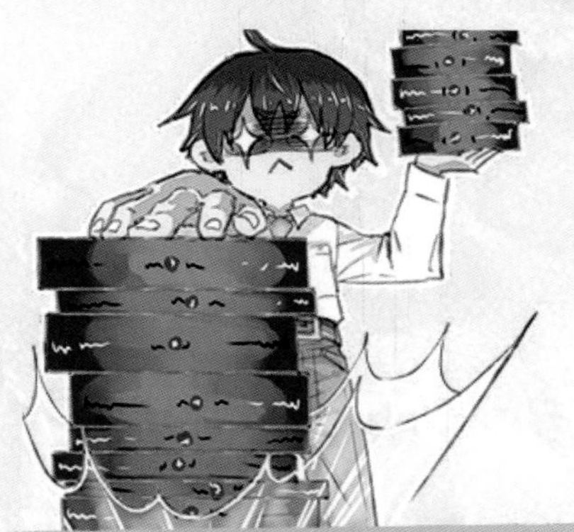

高四循环中

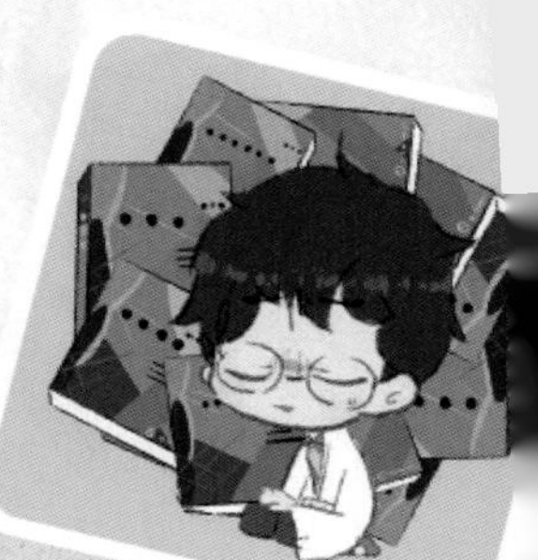

背上我30斤的医学小书包！

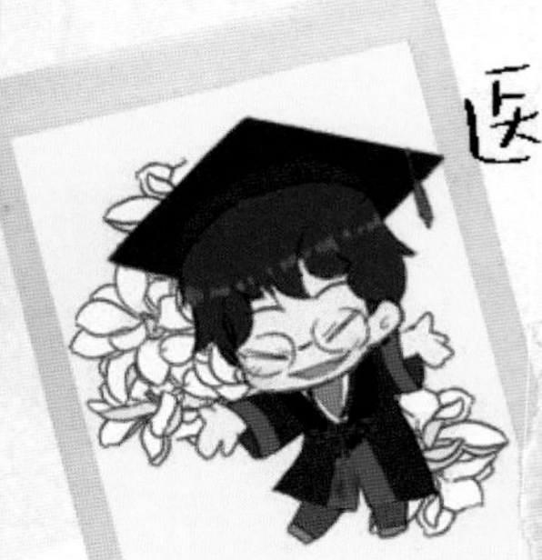

医路漫漫亦灿灿

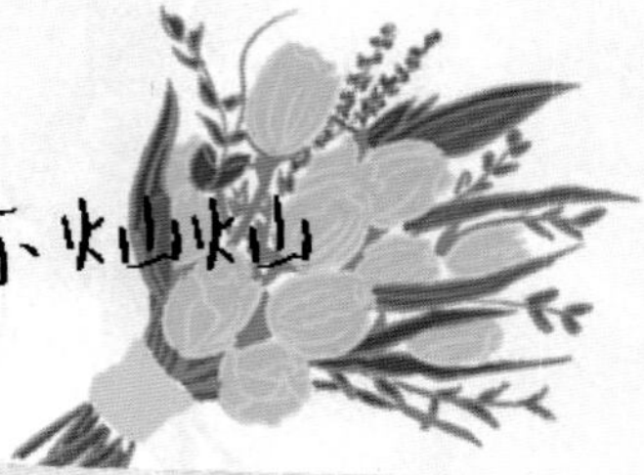

白色毕业季

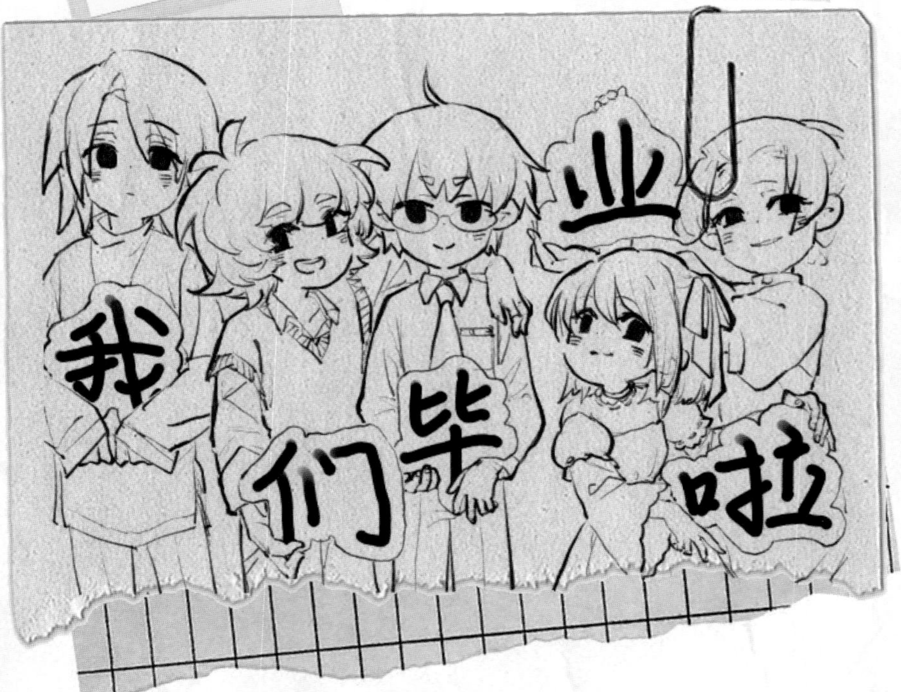

我们毕业啦

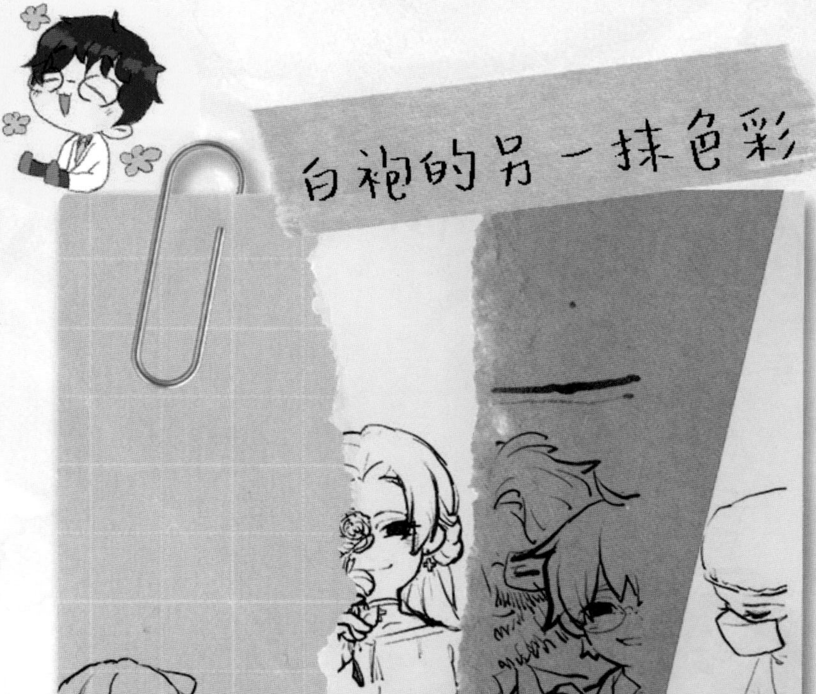

白袍的另一抹色彩

医学生的N种可能

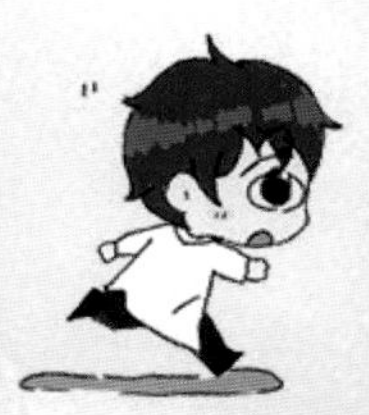

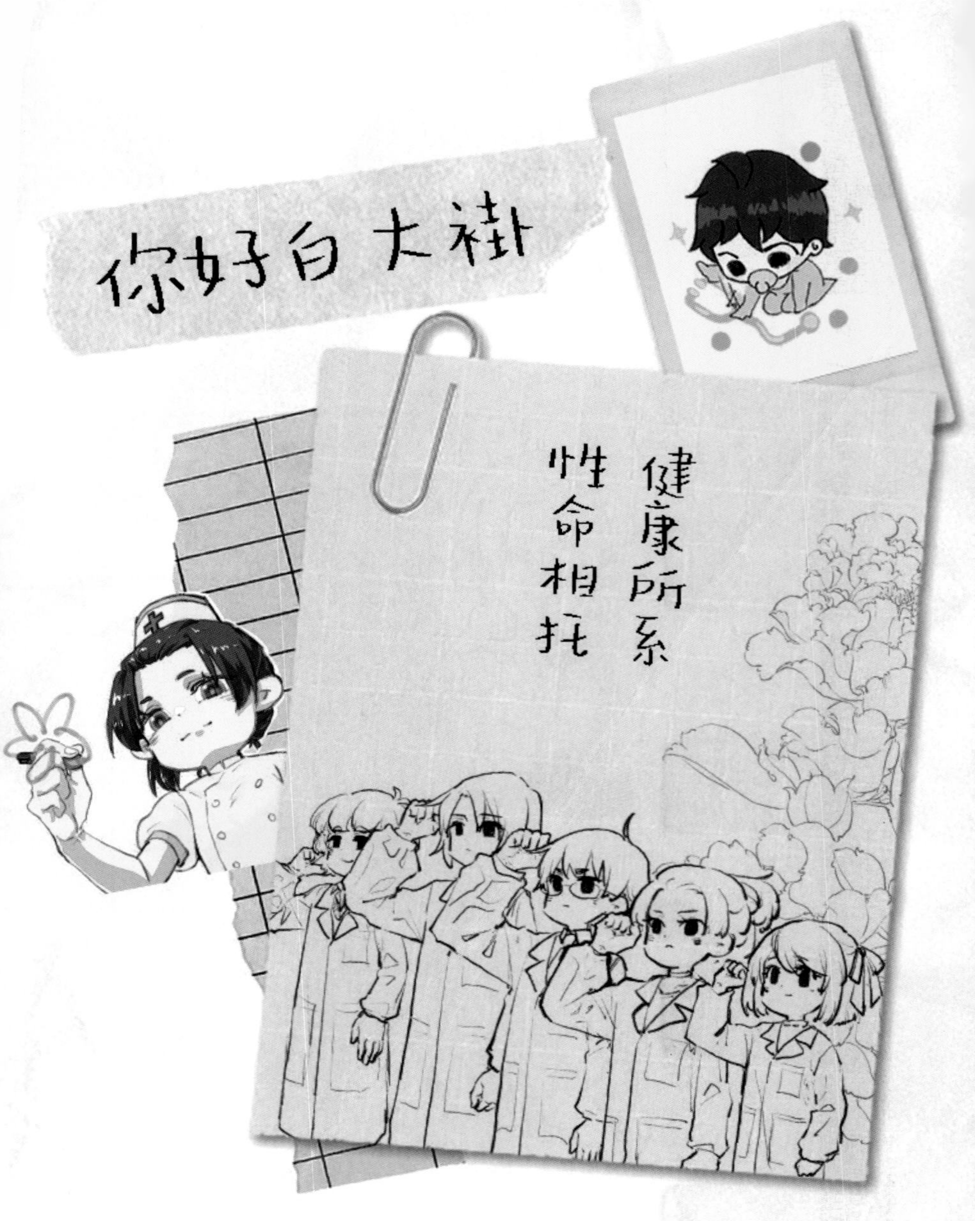

我要治病救人！

08:00

医学生的朋友圈

游佳琳　张海扬
主　编

上海交通大學出版社
SHANGHAI JIAO TONG UNIVERSITY PRESS

内容提要

本书作者是一个群体，主要由各专业、各年级的医学生构成。在书中，他们设定了多个虚构人物形象，分别代表医学生日常生活中的同学、朋友和师长，以朋友圈的形式，通过发布、评论、点赞等手法，记录了医学生们从入学到进入工作岗位过程中发生的点点滴滴。书中生动直观地展示了大家新生报到时的满心欢喜、第一次进入解剖室的紧张、第一次走上手术台的激动、第一次发表学术文章的欣喜以及第一次参加门诊的忐忑……既展现出医学生们求学生涯中的酸甜苦辣，又呈现了医学生们成长之路上的喜怒哀乐。"医"路向前，"医"路无悔！

本书适合于准备报考医学的高中生，因为它可以让这些孩子爱上医学这份神圣事业；适合于正在学医的大学生，因为它能让这些医学生们感同身受而更加珍惜学习这一过程；适合于正在行医的白衣天使，因为它能让他们回忆起学医之路的点滴，重温初心而更加坚定治病救人的信仰；也适合于正在求医的患者，因为它可以帮助他们更了解医生，从而建立对医生的信任与信赖；还适合普通大众，因为它可以帮助他们理解医生这一群体，更加尊重医生这一职业。

图书在版编目（CIP）数据

医学生的朋友圈 / 游佳琳，张海扬主编．— 上海：上海交通大学出版社，2024.7

ISBN 978-7-313-29268-1

Ⅰ. ① 医… Ⅱ. ① 游… ② 张… Ⅲ. ① 临床医学 Ⅳ. ① R4

中国国家版本馆 CIP 数据核字 (2023) 第 151137 号

医学生的朋友圈

YIXUESHENG DE PENGYOUQUAN

主　　编：游佳琳　张海扬

出版发行：上海交通大学出版社

地　　址：上海市番禺路 951 号

邮政编码：200030

电　　话：021-64071208

印　　制：上海万卷印刷股份有限公司

经　　销：全国新华书店

开　　本：880mm × 1230mm　1/32

印　　张：11.25

字　　数：302 千字

插　　页：3

版　　次：2024 年 7 月第 1 版

印　　次：2024 年 7 月第 1 次印刷

书　　号：ISBN 978-7-313-29268-1

定　　价：58.00 元

编　委　会

主　编　游佳琳　张海扬

副主编　程雅青　杨辛夷　张昊亮　张之玥

编　委　代子妍　李博豫　李晨欣　李朝阳　邱鸣凤

王皓汉　王欣榆　邢思佳　严　妍　赵鎏丹

赵灵逸　张涵婷　章文冉　朱嘉言

插　图　王馨婧　卫懿馨

序

健康是国家兴旺发达、人民安居乐业的重要标志。卓越医学创新人才是建设健康中国的重要基础和保障。在“医学精进”的道路上，医学生们需要拥有坚定的信念、乐观的心态、同舟共济的精神和脚踏实地的勤奋，才能成长为卓越医学创新人才。

《医学生的朋友圈》生动展示了医学生们朴素真挚的医学热情、丰富多彩的实践体验和精彩纷呈的校园文化生活，记录了医学生们在成长为卓越医学创新人才道路上的艰辛付出和满满收获。医学生们在《医学生的朋友圈》中把无数珍贵而美好的瞬间精心整理、温馨呈现，以通俗易懂的语言配以生动活泼的文笔，跟读者分享他们报考录取时的满心欢喜，初次进入解剖实验室的紧张激动，熬夜背书时的信仰坚持，首次走上手术台操作的内心澎湃，初次发表学术文章的欣喜欢快和毕业走向医疗服务一线的壮志凌云等等人生、学业和职业的非凡经历，展现其中的路途漫漫和百般滋味，真实有爱，生动鲜活。《医学生的朋友圈》独特之处在于全部源自医学生们自己的真情实感，读者可以像刷朋友圈一样进行阅读，感受医学生的喜怒哀乐、成长收获。

衷心期望《医学生的朋友圈》让所有关心和向往了解医学生

学习与生活的读者和家庭，共同关心关注、关爱支持医学生的成长；激励医学生们矢志不渝，不忘初心，医路担当，永远记得踏上从医之路时的使命感与荣誉感，为建设“健康中国”贡献力量。

中国工程院院士

上海交通大学副校长

上海交通大学医学院院长

范先群

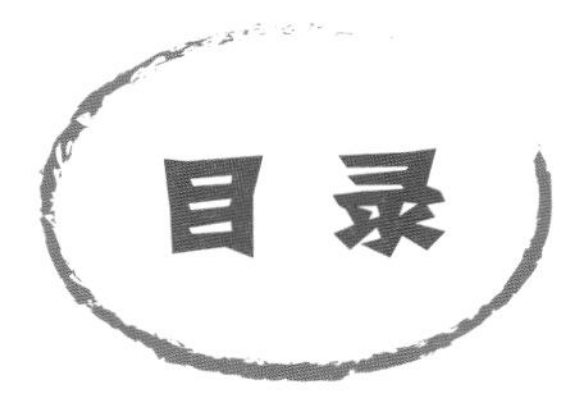
目录

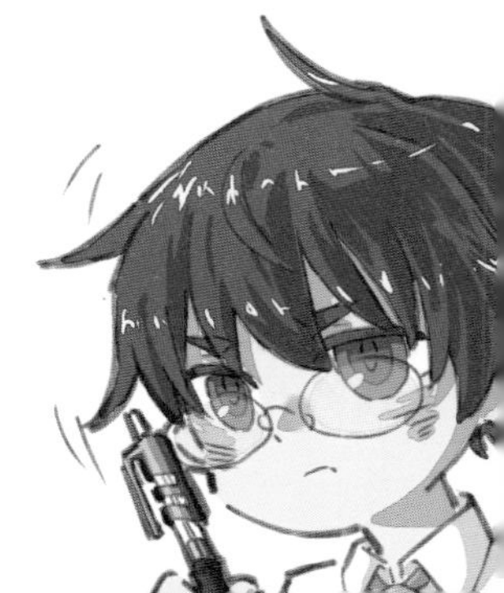

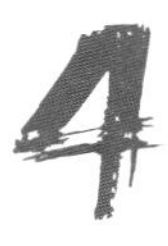

成为小医生

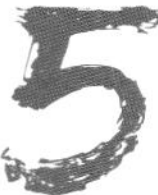

白色毕业季

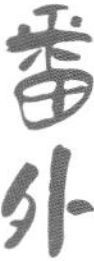

白袍的另一抹色彩

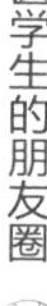

背景提要

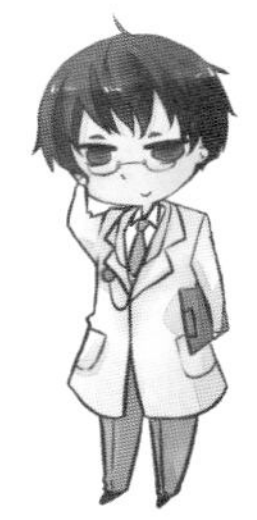

嗨，你们好呀！我叫Joy，是一名胸怀悬壶济世之理想，但尚在医学之路上披荆斩棘的少年。

无论在风平浪静之时，还是风起云涌之际，医务工作者总是驻守在关键的医疗岗位一线，是我们信任和依赖的健康守护者。在新冠疫情时期，医务工作者的重要性更加为老百姓所认识。他们临危不惧的坚毅眼神，奋战抗疫一线的忙碌身影，常常使我们动容，心生景仰。越来越多的小伙伴像我一样，渴望加入他们的行列，成为一名“白衣超人”。

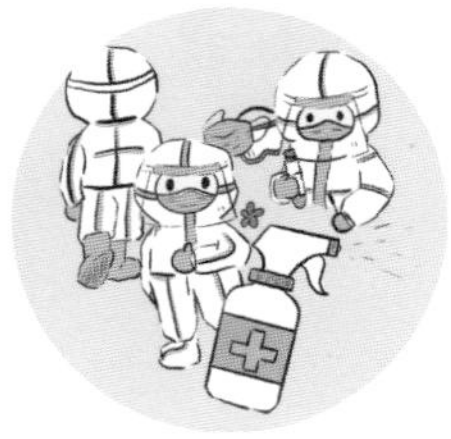

面对漫漫医学路，你是否有许多小问号？

嘿，别着急！让我来为你解答。

或许你会好奇，要成为一名医生，需要走哪几步呢？

第一步，你需要在医学院学习理论知识，与被戏称为“蓝色生死恋”的一大堆医学书目相伴随行；第二步，你将踏入医院进行见习、实习，完

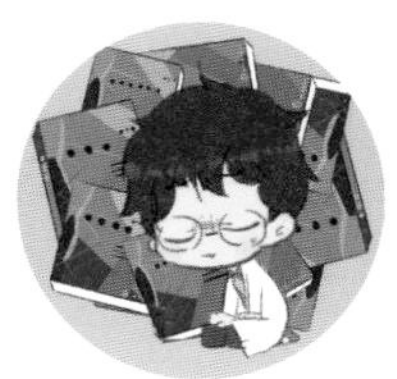

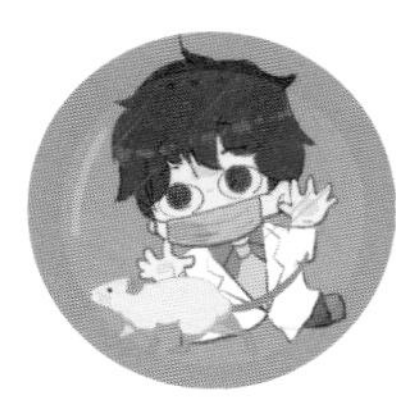

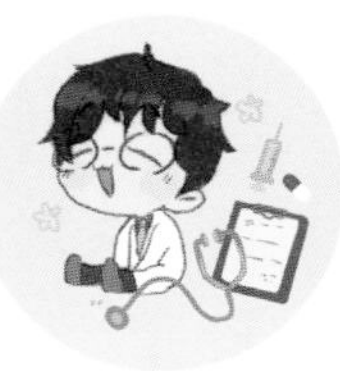

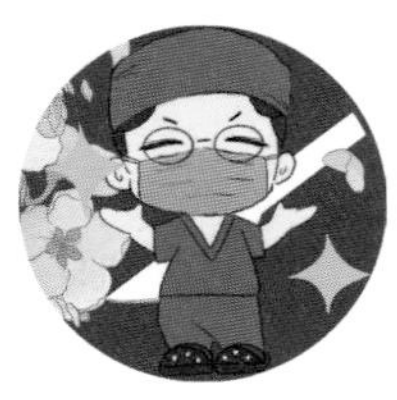

成从医学生向小医生的华丽转变；下一步，你既可以选择钻研学术继续深造，也可以先参加“规培”（住院医师规范化培训），正式开始住院医师的锻炼。当规培锻炼圆满结束后，你便可正式成为一名医生啦！

不过，你的打怪升级之路并不会止步于此。此后的你，在工作中仍需不断学习、考试，积累临床经验，并积极参与医学科研工作，探索更多的科学未至之境，才能终有一天成为顶天立地的大医生噢！

那么，你在医学院里可以学些什么呢？

在医学院，你可以学习临床医学，成为一名雷厉风行的临床医生；可以攻读口腔医学，成为一名心灵手巧的牙医；可以选择护理专业，成为一名细致周到的护士；你还可以钻研医学检验技术，研发“滴血认亲”的现代技术；也可以探索医学影像技术，练就看图识病的“火眼金睛”。如果想为疾病防控出一份力，你可以研究预防医学；倘若想探究食物与机体的奥妙，可选择食品卫生与营养学；要是你对科研工作特别感兴趣，可以选择基础医学类的学科……

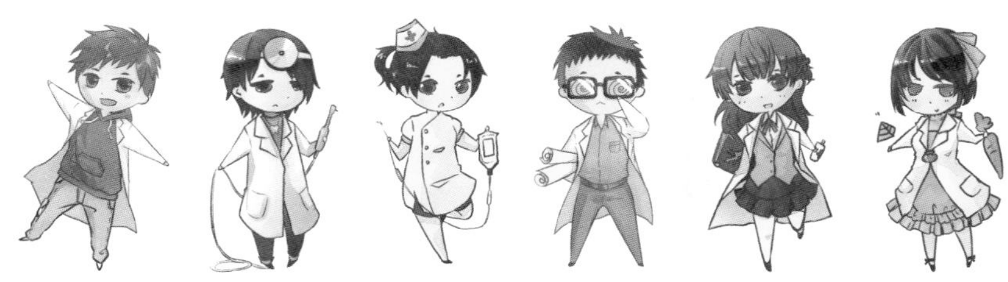

医学院是个魔法殿堂，你可以在这里尽情感受医学的魅力，找寻细胞、组织、器官与人体的奥秘，开启充满惊喜与奇遇的医学之路！

但这绝非一条坦途，或许荆棘丛生，充满坎坷，或许是“日班+夜班”式的超长待机。成为一位合格的医务工作者的过程是一条漫漫长路，少不了磨砺与挫折。

幸运的是，你会遇到了一群志同道合的小伙伴，我们互相勉励与鼓劲，一同跨入校门，拥抱医学院多姿多彩的生活，在课程学习、实验室锻炼、临床实习的日子里过关斩将，乘风破浪于医学的海洋。

想知道更多我与我的医学生朋友们的故事吗？欢迎打开《医学生的朋友圈》！这里真实地记录了“医路”上许许多多的酸甜苦辣，一定有你想要找寻的答案。

1 你好白大褂

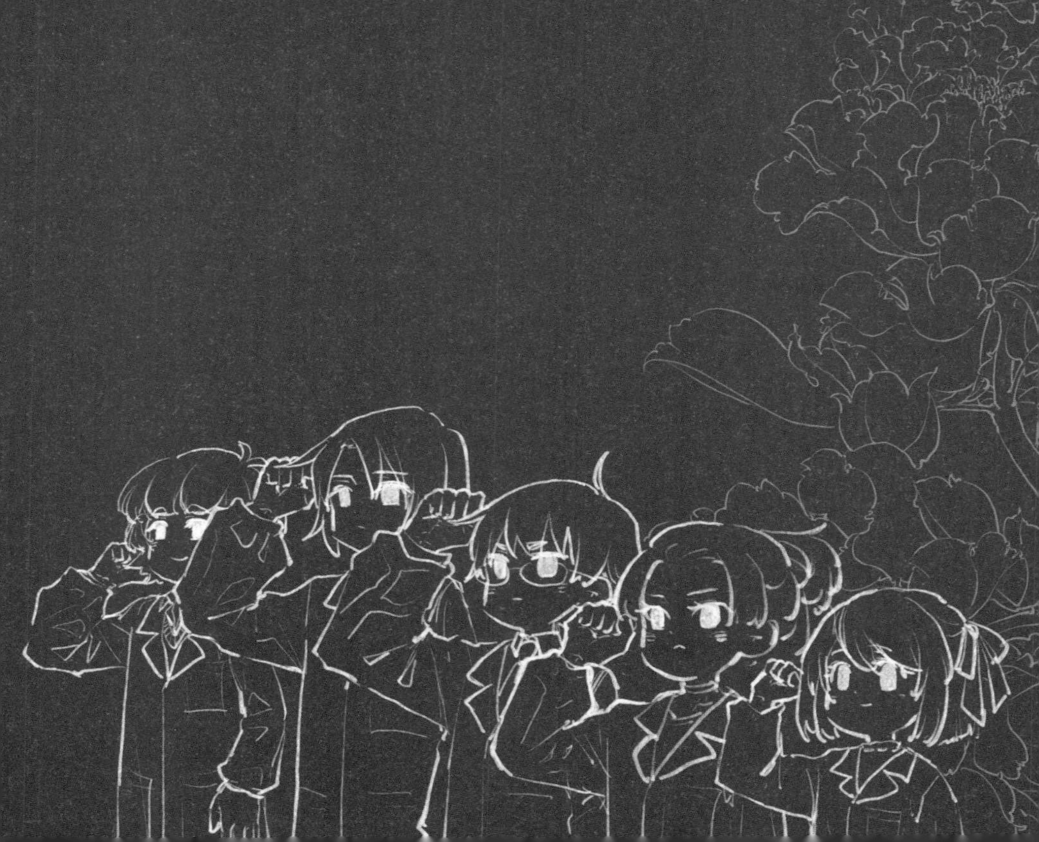

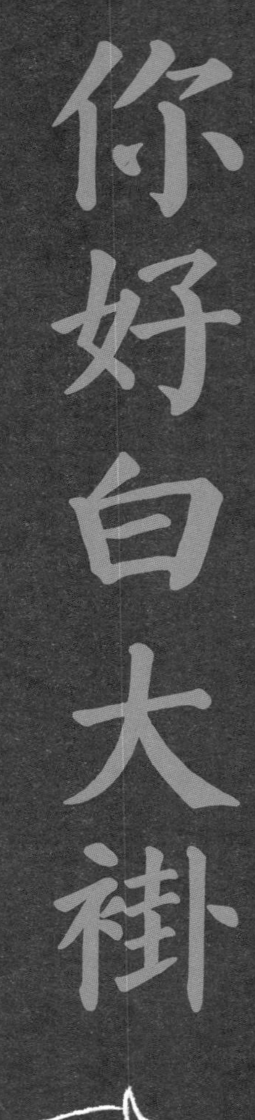

小时候，我身体不好，但每次生病总能被穿着白大褂的医生和护士治愈。

会看病、能让我的身体好起来，这是“白大褂”照进我生命里的第一束光。

后来我慢慢长大，每每看到在危难来临之时逆行而上，危急关头挺身而出的“白大褂”，总会被一种无形、强大而温柔的力量所感召、触动，并心向往之。榜样的力量如同一颗颗明星，照亮了少年心中的整片天空。

于是我排除万难、奋力拼搏。直到有一天，我如愿站在了魂牵梦萦的礼堂里，举起右拳，庄严宣誓：

“健康所系，性命相托。当我步入神圣医学学府的时刻，谨庄严宣誓……”

“救死扶伤，不辞艰辛”，誓言中的一字一句烙印在我心头，刹那间我感受到了身为医学生，身上肩负的期望之高，责任之重。

“牡丹出身富贵，可以大红大紫，享受荣华；而我们的牡丹恬淡清雅，清贫是自愿选择的，只有自愿选择甘于清贫，才是真正的志向”。王振义院士淡泊名利，穷尽一生致力于白血病的治疗，拯救无数患者于水火之中……震撼于前辈们为人类健康奋斗终身的无私和坚定，我深感吾辈何其有幸，成长于灯塔之下，梦想的帆船，必定远航。

此时，我既兴奋，又忐忑；

此刻，承载着少年赤忱理想的小船，出发了！

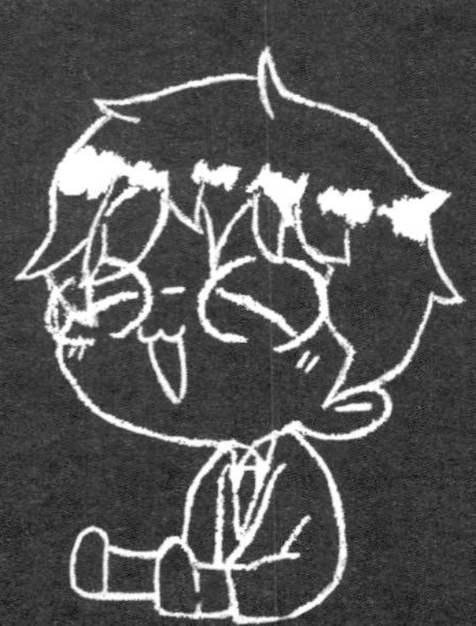

1.1 "劝人学医，……"

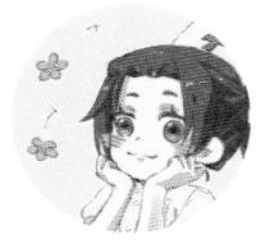

小伙伴

听说学医要读很多年，要背很多很多书，要上解剖课，还会掉头发……Joy，你真的准备好了吗？

Joy

对！我要治病救人，我不后悔！

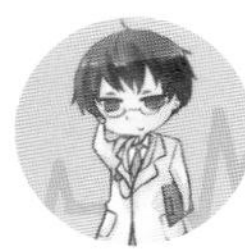

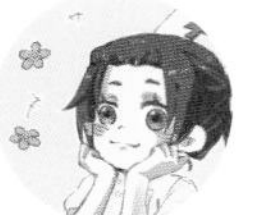

小伙伴

加油！相信你会成为一名好医生！

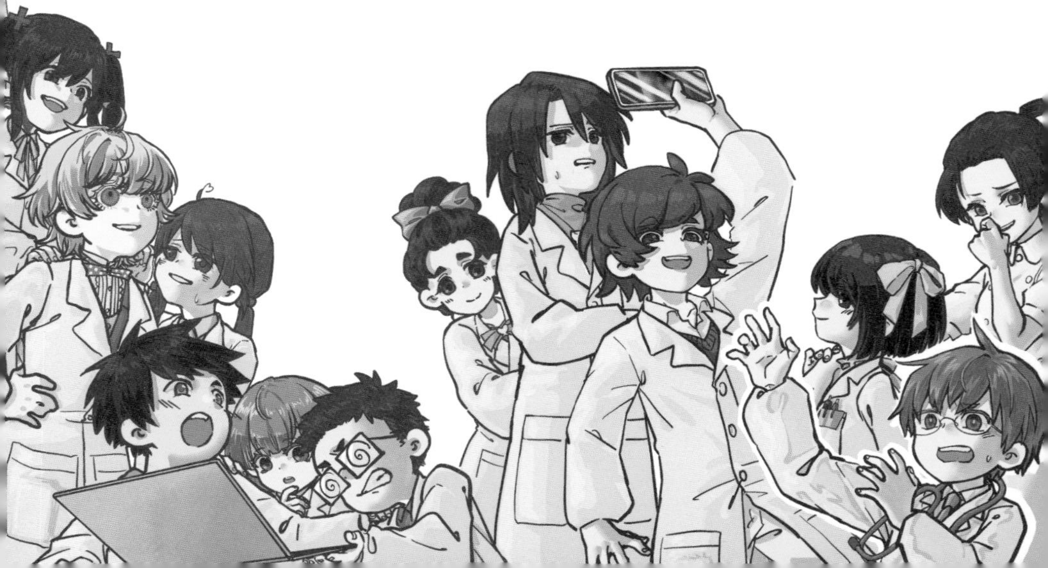

朋友圈

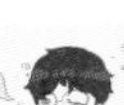

前途迷茫的小张

老师劝学医
同学劝学医
家人劝学医
我该如何应对😭？

♡ **高中好友 昭扬，交大医学院 赵学长，Joy**

高中好友 昭扬：从字缝里看，写满了“快逃”（高中→大学，又要成为同学了！）

交大医学院 赵学长：劝人学医，天打雷劈😁，不过，来学医你绝对不会后悔！

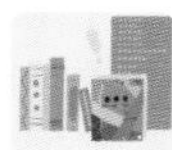

别管我我要学医

我是怎么走上学医之路的

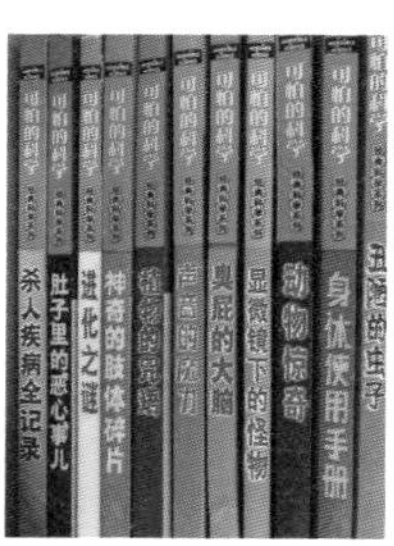

♡ **高中同学 彦彦，大一营养 思嘉，大二临床五年制 娜娜**

高中同学 彦彦：这个系列我小时候也超爱看！

别管我我要学医 回复 **高中同学 彦彦：**对，对，超有意思！现在想想算是医学启蒙了，哈哈哈。

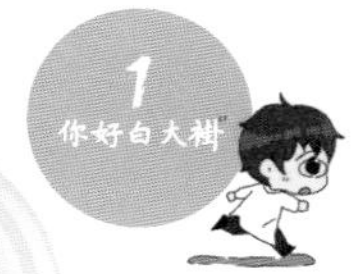

朋友圈

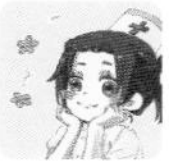

劝人学医的学姐一枚

一年前在知乎上回答了一个问题

一年后提问的孩子回复了

都说劝人学医……我怕不是要遭天打雷劈了

高中选科化生地对应的有什么好专业？

知乎 · 1 个回答 · 0 关注 ›

匿名用户

不得不说这是学医的最佳选课

发布于 2020-02-20 17:39 · 著作权归作者所有

评论了你的回答

星期日

谢谢，真的学医了

高中选科化生地对应的有什么好专业？

0 赞同 · 0 喜欢 · 2 评论

大一护理 丘丘，大三医学检验技术 阿涛，土木工程 乐乐，大一营养 均均，研二 外科 黄学长

大一护理 丘丘：每一个医学生的背后，都有一个“金牌销冠”般的学长或学姐

劝人学医的学姐一枚 回复 **大一护理 丘丘**：懂了，以后你来接力

Joy：哈哈哈哈！明明是“劝人学医，利人利己”才对！

劝人学医的学姐一枚 回复 **Joy**：不知道会不会“利己”，但只要学弟学妹觉得这条路对自己的成长和社会有利就够啦，哈哈哈！

土木工程 乐乐：深有同感！我也是被学长劝来学土木的！

劝人学医的学姐一枚 回复 **土木工程 乐乐**：

朋友圈

学医"好苗苗"

很多人都对我学医感到困惑，甚至劝我不要学医，但我最初的梦想，就是成为一名医生。所以，我在幼儿园的时候开始苦练医生字，小学时想去A医院当医生，初中时想考B大学医学院，高中时想考上海交通大学医学院。后来发现B大学医学院的分特别高，上海交通大学医学院更是高出天际，于是忐忑不安地在理想大学那一栏填上"上海交通大学医学院"。

最后真的考上了上海交通大学医学院的口腔八年制，触碰到了遥不可及的理想，惊讶之余，也有点不知所措。最后，希望自己能奋斗这八年，顺利毕业，不要让小时候苦练的"医生字体"白练了

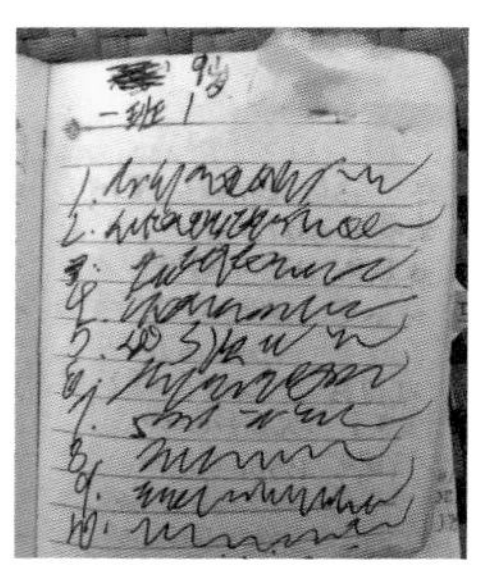

♡ **高中学弟 扬扬，新加坡留学生临床五年制 凯文，Joy，大一预防班长 宇宇，大三临床五年制 浩亮，爸爸**

新加坡留学生临床五年制 凯文： 哈哈哈，以后向你学习书法

学医"好苗苗" 回复 **新加坡留学生临床五年制 凯文：** 献丑献丑

高中学弟 扬扬： 学姐加油！在大学续写新的辉煌！！（我也想学医！）

学医"好苗苗" 回复 **高中学弟 扬扬：** 学弟也加油！我在交医等你哦

朋友圈

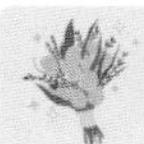

向前辈致敬的医学新人

#要是一天有25个小时就好了#

我常常会对于这个人世间我是否能走出一条属于自己的路而感到迷茫，对自己是否能成为一名合格的医生而担忧，可是偶然的一次集体观影让我回忆起了印象里的那件“白大褂”，想到他曾经也和我说过类似影片里的话，我才又想起曾经为什么一意孤行，那一刻我又再次重拾起了那份初心。

他有好多厚厚的、标罗马文的笔记本，上面写着不同阶段患者的详细情况。

他的桌板下面，铺着一张上海地铁线路图。

他开药会精确到四分之一片。

——医生，我为什么每周都要来抽血啊?

——因为你是小孩子，要长身体，指标不稳定啊。不用怕，旧的血抽掉，新鲜的血会造出来的。你好好吃药，之后就可以一个月抽一次了。

——我不能吃海鲜，这里面怎么还有川贝啊?

——川贝不是贝壳哦，是中药不是海鲜。

——为什么要吃这个，吃了会胖，还长不高。

——因为会让你变好。你看，这次好多了，就可以少吃半片，下次再好一点，就可以不吃了。

——我以后也要来上海，我长大也要学医!

——好呀!

他就像神仙一样，飞速将我各项指标稳在正常范围，可没等到他和我说“你停药了，以后不用再来了”，他就退休了，只记得他姓杨，湖北人，现在我来上海学医了，却再没见过他……这些，我差点就忘了呢。

朋友圈

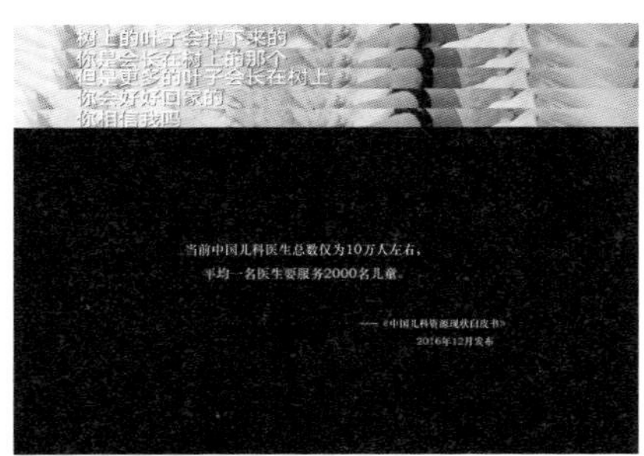

♡ **大一护理 丘丘，大四儿科 之悦学姐，辅导员 唐老师，微积分翁老师，C 语言 李老师，妈妈**

大一护理 丘丘： 真的会被这些呵护我们成长的医生感动。现在终于一起来学医啦！一起加油！

向前辈致敬的医学新人 回复 **大一护理 丘丘：** 每次想起他心中都会升起一股暖意，一起加油呀！

辅导员 唐老师： 加油孩子！你也可以成为别人生命中的一束光！

向前辈致敬的医学新人 回复 **辅导员 唐老师：** 一定努力！要向前辈学习！

C语言 李老师： 你这么一说，我也想起来小时候村头那个诊所里有个大夫，每次生病只要看见他，我心里的恐慌就少了一大半。

向前辈致敬的医学新人 回复 **C语言 李老师：** 越来越觉得医生真的是种很伟大的职业！

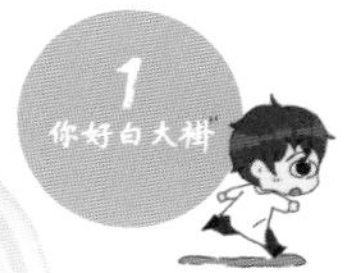

朋友圈

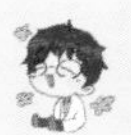

想要成为医生的陈肥肥

半日医院体验
原来穿着白大褂在医院工作的心情和作为患者到医院看病是完全不一样的
嗯……难以用言语形容……
其实印象最深的是
当所有人都围着X医生听讲的时候
站在最后的我
发现病房门口有两位奶奶好奇地看着我们
当我微笑对他们点头表示友好时
她们回我的笑容
让我觉得
当时不顾家人的反对，排除所有非议
选择的这个专业没错

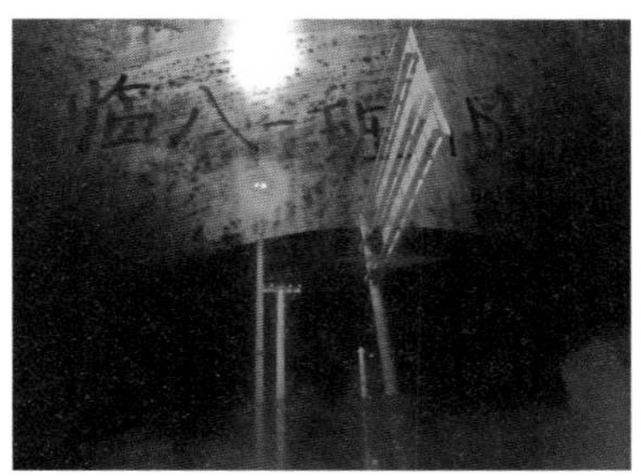

♡ **Joy，博一 清风学长，辅导员 燕子姐姐，大四护理 欣怡**

Joy： 好温暖！面对真实的患者时，能感觉到这个专业的巨大意义。

想要成为医生的陈肥肥 回复 **Joy：** 是的！医路有你、有我，一起加油！

朋友圈

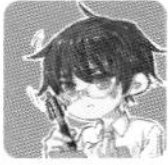

坚定学医的小潘

看了学长学姐们秃头背书
看了那么多医生逆流而上
尽管，曾经也看到过社会上一些触目惊心的伤医事件
但心中对学医的热情
不减反增
当兵也许会牺牲
但总要有人保家卫国
学医的确很艰难
但总要有人救死扶伤
从开学宣誓授袍那一刻起
就决定了在医学这条路上绝不回头
哪怕是逆天而行
我们肩负的是伟大的事业、是人类的未来
选择学医我不后悔！

选择医学可能是偶然，但你一旦选择了，就必须用一生的忠诚和热情去对待它。
——钟南山

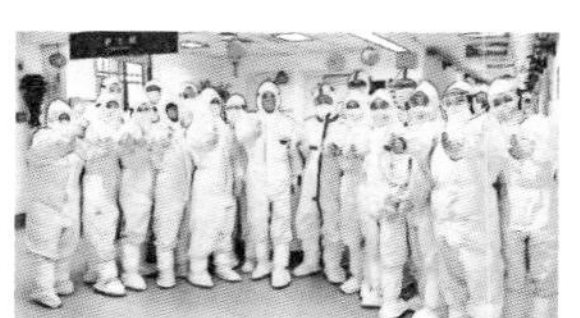

♡ **Joy，医学院 程老师，足球队队长 书洋，大一设计 诚彬，大一口腔五年制 诗意，博一 清风学长，大一营养 思嘉，姑妈**

Joy：为你点赞！
坚定学医的小潘 回复 **Joy：**🙏🙏🙏
足球队队长 书洋：潘大夫好好学！以后生病就靠你了🐱
坚定学医的小潘 回复 **足球队队长 书洋：**愿你以后联系我都是找我踢球，而不涉及我的工作🐱
博一 清风学长：想当年，我也是这么雄心壮志毅然决定学医，如今看着镜子里日渐稀疏的头发再接再厉🐱
坚定学医的小潘 回复 **博一 清风学长：**既要收获知识，也要保住头发！🐱

1.2 通往医学殿堂的门票

“你的录取通知书到啦！”

接到邮政快递员的电话

Joy 飞奔而下

那一段路

连空气都是甜的

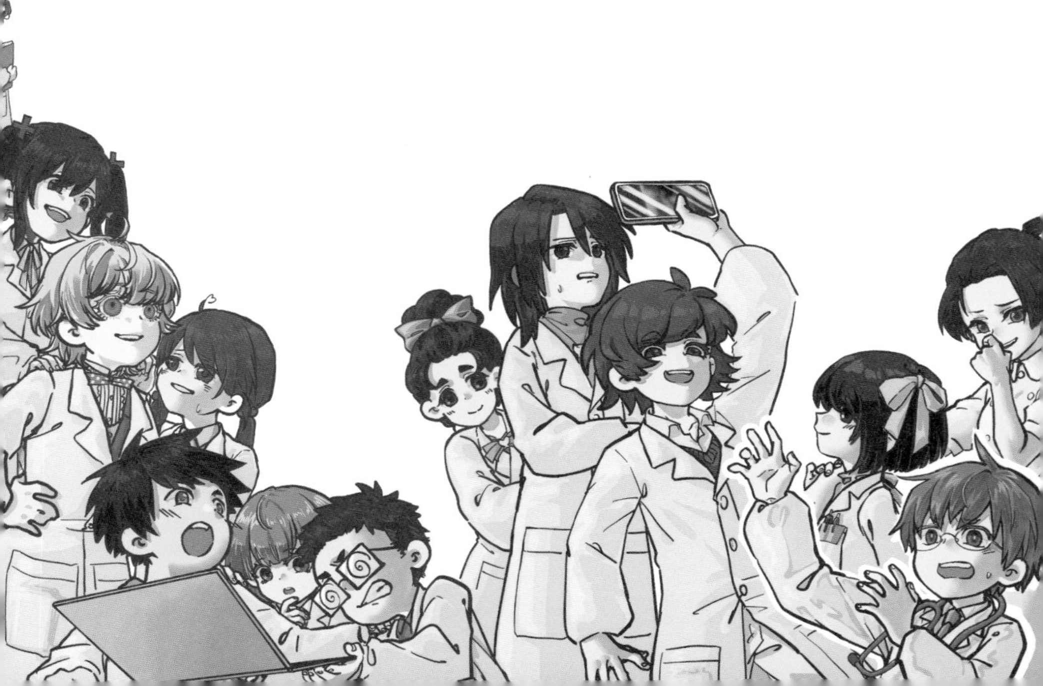

朋友圈

小刘小刘学医不愁

从2017年初遇，到2018年医学夏令营，再到2019年收到录取通知书，陪伴自己高中三年的梦想一步步实现的感觉真的太棒了！

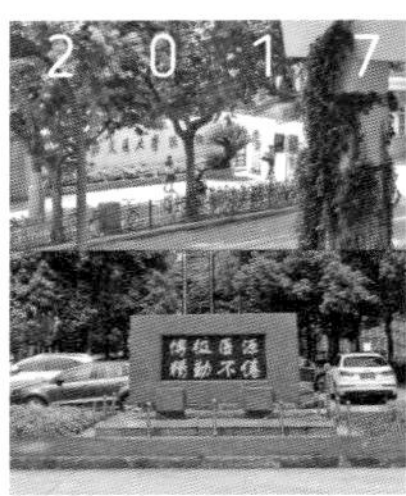

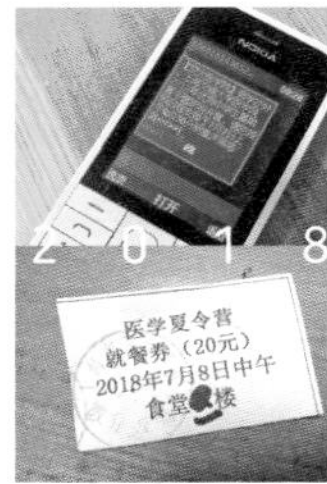

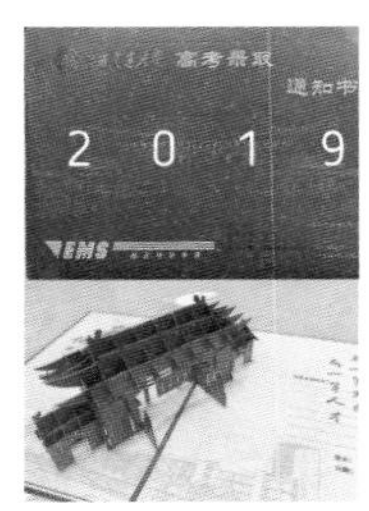

♡ **高中班主任 朱老师，大一营养 思嘉，妈妈，大一医学检验技术 冬升，高三数学 吴老师，闺蜜 嘉怡，补课班 飞飞**

高中班主任 朱老师： 恭喜小刘！每年的元旦心愿墙都看见你写想考医学院，现在梦想成真，老师为你骄傲

小刘小刘学医不愁 回复 **高中班主任 朱老师：** 谢谢朱老师，也感谢朱老师高中三年对我们的教育和帮助。学医是我一直以来的初心，通过夏令营也更坚定了自己的选择！

爸爸： 为你骄傲

闺蜜 嘉怡： 哇！哇！好姐妹成功学医（以后就找刘大夫看病啦）！

小刘小刘学医不愁 回复 **闺蜜 嘉怡：** 那就希望在我当医生的几十年里你都不要生病跑医院啦！

高中学妹 雪丽： 学姐好强呀，恭喜恭喜！今年看了一些纪录片之后我也有学医的想法，希望明年能有机会成为学姐的校友。

小刘小刘学医不愁 回复 **高中学妹 雪丽：** 谢谢学妹呀，有问题可以随时联系我，提前祝你梦想成真啦！

朋友圈

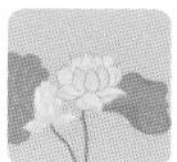

医学小萌新（即将开学版）

我的九月

拿着录取通知书报完到，在体育馆门口留下了大学的第一张照片，虽然青涩稚嫩，但也无比珍贵。
大学就这样开始了，
一切归零，心态放平。
对啦，感谢医学院的新生开学大礼包！
那片粉色的晚霞，还有一路的桂花香，嘿，这个九月还挺美好！

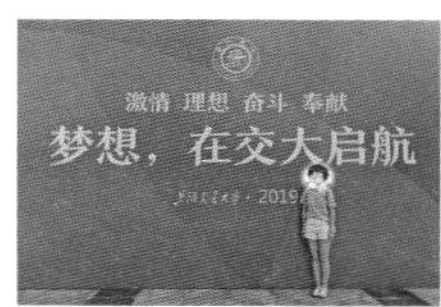

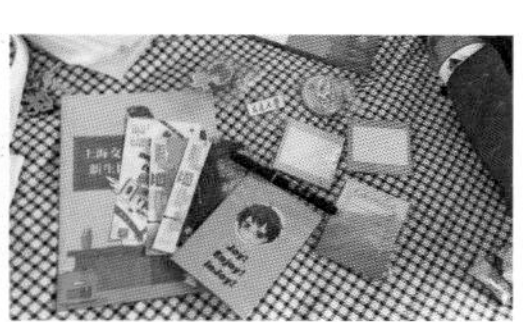

♡ **爸爸，大一临床八年制（法文班）思思，堂弟 飞宇，高中学妹 亦君，大二临床八年制 蕾蕾学姐，三婶，辅导员 唐老师，高中学长 凯铭**

大一临床八年制（法文班）思思：大学霸明天要不要一起参观一下校园？听说学校翻修了院史馆，里面有很多医学前辈们的事迹。

医学小萌新（即将开学版）回复 **大一临床八年制（法文班）思思：**好呀好呀，我室友刚才和我说里面还展示了医学史的发展历程，期待！😲😲😲

大二临床八年制 蕾蕾学姐：学长学姐在暑假里精心设计了医学院周边，欢迎每一位医学院新生，是不是赞赞哒？

医学小萌新（即将开学版）回复 **大二临床八年制 蕾蕾学姐：**😲😲😲 谢谢学长学姐，你们太用心啦！

高中学长 凯铭：没想到又成你的学长了😏，快来继承我的医学小书包吧！

医学小萌新（即将开学版）回复 **高中学长 凯铭：**是是是……50kg的那种医学小书包吗？😱

朋友圈

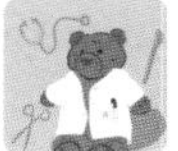

超超超超级开心的阿魏

过去每一个难以坚持下去的时刻，每一次压力扑来的时候，我都会打开学校的官微，看看学长学姐晒出的“录取通知书”，憧憬着有一天自己也能亲手触摸到红色封面下烫金的字，在偌大的校园里和朋友一起享受吹着风的自由感觉。

如今我也终于拥有了自己的“录取通知书”，也可以穿上白袍，举起右手，在医学生誓言的后面，大声念出自己的名字了。所有的挣扎与执念，终于换来了结果，包裹拿在手里，有十足的分量，有满心的欢喜。

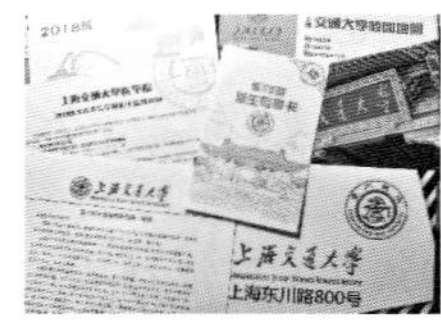

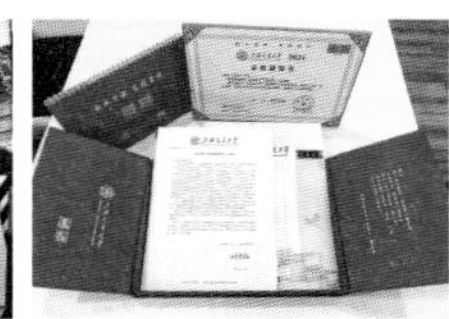
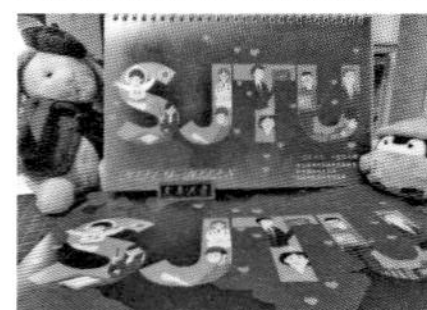
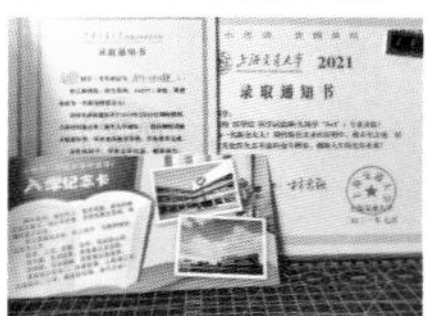

♡ **大一预防 若若，母上大人，理科 柏霖，大一护理 丘丘，二哥 阿昉，大一护理团支书 小叶子**

辅导员 唐老师：星光不负赶路人，很高兴在交医见到你！

超超超超级开心的阿魏 回复 **辅导员 唐老师：**谢谢唐老师！

二哥 阿昉：小时候只知道哭鼻子的妹妹竟然要成为小医生了？（以后学医路上要是遇到困难了可别只会哭呀）

超超超超级开心的阿魏 回复 **二哥 阿昉：**我一定会成为一个成熟的医生，哼！以后学医的道路上绝不轻易哭鼻子！

理科 柏霖：白大褂！小时候挺怕穿白大褂的哥哥姐姐们，没想到现在身边也有人要穿上白大褂了，期待看到你以后的“白大褂之旅”！

1.3　典礼·白袍·宣誓

“健康所系，性命相托……”

铿锵誓言回荡在敞亮礼堂

少年的满腔热血澎湃于心

这一刻

Joy 分明感受到

身上的白大褂所承载的重量

如此沉甸甸

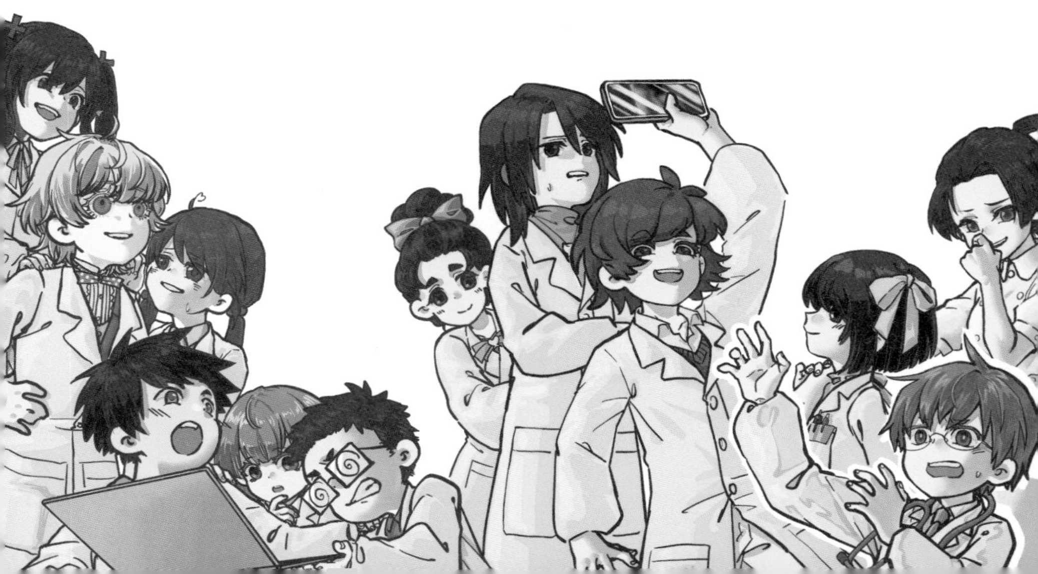

朋友圈

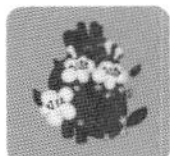

王振义院士的小迷妹

上午参加了白袍宣誓，下午新生一起观看了独属于交大医学生的开学第一课——话剧《清贫的牡丹》，了交大解到了王振义院士为治疗急性早幼粒细胞白血病而不断奋斗的故事。

看到王振义院士在最艰苦的时候，仍然义无反顾排除万难，下定决心为拯救万千白血病孩子而努力研究全反式维甲酸，我想，这应该就是大医精神的具体体现吧！

第一次看这部话剧，被演员的表现力和最后王老上台的气质深深震撼。

也是第一次如此近距离地看到最高科技学奖获得者——王振义院士。

耄耋之年依旧精神矍铄，这样的男神是不怕岁月的吧。

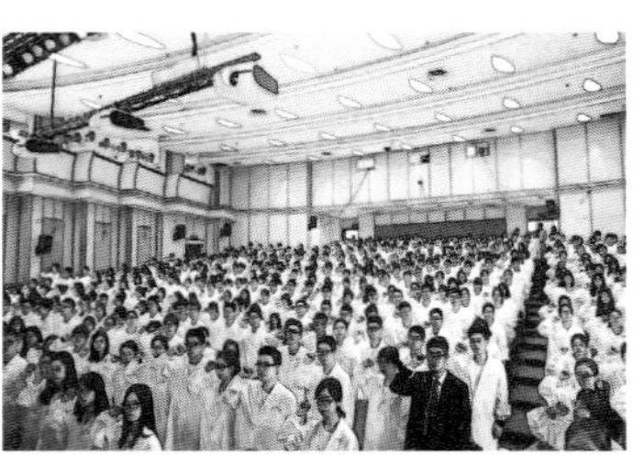

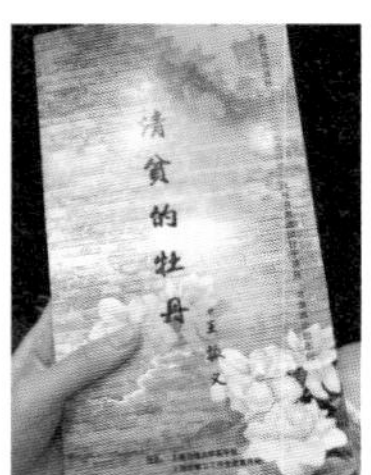

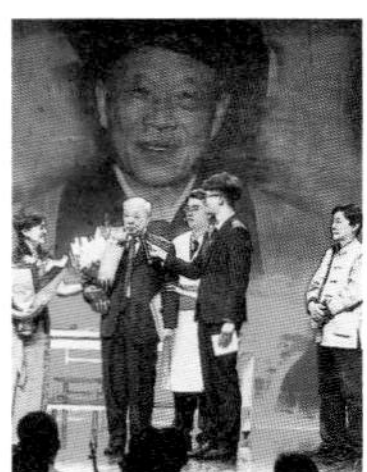

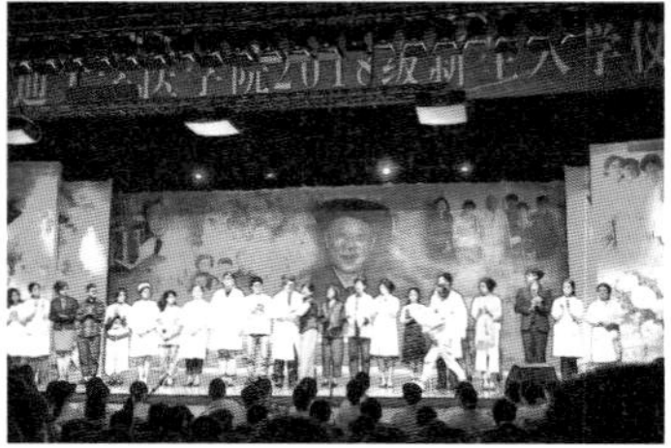

朋友圈

♡ **大一临床五年制 小磊，爸爸，舅舅，高中生物 郑老师，大一口腔五年制 诗意，Joy，生物医学科学 思源**

爸爸：向王振义院士学习！

高中生物 郑老师：终于见到你的偶像啦！好好学习！争取成为像王振义院士这样了不起的人！

王院士的小迷妹 回复 **高中生物 郑老师：**嗯嗯！一定不辜负老师期待！

生物医学科学 思源：疯狂羡慕！！！

大一临床五年制 小磊：很荣幸剧照在美女的朋友圈出镜，哈哈哈！

王院士的小迷妹 回复 **大一临床五年制 小磊：**下次舞台剧带带我。

朋友圈

学医人学医魂

9月10日 祝所有老师教师节快乐！
参加医学院入学仪式的一天，
从早上的宣誓，到下午观看的话剧，再到聆听王振义院士的讲话，都让我极为震撼！
愿十几年后的自己，也能守护一方天地。

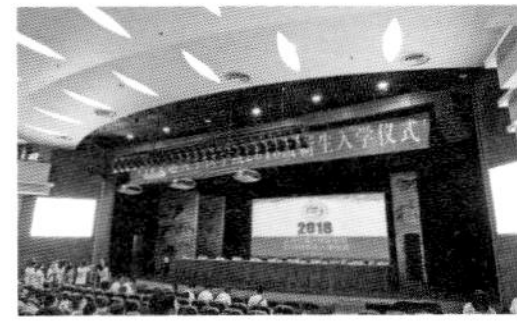

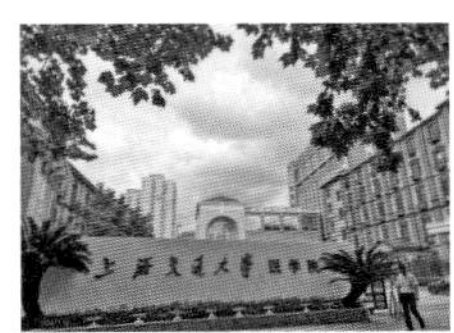

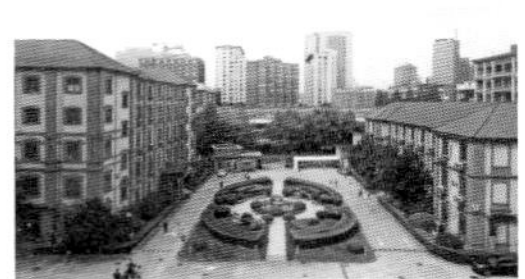

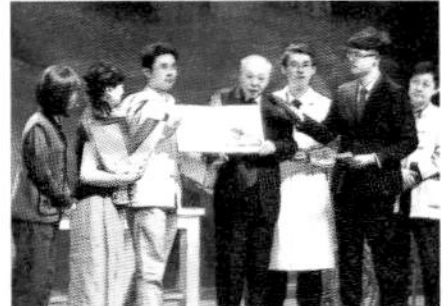

♡**高二地理 钱老师，土木工程 乐乐，大一临床五年制 辰宸，爸爸，博一 血液科 阿罗学长，大一预防 天天**

大二临床五年制 若诚：今天偷偷混到新生队伍里又看了一遍《清贫的牡丹》，虽然每年都演，但每次看都有新的感悟，这是最好的开学第一课！

博一 血液科 阿罗学长：本科的时候只知道王振义院士很厉害，等真的进入医院接触到患者之后才知道他在这个领域做出的贡献有多么卓越！

学医人学医魂 回复 **博一 血液科 阿罗学长：**是的！一种新的诊疗方案背后，有无数鲜活的生命得以被拯救，这大概就是医学的价值吧。

大一预防 天天：对的，我今天真的看得热泪盈眶（不许嘲笑我），尤其最后王爷爷上台的时候真的好感动！

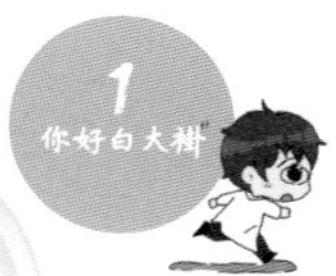

朋友圈

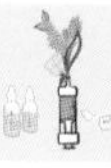

学营养竟然也会掉发吗

九月入学的时候，在参加医学院的开学典礼＆白袍仪式和就医宣誓时，有一位老师说“选择了交大就是选择了责任，选择了交大医学院，更是选择了守护生命的奉献。”

我回想起自己也曾大半夜在朋友圈发文，说自己的难过和遗憾，为什么没有学最理想的专业、成为一名小医生，这是否意味着我不能够帮助更多的人。因为我是那样迫切地想要学习、探索和经历，帮助到更多患者，让生命的宽度再广一些。

我想分享一段话，来自开学典礼上老教授致辞里的一段：

“大医之道，方大医恻隐之心，愿普救含灵之苦。为治病救人，不即风险；为挽救生命，不计得失；为守护健康而不分尊卑。”

那一刻，我释然了。因为选择即意味着意义。

我要成为一个更厉害的人，然后为更多人撑起一把伞。

各位同学，上海这波疫情复杂严重，你们的学长学姐此刻都奋战在各家医院的第一线，很多人都已经不眠不休，希望你们能够认真学习基础知识，以后需要你们的时候能够挺身而出🌹

上海除了胜利别无退路，晚安，各位同学。

朋友圈

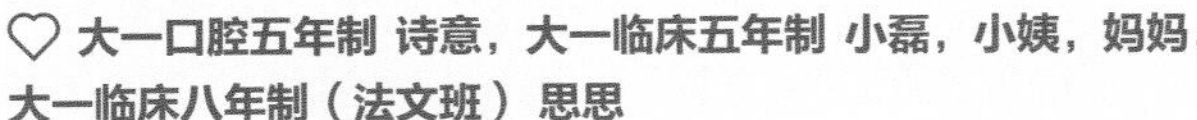

♡ **大一口腔五年制 诗意，大一临床五年制 小磊，小姨，妈妈，大一临床八年制（法文班）思思**

班导师 刘老师：不要担心！任何职业都有自己存在的意义和价值，在医院里任何科室也一样，只要掌握好所学的本领，就可以帮助到很多人。

学营养也会掉发吗 回复 **班导师 刘老师：**好的，谢谢刘老师，这段时间真的好容易焦虑，学医以来第一次这么强烈地想要学习到更多知识，希望自己未来也可以奋战在一线

小姨：特殊时期记得照顾好自己呀！

大四医学检验技术 柚子学长：看图片里老师说的话真的好感动，疫情之后检验科压力真的好大，我现在虽然只是一个实习生，但也在不停地连轴转，希望大家都能身体健康！

学营养也会掉发吗 回复 **大四医学检验技术 柚子学长：**学长辛苦啦，感谢有你们这些白衣天使的坚守！

大一预防班长 宇宇：我恨不得自己现在就已经是可以上岗的医务工作者了，心有余而力不足

大一口腔五年制 诗意 回复 **大一预防班长 宇宇：**我们总会有长大的那一天！一起加油呀！

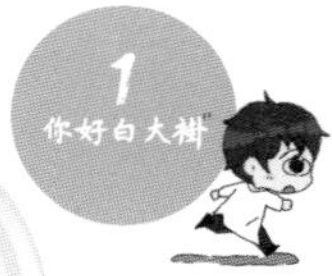

朋友圈

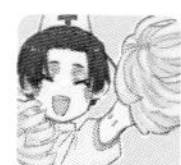

南丁格尔交医分尔

南丁格尔曾说：护士是把爱洒向人间的天使。
希望自己以后也能成为一名温柔的护士姐姐，一袭白衣，一顶燕尾帽，给有需要的人们带来温暖和健康。
祝自己授帽仪式快乐！

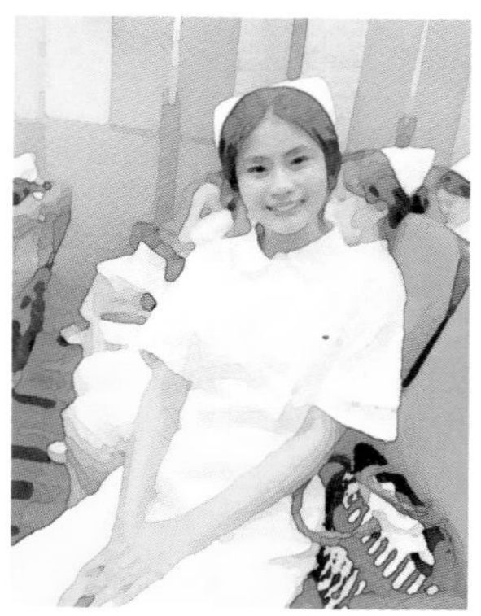

♡ **高中学妹 婷婷，大一护理 罗罗，妈咪，Joy，大四护理 嘉程学长**

高中学妹 婷婷：要是当年给我打针的护士姐姐像学姐一样温柔就好了。
妈咪：宝贝女儿美美哒！有你的守护，我们更安心！
大一护理 罗罗：啊啊啊！我就是因为小时候看了南丁格尔的故事，所以选择了护理学专业，真的好喜欢这句话！
南丁格尔交医分尔 回复 **大一护理 罗罗：**南丁格尔是我一直的榜样！也祝罗罗授帽仪式快乐哦，一起成为想成为的样子！

医学生誓言

健康所系，性命相托！

当我步入神圣医学学府的时刻，谨庄严宣誓：

我志愿献身医学，热爱祖国，忠于人民，恪守医德，尊师守纪，刻苦钻研，孜孜不倦，精益求精，全面发展。

我决心竭尽全力除人类之病痛，助健康之完美，维护医术的圣洁和荣誉。救死扶伤，不辞艰辛，执着追求，为祖国医药卫生事业的发展和人类身心健康奋斗终生！

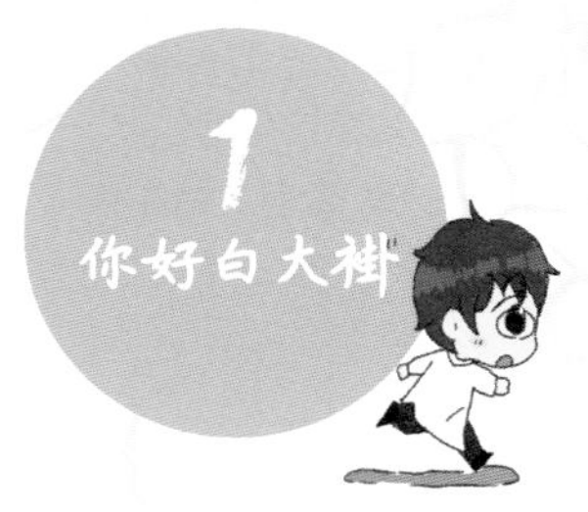

2 高四循环中

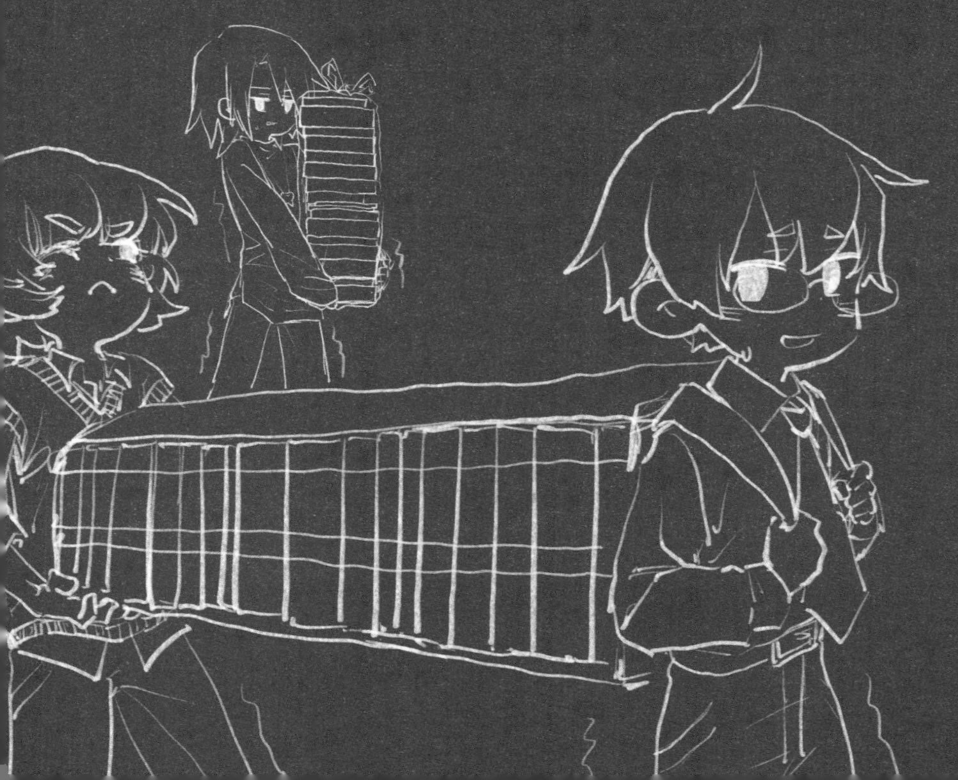

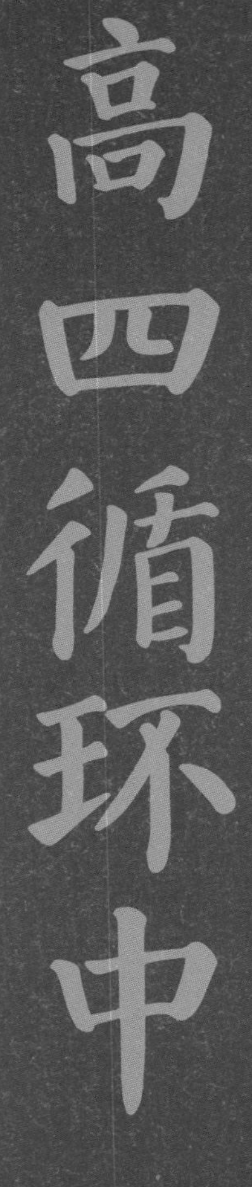

小船遨游在医学的海洋里，并不总是一帆风顺，经常是前一秒风和日丽，后一秒便惊涛骇浪。这使得我们的生活每天都充满着“惊喜”。

刚刚还沉浸在开启新学期的快乐之中，接着就是行李箱满载“蓝色生死恋”而归；刚刚还在为即将到来的美好假期做着打算，转眼便迎来“疯狂期末考试季”……

医学的征程漫长而艰辛。但在路途上，只要细心观察，却也能发现原来处处鲜花盛开。

丰富的医学课程让我有机会认识到人体、细胞和分子等更深处的奥秘，从而更加了解我所从来，更明所往；大师讲座、学术沙龙让我沉醉在奇妙的医学世界里，探索人类的无限可能；我拿起手中的笔，勾勒出人体的骨骼、肌肉和血管，让山川矗立胸膛，让湖海血管流淌……

虽然都说医学生的大学生活并不轻松，背不完的书、赶不完的最后期限（deadline）、做不完的实验……这些看起来仿佛更像是进阶版的高中生活。但每每想到，我现在所掌握的每一个知识点，都是为了以后可以多挽救一个生命，我现在所做的一切，都是为了以后能为社会多尽一份力，我都会咬紧牙关，继续坚持。

那个载着我医学梦想的小船，纵然被海水打湿，被风浪席卷——

但它从未倾覆，始终前进。

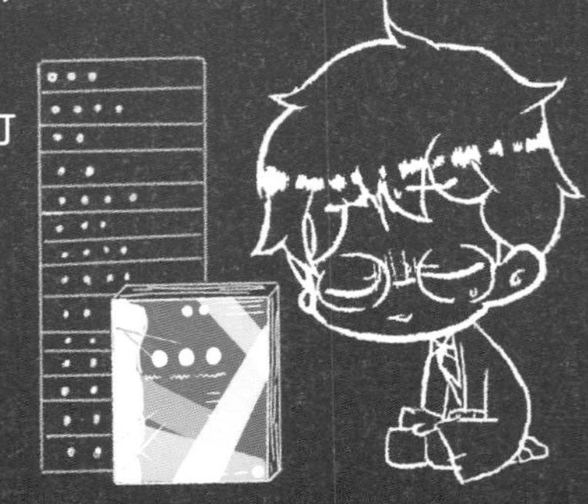

2.1 蓝色生死恋

去教学楼领新学期教材的途中

Joy 呆呆望向拉着行李箱的学长学姐

他怎么也无法想明白

如何把那么多、那么厚的书装进脑袋

“或许他们都有记忆面包？”

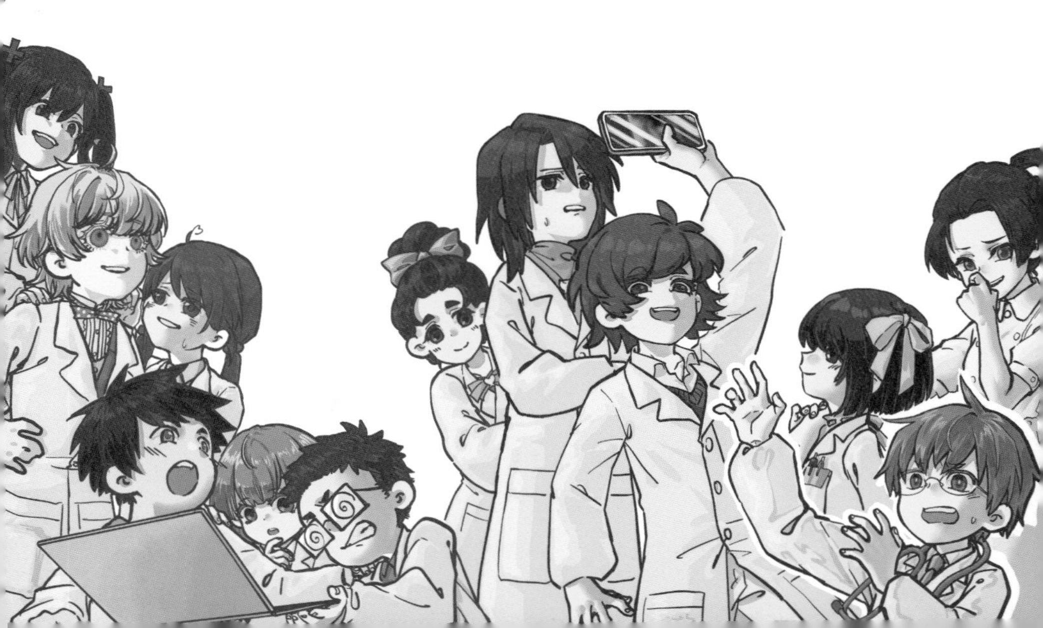

朋友圈 

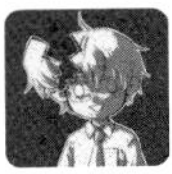

背上我的医学小书包

开学啦！终于领到了学长学姐口中的“蓝色生死恋”

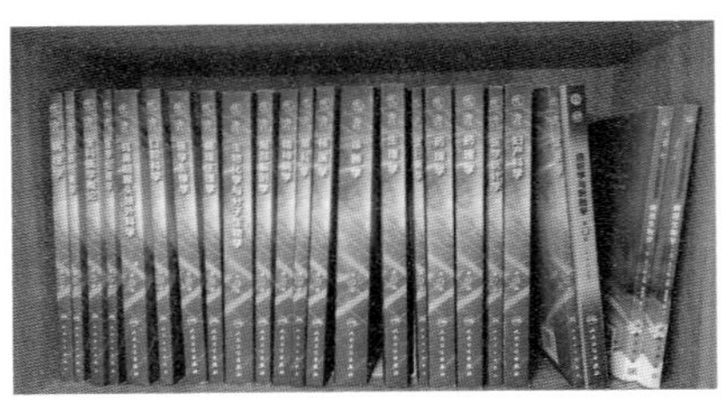

♡ **背上我的医学小书包，大二临床五年制 娜娜，大一营养 均均，大一营养 思嘉，高中同桌 弘名**

大一营养 均均：开学快乐！

高中同桌 弘名：哈哈哈，书也太多了，所以什么是“蓝色生死恋”？

背上我的医学小书包 回复 **高中同桌 弘名：**哈哈，其实就是医学生们对这套医学教材的亲切称呼，“蓝色”是课本那映入眼帘的“靓丽”色彩，“生死恋”一词则生动地揭示了医学生忙碌的高四循环生活基调

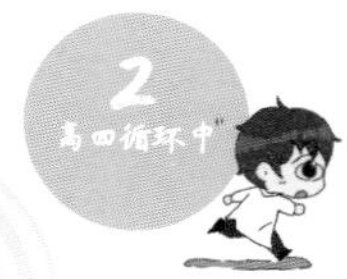

朋友圈

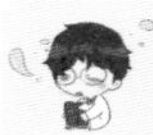

学到秃头小周同学

看到这份书单 我就知道 这学期不简单

专业课程（必修）：内科学、外科学、妇产科学、中医学、眼科学、耳鼻咽喉科学、皮肤性病学、核医学、口腔科学、康复医学、医学伦理学、小儿内科学、小儿外科学、儿童保健学、精神病学、传染病学、神经病学、神经系统、循环系统、消化系统、发育与行为儿科学

♡ **学到秃头小周同学，Joy，外科轮转 小王学长，大二临床五年制 娜娜**

学到秃头小周同学：虽然这个学期都还没开始，但上千元的教材费已经可以让人预见本学期的疯狂期末季了。

Joy：医学生别的没有，就是书多

大二临床五年制 娜娜：我们这学期两个月要学8门必修课

学到秃头小周同学 回复 **大二临床五年制 娜娜**：一起努力在书海徜徉吧！

外科轮转 小王学长：都是这样过来的！到了临床阶段你会后悔自己当初这些书没翻够

学到秃头小周同学 回复 **外科轮转 小王学长**：谢谢学长，我会努力啃书的！

朋友圈

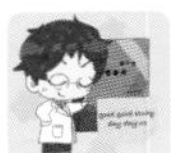

著作等身已圆梦版（X）

小书包承受了这个年纪不该承受的重量。
33.0斤：今日份力量训练完成。

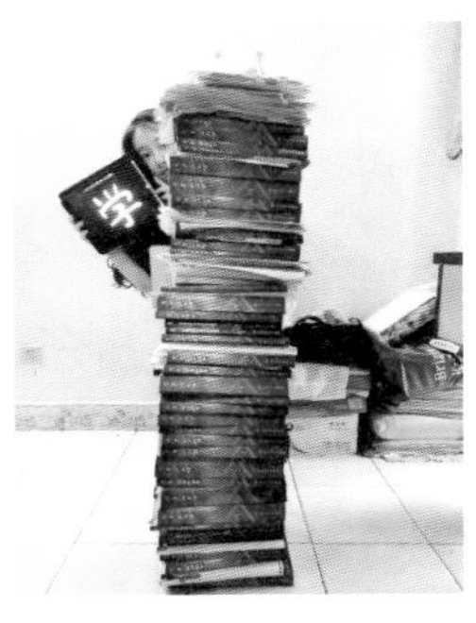

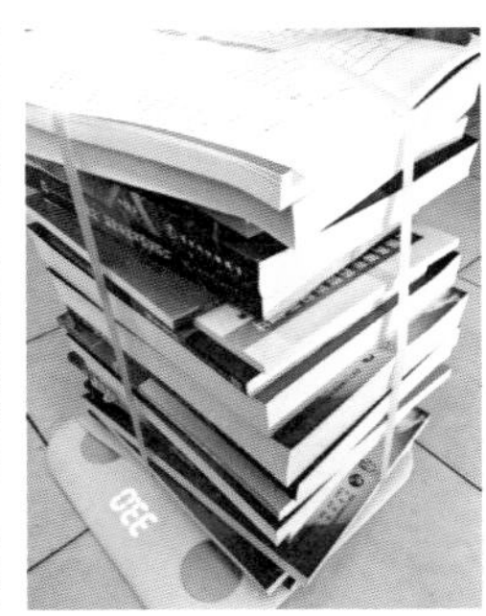

♡ **大六口腔八年制 小李学长，大五预防 阿睿，Joy，高中好友晨轩，大四临床八年制 邵轩**

大六口腔八年制 小李学长：春天来了，又到了医学生晒书的季节

著作等身已圆梦版（X）回复 **大六口腔八年制 小李学长：**知识是晒出来的，晒足180天

大五预防 阿睿：知识是无穷的，加油！

著作等身已圆梦版（X）回复 **大五预防 阿睿：**一起加油！！

Joy：40cm厚的知识点你值得拥有！

著作等身已圆梦版（X）回复 **Joy：** 先定个小目标，掌握4cm厚的知识点！

高中好友 晨轩：瞬间感觉手中的高等数学课本很精巧

著作等身已圆梦版（X）回复 **高中好友 晨轩：** 开始怀念大一的课本了！

大四临床八年制 邵轩：医学小书包× 医学集装箱√

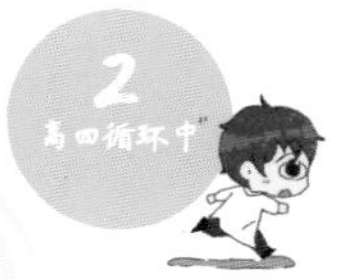

朋友圈

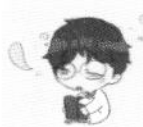

精神早八人

上午《神经病学》×2+《精神病学》×3
这样排课的好处：防止早上昏昏沉沉的时候拿错书

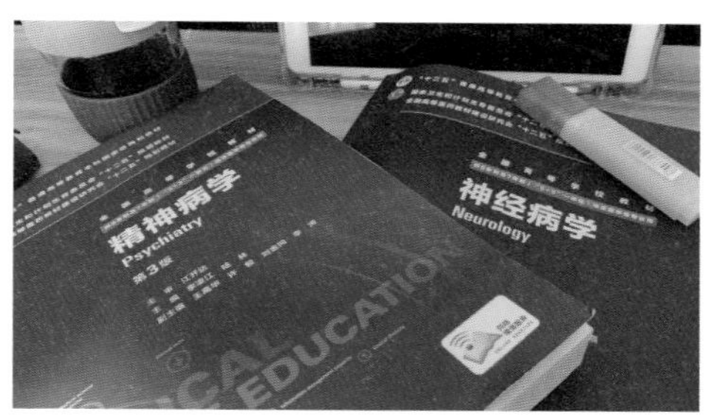

♡ **精神早八人，大五临床八年制 海洋学长，大三临床五年制 浩亮**

精神早八人：医学生们都是咬文嚼字的高手

大五临床八年制 海洋学长：这样一看,《神经病学》和《精神病学》更像了

精神早八人 回复 **大五临床八年制 海洋学长：**如此相似的封面，内容怎么差这么多?

大三临床五年制 浩亮：早上刚带着《生理学》课本去上《病理课》

精神早八人 回复 **大三临床五年制 浩亮：**对对,《病理学》课本和《生理学》课本也很像

朋友圈

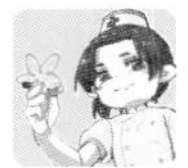

薛定谔的小杨

摄影作品

《无论书有多厚总能找到相适应的垫背》

出镜：粉红搭档（《内科护理学》&《外科护理学》）

摄影：每次上课都怀疑自己在练臂力的小杨

后期：薛定谔的小杨

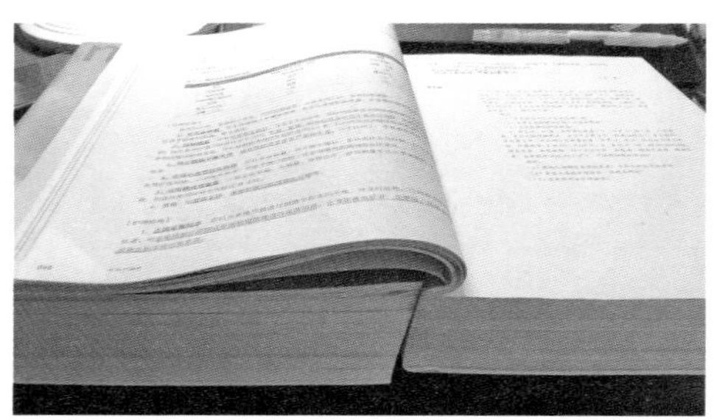

♡ **薛定谔的小杨，大四护理 阿雷，大五临床八年制 妍妍，Joy**

大四护理 阿雷：《内科护理学》和《外科护理学》这对搭档是真的太好嗑了，颜色、厚度也太相似了，有几次差点拿错书

薛定谔的小杨 回复 **大四护理 阿雷：** 哈哈哈，关键课本还很厚

大四临床八年制 妍妍：《神经病学》和《精神病学》也超级相似

薛定谔的小杨 回复 **大四临床八年制 妍妍：** 医学课本搭档大集合

朋友圈

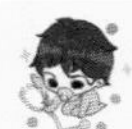

毛果芸香碱

当代医学生课堂摸鱼现状

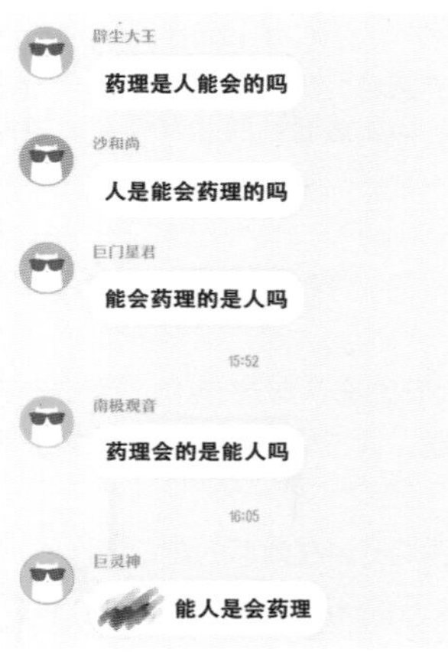

♡ **毛果芸香碱，大一营养 均均，大三临床五年制 嘉琪学长，大二临床五年制 娜娜**

大一营养 均均：青霉素、红霉素、链霉素、氯霉素、林可霉素、庆大霉素……

毛果芸香碱 回复 **大一营养 均均：**快给我来一剂强心苷

大三临床五年制 嘉琪学长：药理一定要及时巩固，留到期末真的背不完（别问我是怎么知道的）

毛果芸香碱 回复 **大三临床五年制 嘉琪学长：**嗯嗯，多谢学长提醒，这就去背

朋友圈 

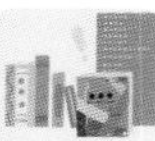

背书只背彩虹套装

《医学生年度背书报告》
宝石蓝、祖母绿、彩虹套装，你选择哪个?

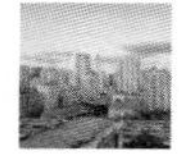

医学生，点击查看你的2020年度背书报告

♡ **背书只背彩虹套装，大五临床八年制 嘉勉，大二临床五年制 娜娜，大一口腔五年制 诗意，大二临床八年制（法文班） 小静**

大五临床八年制 嘉勉：让我们畅游在蔚蓝的知识海洋

背书只背彩虹套装 回复 **大五临床八年制 嘉勉**：哈哈哈可以说是“一片汪洋”了

大二临床五年制 娜娜：好有创意的推送！看到局部解剖学那里直接笑出声，哈哈！

背书只背彩虹套装 回复 **大二临床五年制 娜娜**：知识它就是过不了血脑屏障

2.2 课堂奇遇记

上课铃声还未响起

Joy早已抢占第一排的绝佳位置

桌上放着那本怎么也看不完的蓝皮书

左翻翻，右翻翻

全然不知等待他的是

……

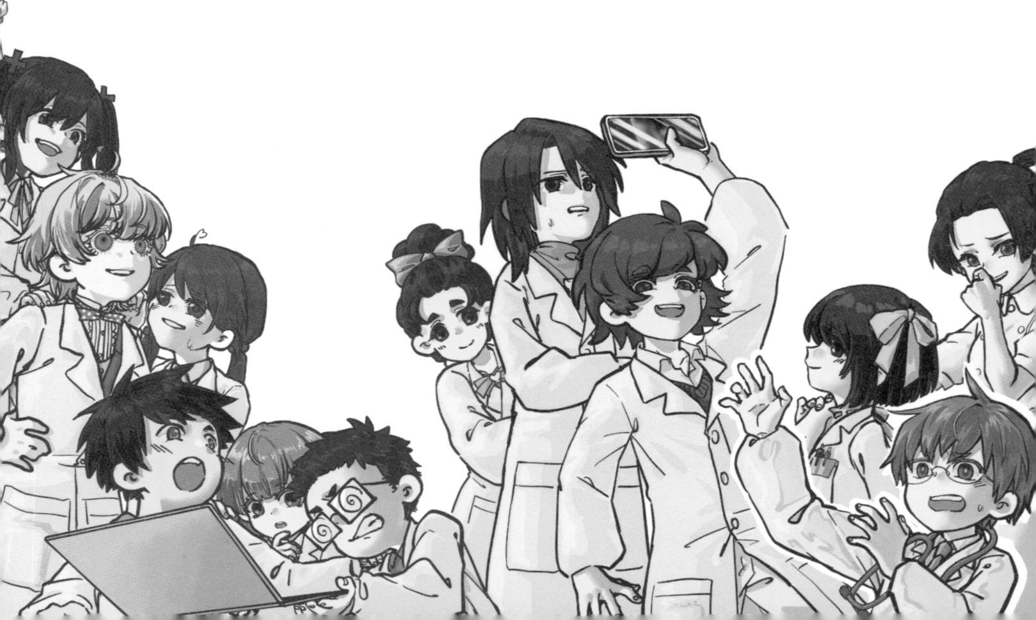

朋友圈

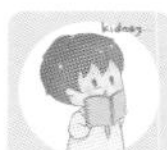

能不能多一些脑细胞

#病理生理课

老师："中性粒细胞的半衰期是半天左右，你们有没有看过一个动漫，叫作《工作细胞》？在《工作细胞》里，中性粒细胞和红细胞谈恋爱了。红细胞半衰期是多久？ 120天。啧啧啧，君生我未生。"

红细胞：？？？

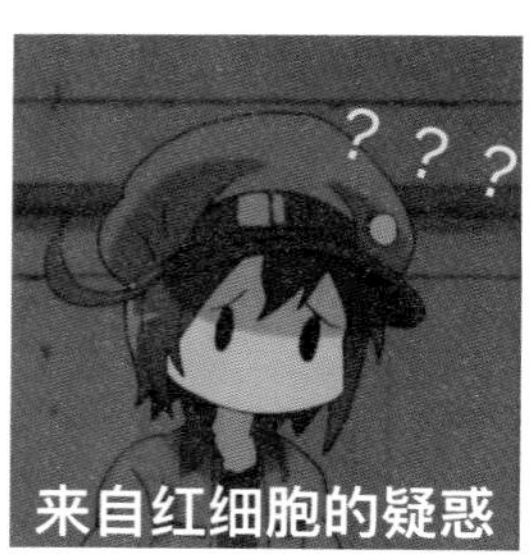

♡ **能不能多一些脑细胞，大一护理 丘丘，Joy，大五儿科 宇轩，大四临床五年制 阿雯**

大一护理 丘丘：也可以让红细胞"轮回转世"，和240个白细胞谈恋爱。

能不能多一些脑细胞 回复 **大一护理 丘丘：**"海王"红细胞实锤

Joy：红细胞：没有心（细胞核），就不会痛了。

能不能多一些脑细胞 回复 **Joy：**原来"红细胞没有细胞核"可以这样解释，学到了，学到了

大五儿科 宇轩：还没看过《工作细胞》，这就去嗑这对"转瞬即逝"的搭档。

能不能多一些脑细胞 回复 **大五儿科 宇轩：**快去看快去看！看完再也不担心背不出赤橙红绿蓝细胞家族了

朋友圈

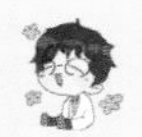

爱上拔罐的君君

#中医体验课

免费被拔了个火罐，扎了个针灸

老师一看到我的腰背就说："你这个情况确实该拔个火罐。"

拔完之后还说："你腰部的颜色确实不好。"

扎完针灸现在腿还在酸胀

可以说是收获满满

至少给同学们当了范本

♡ **爱上拔罐的君君，大三医学检验技术 阿涛，妈妈，大一临床五年制 小磊，Joy**

大三医学检验技术 阿涛： 老师：同学我看你骨骼清奇

爱上拔罐的君君 回复 **大三医学检验技术 阿涛：** 我："诶呦，我的腰"！

妈妈： 好好学！学会了我在家也能享受免费拔罐了

爱上拔罐的君君 回复 **妈妈：** 妈妈，只要你不怕，假期回来咱就上手试试

大一临床五年制 小磊： 居然还有中医体验课 好想学拔罐和针灸。

爱上拔罐的君君 回复 **大一临床五年制 小磊：** 体验感很棒！强烈推荐

朋友圈

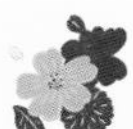

叫我解剖大师雯雯

送你一朵小脑花
它能说会道不是哑巴
小灯一闪我灵感迸发
好看实用值得人猛夸

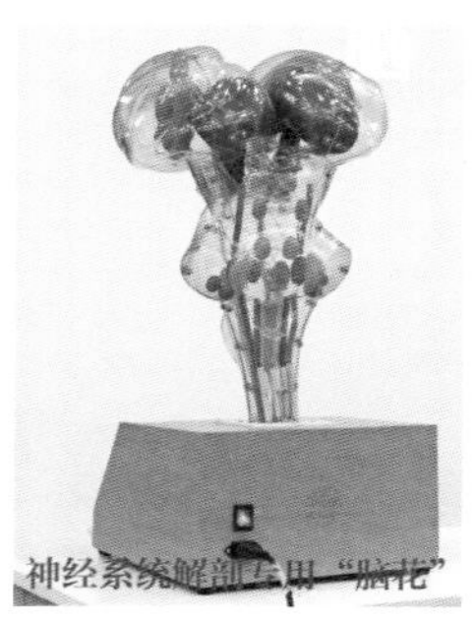

♡ **叫我解剖大师雯雯，大二临床五年制 娜娜，大三医学检验技术 阿涛，大四护理 欣怡，姑妈**

叫我解剖大师雯雯：此处的小脑花，不可下火锅，望周知

大二临床五年制 娜娜 回复 **叫我解剖大师雯雯** ：看到实物照片就不会弄混了

大三医学检验技术 阿涛：只要998！精选脑干解剖结构模型带回家！本产品特别推出语音注解和匹配灯光特效，无论你是否来自医学专业，都能给你带来绝佳的学习体验，心动不如行动，快送给你爱的那个人一朵独一无二的“花花”吧！

叫我解剖大师雯雯 回复 **大三医学检验技术 阿涛：**哈哈哈哈哈哈，专业带货

姑妈：你姑父当年学医，还没有这些又有灯光又有声音的高级模型呢，学医不易，为你们点赞

叫我解剖大师雯雯 回复 **姑妈：**向刻苦的前辈学习！

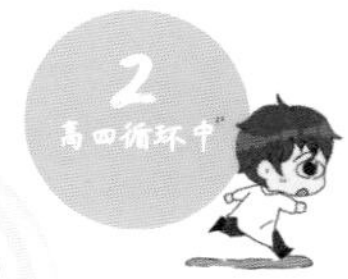

朋友圈

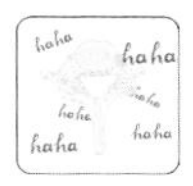

解剖小白

第一次去医学院地下室上解剖课的手记
千万不要去得太早，也别一个人瞎逛！
（不然当整个地下室只有你一个人的时候，会很慌）

虽然没有动手解剖，但可以近距离观察和亲手触摸很多骨骼、关节、肌肉
（有假的，也有真的，每每好奇到底哪个是真的，哪个是假的）

当然也看到了很多神奇且精妙的“人体结构”
（由于过于“露骨”，担心不过审，就不放照片啦）

但是
能自己亲手在桌上拼出一套人体骨架
能指着大体标本认出好多肌肉的名字
能上完实验课面不改色享用今日晚餐
很棒棒的一天了！

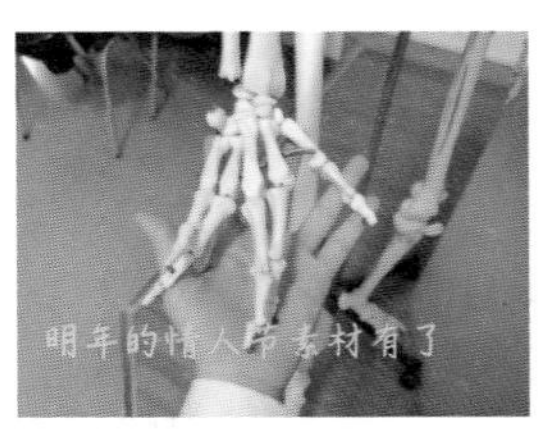

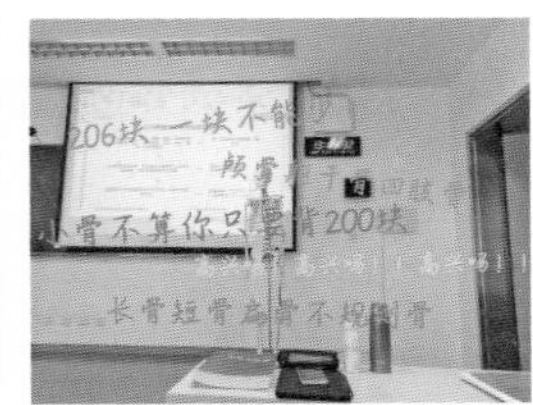

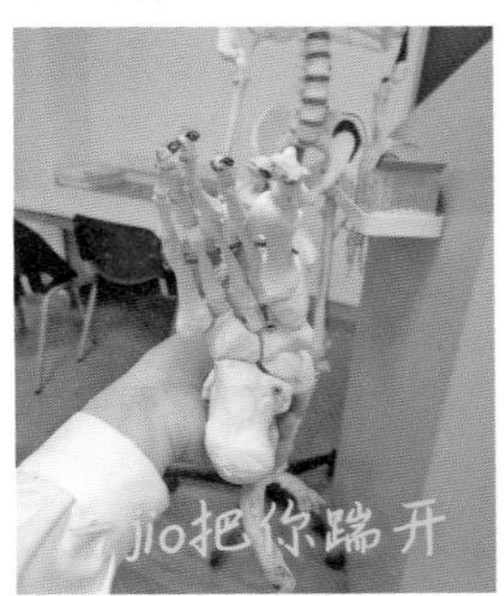

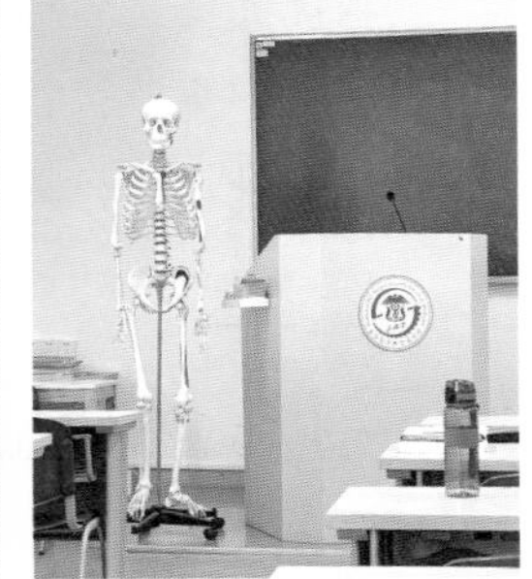

朋友圈

♡ **解剖小白，大一营养 思嘉，系解 李老师，大三临床五年制 呦呦学姐，Joy，大一临床八年制（法文班）思思**

大一营养 思嘉：骨架："实话告诉你，我牵过很多人的手"

解剖小白 回复 **大一营养 思嘉**：那可能像我这样还牵"脚脚"的不多

系解 李老师：自己动手拼一拼骨架印像会很深刻，有空可以多练习练习

解剖小白 回复 **系解 李老师**：嗯嗯，是的，感觉记住了好多，已经准备下单买一个小骨架练习了

大三临床五年制 呦呦学姐：临近"局部解剖学操作"考的时候一个人跑去了地下室复习，当时居然没有害怕

解剖小白 回复 **大三临床五年制 呦呦学姐**：这也就是临近考试的医学生能做到

Joy：没去过地下解剖室的大学生涯是不完整的，已经开始期待解剖课了

解剖小白 回复 **Joy**：对的，医学生体验感十足

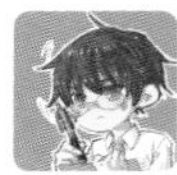

阿龙（脑洞大开版）

还以为孤儿病毒背后是有什么令人唏嘘落泪的故事打扰了

ECHO病毒

ECHO病毒是人类肠道致细胞病变的孤儿病毒(enteric cytopathic human orphan virus)的缩写。因1950年初次分离出来时不知其应归属于何病毒属故称为孤儿病毒。

中文名称	ECHO病毒
外文名称	enteric cytopathic human orphan virus
称为	孤儿病毒
危害	ECHO病毒能引起人类多种疾病

朋友圈

♡ **阿龙（脑洞大开版），大三临床五年制 浩亮，大二儿科 奕涵，大五临床八年制 阿桢，Joy**

大三临床五年制 浩亮： 居然是这个意思，长知识了

大二儿科 奕涵： ECHO这么美的名字……怎么都没想到这个“O”是“orphan”

阿龙（脑洞大开版） 回复 **大二儿科 奕涵：** 出乎意料的名字

阿龙（脑洞大开版） 回复 **大三临床五年制 浩亮：** 热知识+1

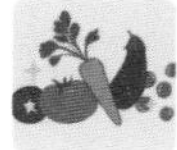

医学美食家慧慧

据不完全统计
一个下午
《病理学》老师提到了
豆腐渣、干酪、生鱼片、鱼肉、鸭蛋、哈根达斯冰激凌月饼的外皮、鹅肝肉
我们不是医学生，是孤独的美食家

♡ **医学美食家慧慧，大四护理 欣怡，大一营养 思嘉，大二儿科 奕涵**

大四护理 欣怡： 口水从嘴角流下

医学美食家慧慧 回复 **大四护理 欣怡：** 但是一看到标本照片就食欲全无了

大一营养 思嘉： 医学生式报菜名，哈哈哈哈哈

医学美食家慧慧 回复 **大一营养 思嘉：** 一位医学美食家必须掌握的技能，哈哈哈

大二儿科 奕涵： 令人心动的“疾病学”

医学美食家慧慧 回复 **大二儿科 奕涵：** 学习的动力来源于美食，不得不说“美食化”能让知识更好记忆

朋友圈

小张要做大医生

给大家看看这几个学期小张PBL的案例

《手术后的张阿姨》——腹部手术后电解质紊乱
《水满则溢》——休克的老伯伯
《小鱼的求医之路》——罕见的结肠黑斑息肉综合征
《吐血的王老板》——吃完大餐后溃疡型胃癌大出血

PBL让我们这些还没有临床经验的小医生第一次有了当医生的代入感，通过一点点分析、问诊、检查、确诊，最后再制订治疗方案，救治患者，书本上的知识第一次活了起来，感受到了医学的乐趣

大家还有什么有意思的PBL案例，欢迎评论区补充

♡ **小张要做大医生，大一营养 思嘉，大三临床五年制 浩亮，Joy，大四护理 欣怡**

高中英语 方老师：“PBL”是个什么新单词吗？

小张要做大医生 回复 **高中英语 方老师：**哈哈，是problem based learning的缩写，医学生专享的临床病例讨论课程。我们会在课上模拟遇到疑难病例，一群准医生们一步步讨论分析，同时不断获得更多的患者信息，揭晓谜底并给出方案，就像“剧本杀”一样，超级有意思，哈哈哈！

高中英语 方老师：有意思，我的课堂上也要用起来！

大一营养 思嘉：哇哦，这么有意思的吗？开始期待

小张要做大医生 回复 **大一营养 思嘉：**是啊是啊！PBL一次，书上的知识就全部记住了

大三临床五年制 浩亮：我们还有个《祸不单行的老张》，讲的是老张肺部感染+慢性阻塞性肺疾病+肺栓塞，可真是祸不单行！

小张要做大医生 回复 **大三临床五年制 浩亮：**哈哈哈，老师们给PBL取名真的有一手！

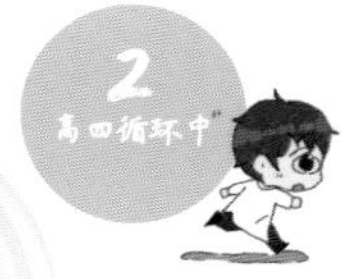

朋友圈

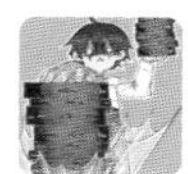

剧本杀狂热爱好者

#PBL有感

感觉这跟剧本杀有一拼

先一点点给出条件，然后开始一通讨论，最后“找出真凶”，真的好有成就感！

带教老师特别好，讨论氛围也很热烈，给个五星好评！

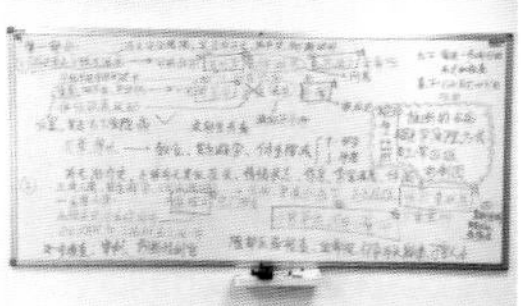

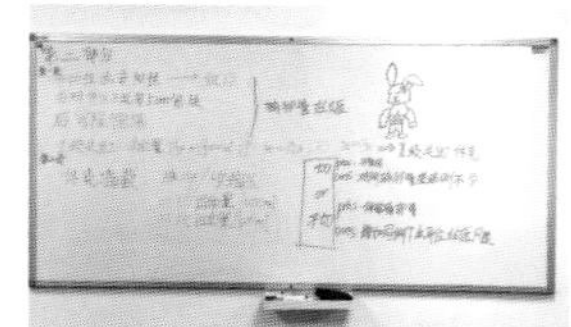

♡ **剧本杀狂热爱好者，大五临床八年制 海洋学长，大三临床五年制 浩亮，外科轮转 小王学长**

大五临床八年制 海洋学长：看到白板上的各种箭头和记号，你们的讨论一定很激烈，看来这个病例不简单

剧本杀狂热爱好者 回复 **大五临床八年制 海洋学长：**是的！大家都很投入，发言很积极，书记员都快记不过来了！

大三临床五年制 浩亮：我也很喜欢上PBL课！简直就是医学版“名侦探柯南”哈哈哈哈哈

剧本杀狂热爱好者 回复 **大三临床五年制 浩亮：**真的有趣！已经开始憧憬临床生活了！

外科轮转 小王学长：到了真正临床阶段，患者的真实情况也是要像这样抽丝剥茧，各种信息和指标可没人帮你写在纸上告诉你，都要自己去检查、发现、验证。不过PBL这样的课程形式真的很赞，我当年也超喜欢

剧本杀狂热爱好者 回复 **外科轮转 小王学长：**嗯嗯，明白了，现在争取掌握更多的知识，在PBL课上好好锻炼自己的临床思维

朋友圈

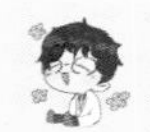

PBL 小分队队长

PBL 第八小分队结课撒花～

从正式踏入基础＆临床系统学习，估摸着20多次案例的“磨练”，主席、书记员轮着上，PPT、机制图赶着做，一起学会从扭扭捏捏地胡说八道到一本正经地胡说八道😂

尚未真正面对面诊断、治疗患者，但是10个人在一起讨论、学习和成长，迈出了临床生涯的第一步。真诚感谢来自基础医学院和各个附属医院的老师们，每堂课用各种各样的风格和方式教给我们知识和阅历，尤其是缜密连贯的临床思维和大道至简的医学人文精神。回忆每次的 PPT 都花了好多时间，甚至是期末考试前，希望用恰当的资料、顺畅的逻辑和美观的呈现，哪怕是加班一个深夜，也不负大家一同研讨的几分钟时光。

最后一次课自觉地给大家买了酸奶😁学医生活不易，坚持寻找甜蜜！

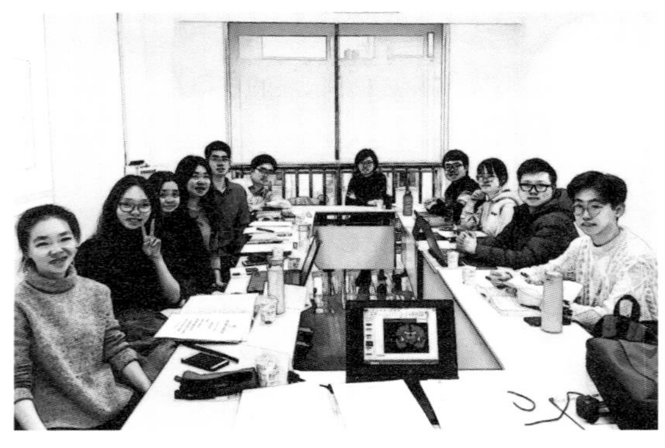

朋友圈

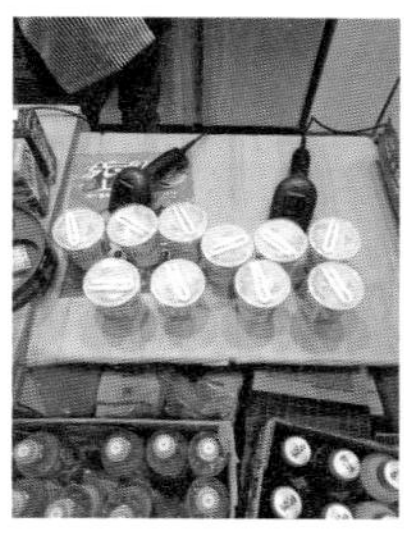

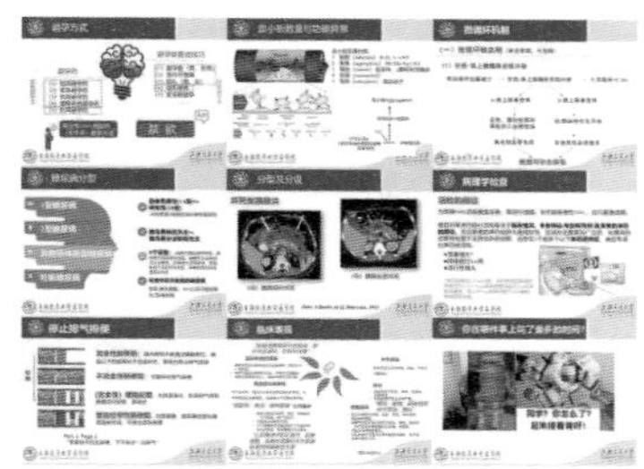

♡ **大三临床五年制 可欣，内分泌科 王老师，PBL 第八组 小贾**

大三临床五年制 可欣： PPT制作能力硬是靠着PBL提升起来的

PBL小分队队长 回复 **大三临床五年制 可欣：** 20多次PBL下来，做个PPT、画个疾病机制图已经信手拈来了，哈哈哈

内分泌科 王老师： 每一个PBL案例我们都是综合考虑过的，就是为了给大家提供更好的学习体验，锻炼你们的临床诊断思维

PBL小分队队长 回复 **内分泌科 王老师：** 真的很感谢老师们，PBL很有帮助，而且还非常有趣，感觉自己的知识通过PBL加强了！

PBL第八组 小贾： 和大家一起脑洞大开真的有趣 谢谢组长的酸奶，哈哈哈哈

PBL小分队队长 回复 **PBL第八组 小贾：** 病例分析汇报还得是老贾

朋友圈

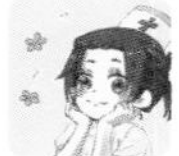

张小护（戏精版）

#刚刚经历完护理情景模拟课（护理“表演学”）：
上课的时候百感交集，现在打开朋友圈反而完全不知道说什么了
感觉脑子浆糊的时候就会说很多好笑的话，比如：“玲玲别哭啦，你看妈妈也在呢，等你的情况稳定了我们就去吃冰激凌吧！”
别的组都哭笑不得地走出考场，而我从模拟结束一直哭到下课 完全代入角色了
最难过的事情莫过于“能做但做不到”和“明明大家都努力做了，但总的结局却不尽如人意”
从“三线”的健康教育，到“二线”的给药，再到“一线”的操作，每次情景模拟课都待在了一个最闲的岗位上，但是每次看到才过了一会儿患者小朋友的病情就加重，无助感也很强。明明在课前都和同学们一起复习了知识点，也努力做了很多准备工作，但真的站上去实操的时候，结果还是那么不尽如人意……想着患者小朋友年纪还这么小，家人这么担心；想着如果我以后工作了也会这样差劲吗？以后想去急诊、ICU工作，我真的能做得好吗……眼泪就一直噼里啪啦往下掉（其实没有受伤！就是很容易掉眼泪啦！）
最后走出教室的时候被王老师逗笑：“女明星要快点出戏！”还有周老师也安慰了我们好久，呜呜呜
希望我可以一直记得、记得、记得！

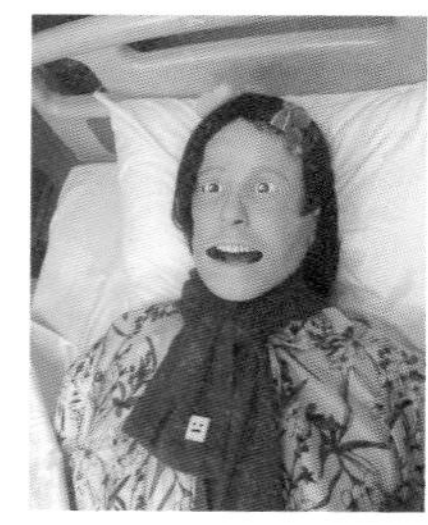

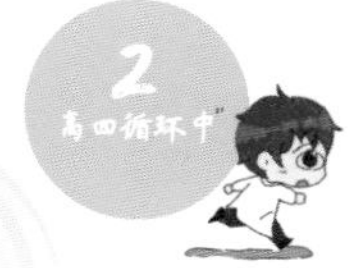

朋友圈

♡ **大二临床五年制 娜娜，大四护理 欣怡，Joy，周老师**

大二临床五年制 娜娜：虽然……但是，这个玲玲长得好粗犷，能入戏太厉害了😂

张小护（戏精版）回复 **大二临床五年制 娜娜：**第一次见她的时候也是这个感觉，看多了就习惯了。

大四护理 欣怡：这是我们老师特意打扮过的小美女？

张小护（戏精版）回复 **大二临床五年制 娜娜：**对的，还帮她戴了可爱的发卡

Joy：你一定能成为一名出色的ICU护士的！

张小护（戏精版）回复 **Joy：**谢谢Joy的鼓励！我一定好好加油

模拟课 周老师：你已经做得很好啦，一点一点地进步，相信你以后会是个棒棒的护士！继续加油！

张小护（戏精版）回复 **模拟课 周老师：**谢谢老师！我会继续加油的

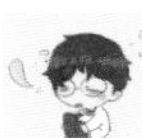

雯雯（开小差版）

《医学影像学》学习中

医学生看出来的图像：

液性无回声、高回声、强回声

我看出来的图像：

《溶洞》《猪》《日食》

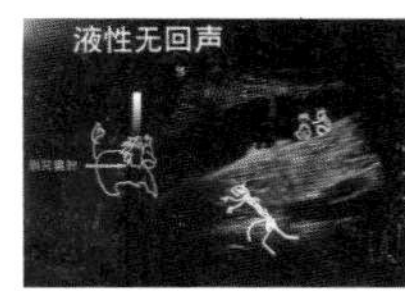

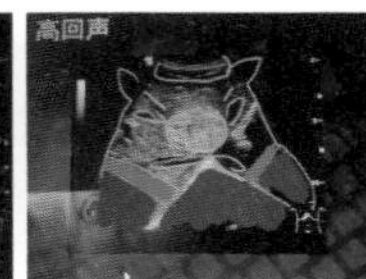

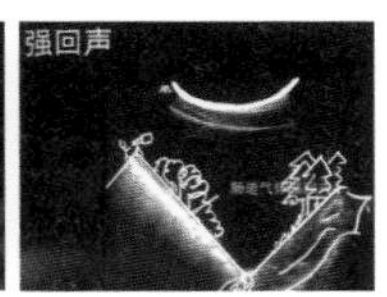

朋友圈

♡ 大三医学检验技术 阿涛，大三临床五年制 浩亮，大二临床八年制（法文班）小静，妈妈，大一营养 思嘉

大三医学检验技术 阿涛：《医学影像学》×，《医学想象学》√
大三临床五年制 浩亮：太真实了！！！就是上课摸鱼的我！
雯雯（开小差版）回复 大三临床五年制 浩亮：然而这样异想天开的场面同样发生在我的影像学期末考核中，泪，流了下来
大一营养 思嘉：有的人看起来在认真做笔记，其实背地里……

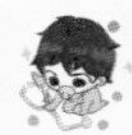

弃艺从医的乐乐

有、像

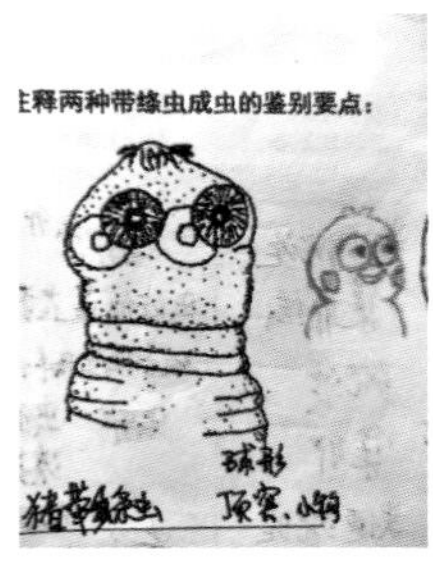

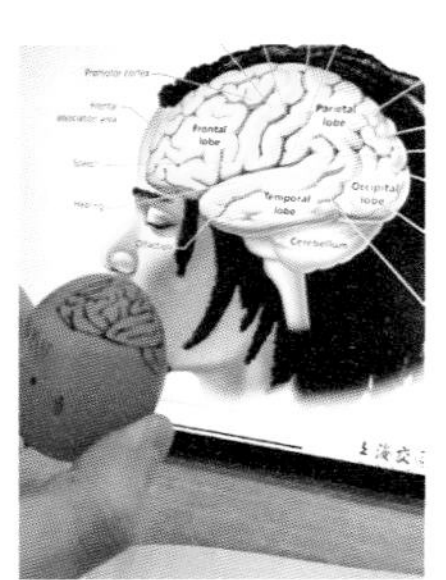

♡ 实验室师姐 雪菲，高中同学 思文，大二护理 紫妍，大四儿科 琉玥

实验室师姐 雪菲：果然所有医学生最后都会进化成“灵魂画手”，哈哈哈
高中同学 思文：是我的错觉吗……虫子竟然也有点可爱
大二护理 紫妍：鸡蛋：糟了，好像要长脑子了

2.3 Picasso也学医

面对交织成团的血管与神经

Joy深深苦恼

为什么我没有哆啦A梦的复刻镜呢?

这样就能毫不费力把解剖图印在纸上

顺便复刻进脑子里了!

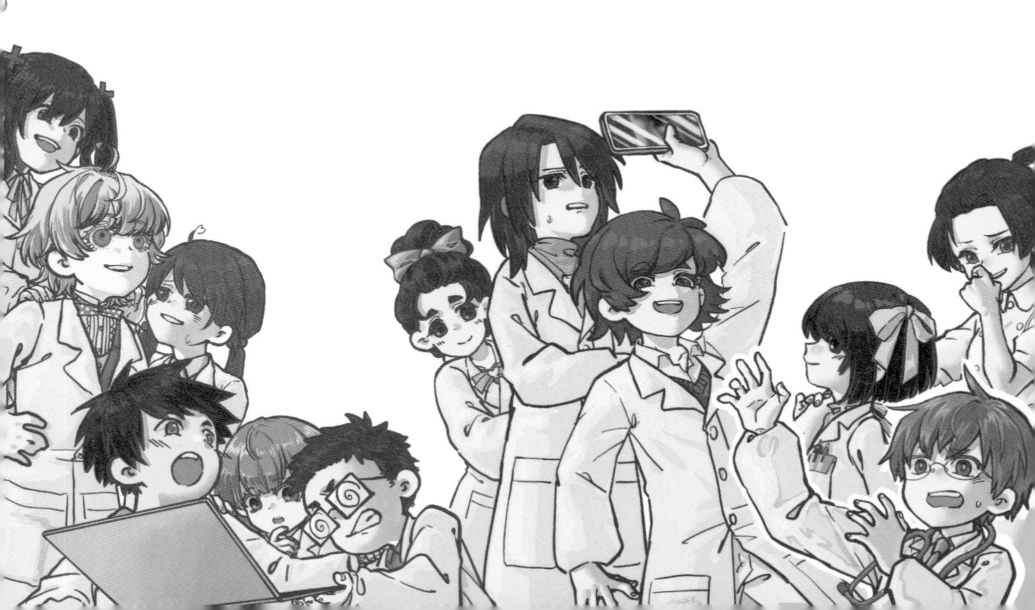

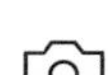

朋友圈

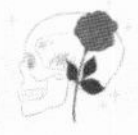

医学界 Picasso

逐渐失去耐心，图4直接放弃

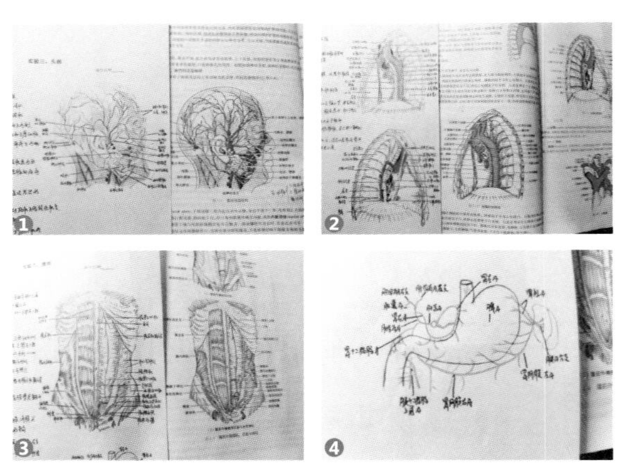

♡ **医学界 Picasso，Joy，大五临床八年制 小蔡，大三口腔五年制 阿董，姑妈，大五预防 阿春**

Joy：太牛了！！！简直和课本一模一样！

医学界Picasso 回复 **Joy**：Joy也可以 来一个，来一个！

大五临床八年制 小蔡：拿得出手的副业+1

医学界Picasso 回复 **大五临床八年制 小蔡**：哈哈哈画这个太累了，还费眼睛

大三口腔五年制 阿董：图4已经是我无法企及的高度 太牛啦！

医学界Picasso 回复 **大三口学五年制 阿董**：哈哈，图4你肯定可以的，而且已经能很好记住知识点啦！

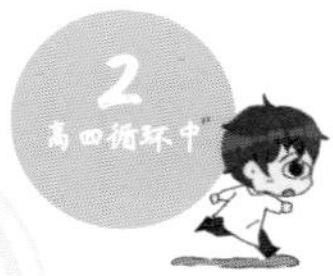

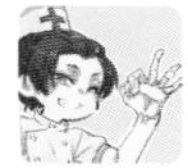

小章要画画

画之前："一定可以学会的！"
画之后："学废了！"

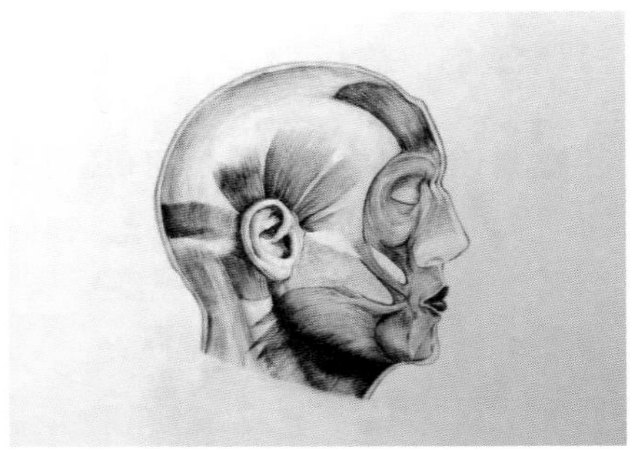

♡ **小章要画画，Joy，大三临床八年制 乐辰，大三临床五年制 昭阳，系解 李老师**

大三临床八年制 乐辰：天哪！这轮廓，这阴影

小章要画画 回复 **大三临床八年制 乐辰：**

大三临床五年制 昭阳：我要是有这画技，《解剖学》考试就不愁了

小章要画画 回复 **大三临床五年制 昭阳：**画完一遍印象确实加深了不少

系解 李老师：画完这幅画之后，头面部的肌肉应该就都记住了，还可以试试头面部的神经和血管。

小章要画画 回复 **系解 李老师：**嗯嗯，确实！这就去画神经和血管

朋友圈 

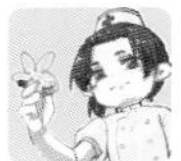

依依今天画画了吗

妈妈一定没有想到……

她送我学钢琴，是为了长大做科研，平板画线时手不抖

她送我学素描，是为了长大后学医画细菌和寄生虫

今天！也是迷失在显微镜里，不知道谁才是细菌的一天

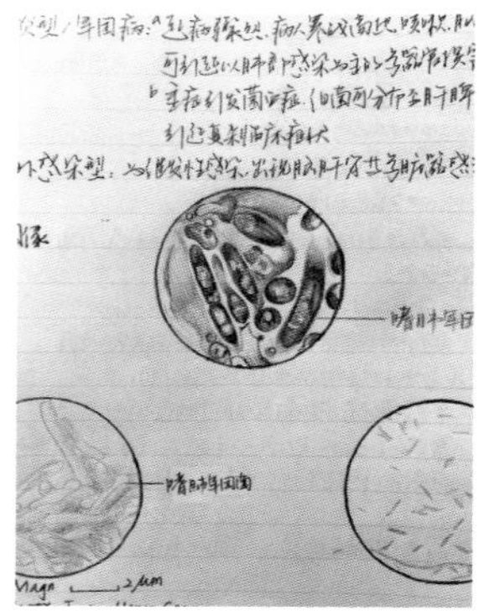

♡ **依依今天画画了吗，大三医学检验技术 阿涛，大四儿科 之悦学姐**

大三医学检验技术 阿涛：画得真好！是我超级羡慕的技能了

依依今天画画了吗 回复 **大三医学检验技术 阿涛：**还得感谢之前的素描基础🙏

大四儿科 之悦学姐：这都是从小练成的基本功啊！（字也写得好好看）

依依今天画画了吗 回复 **大四儿科 之悦学姐：**嘿嘿，谢谢学姐！！

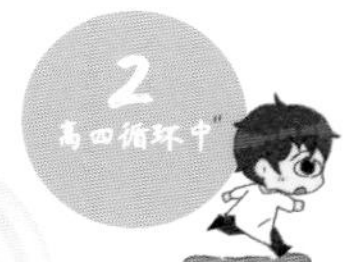

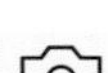

朋友圈

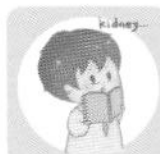

你学废了吗

变个魔术

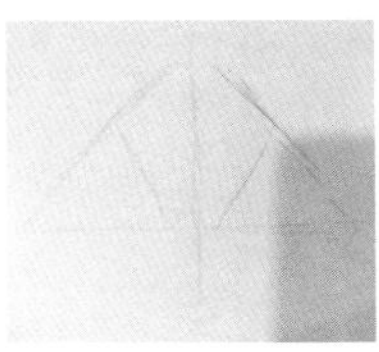

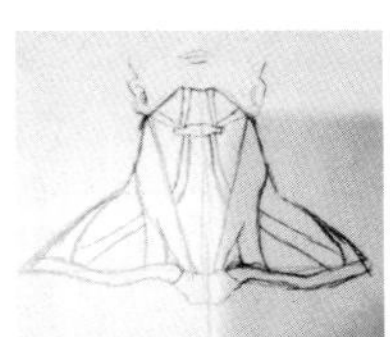

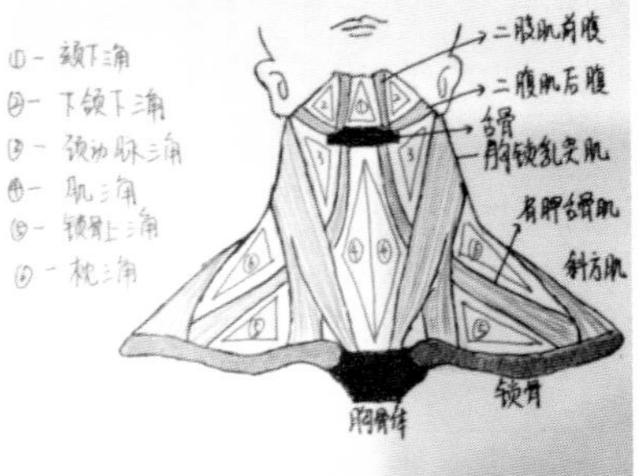

♡ **你学废了吗，大一临床八年制 学弟小彦，大三临床五年制 浩亮，Joy**

大一临床八年制 学弟小彦：大脑：我学会了→手：我学废了。

你学废了吗 回复 **大一临床八年制 学弟小彦：**哈哈哈，三秒教你学会画颈部肌群。

大三临床五年制 浩亮：我就眨了个眼，怎么风筝就变得这么复杂了（只看第一张以为是风筝），哈哈哈！

你学废了吗 回复 **大三临床五年制 浩亮：**这就是魔术的神奇之处🐱

朋友圈

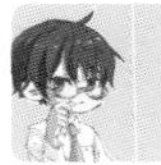

请叫我素描大师

看着书上的图复习，倒不如自己好好画一张方便

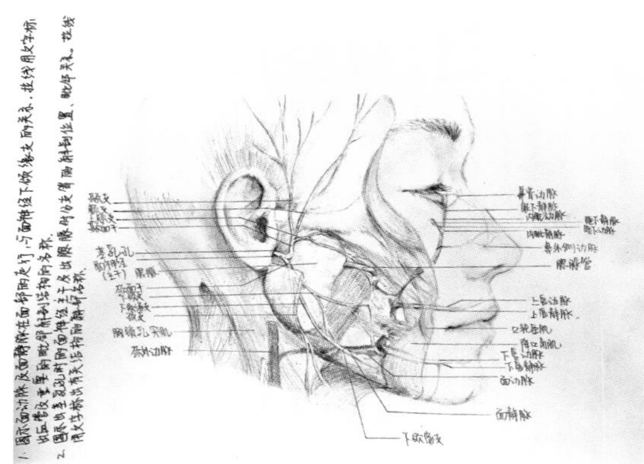

♡ **请叫我素描大师，大二临床五年制 子涵，大二临床八年制 雨欣，电子信息 乐怡**

大二临床五年制 子涵：确实！自己上手画一遍之后，各种神经血管肌肉走行都能记得好清楚！果然好记性不如烂笔头

请叫我素描大师 回复 **大二临床五年制 子涵：**嗯嗯，这样复习起来也方便

大二临床八年制 雨欣：虽然是解剖图，但他看着好帅

请叫我素描大师 回复 **大二临床八年制 雨欣：**画得帅一点记得牢固，哈哈哈

电子信息 乐怡：这难道是医学生的专业技能？

请叫我素描大师 回复 **电子信息 乐怡：**哈哈哈，跟你们画电路板一样咯

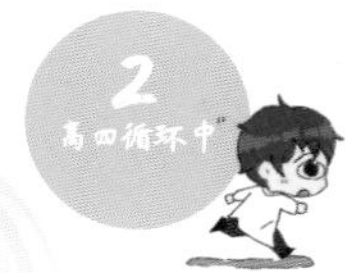

朋友圈

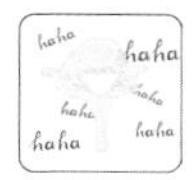

开心学医每一天

咱的“解剖图谱”

枢椎像一条在笑的魔鬼鱼

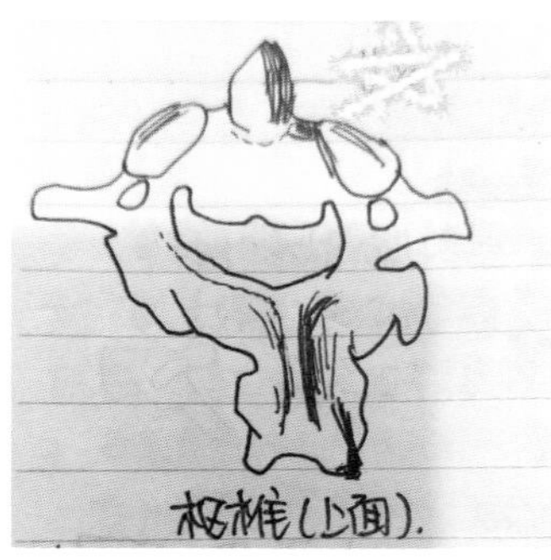

♡ **开心学医每一天，大一临床八年制（法文班） 思思，大三营养 阿宇**

大一临床八年制（法文班）思思： 看起来好可爱，哈哈哈！所以枢椎到底在哪里?

开心学医每一天 回复 **大一临床八年制（法文班）思思：** 哈哈哈，枢椎就是人的第二节颈椎啦！

大三营养 阿宇： 两个横突孔好像鱼的两滴眼泪，哈哈哈😂

开心学医每一天 回复 **大三营养 阿宇：** 你这么一说真的好像😂

朋友圈

牙齿有话说

牙有牙冠、牙根、牙髓、点隙沟、釉牙骨质界
也可以有高光、反光、投影、亮灰部、明暗交界线

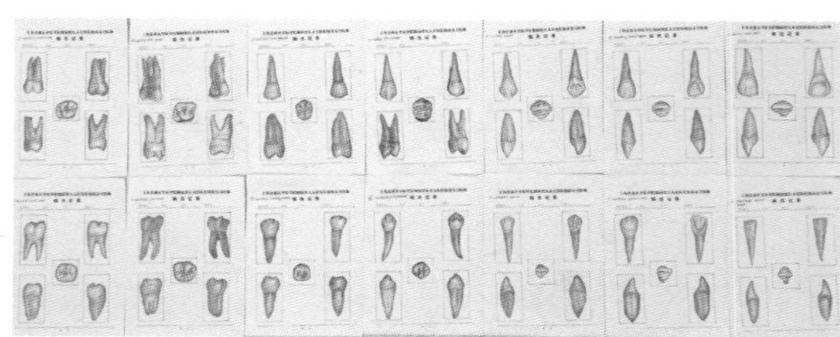

♡ **牙齿有话说，Joy，大三临床五年制 昭阳，大四口腔八年制 佳妍，高中室友 涛哥**

Joy：什么？这都是你手画的？我还以为是打印的！太强了！

牙齿有话说 回复 **Joy：**纯手工绘制

大三临床五年制 昭阳：这画得也太细致了，原来高光、反光都是可以画出来的

牙齿有话说 回复 **大三临床五年制 昭阳：**哈哈哈，口腔医学生的特长——画牙齿

高中室友 涛哥：难怪每次去看牙，我一张嘴，牙医就知道我有没有好好刷牙、哪里有蛀牙，原来都是这样一颗颗牙画过去练出来的

牙齿有话说 回复 **高中室友 涛哥：**哈哈哈，这些可都是牙医的基本功

朋友圈

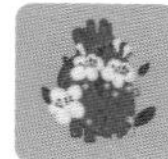

今天你“开心”了吗

《学系统解剖学的大冤种和她不开心的朋友》

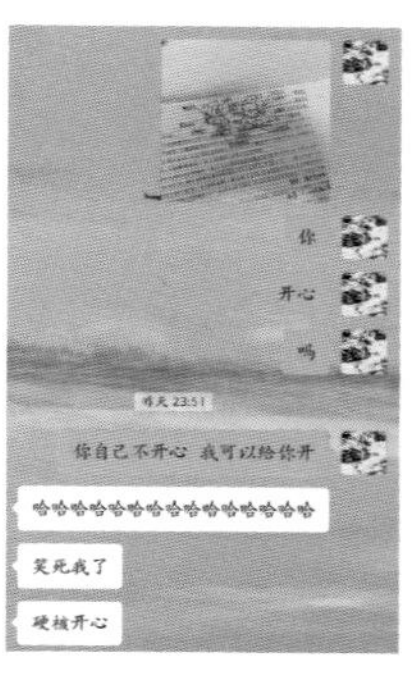

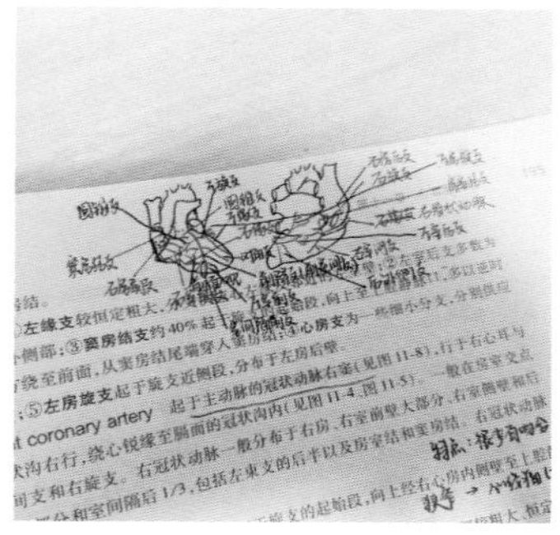

♡ **今天你“开心”了吗，Joy，大一营养 思嘉，大二临床八年制 子琪**

大一营养 思嘉： 属于医学生的硬核“开心”🐱

今天你“开心”了吗 回复 **大一营养 思嘉：** 学习系统解剖学的快乐源泉🐱

大二临床八年制 子琪： 画得好清晰，学系统解剖学的技巧 +1！

今天你“开心”了吗 回复 **大二临床五年制 子涵：** 有一说一，这样记得很牢固，强烈推荐🐱

朋友圈

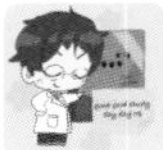

妙手回春小圆

怎样才能记住正中神经、桡神经、尺神经支配部位……

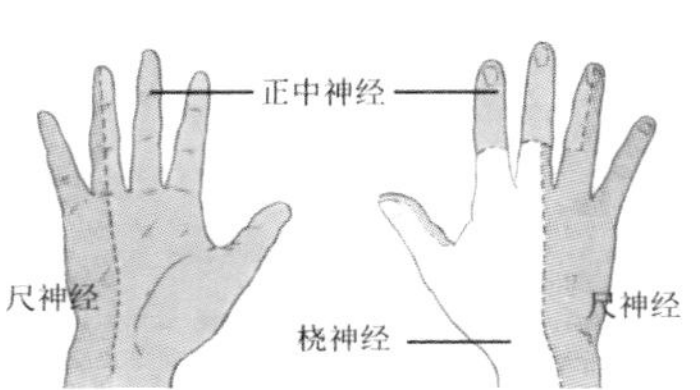

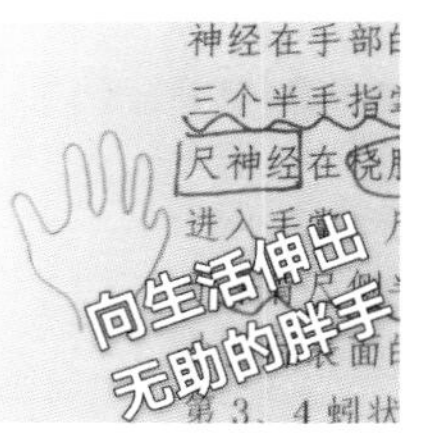

♡ **妙手回春小圆，大三临床八年制 宇平，大四儿科 琉玥，大三临床五年制 浩亮，大二儿科 奕涵**

大三临床八年制 宇平：当你偶然碰到一位对着自己或别人的手掌一边仔细端详、一边指指点点的神秘男子，你遇到的不一定是算命先生，他也可能是正在苦苦背诵正中神经、桡神经、尺神经支配区域的苦命医学生

妙手回春小圆 回复 **大三临床八年制 宇平：**真想用笔在手上画几道线，吃饭、打字、玩游戏都在巩固，哈哈哈

大四儿科 琉玥：这页边空白的手 ……画了但又没画完全，哈哈哈哈

妙手回春小圆 回复 四儿科 琉玥：不是灵魂画手医学生，怪我咯

朋友圈 

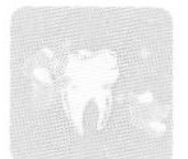

学医（艺）的小郭

时常怀疑自己是医学生还是艺术生
日常就是雕雕蜡牙、画画牙切面

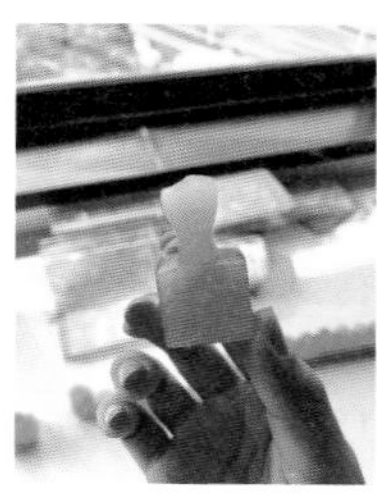
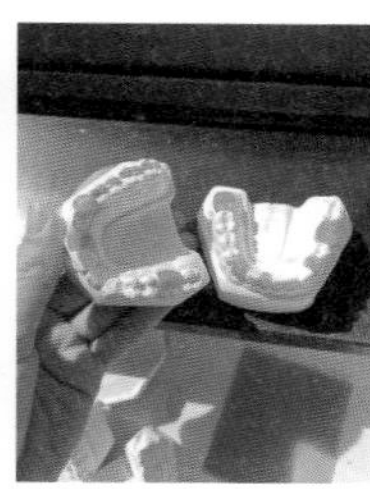
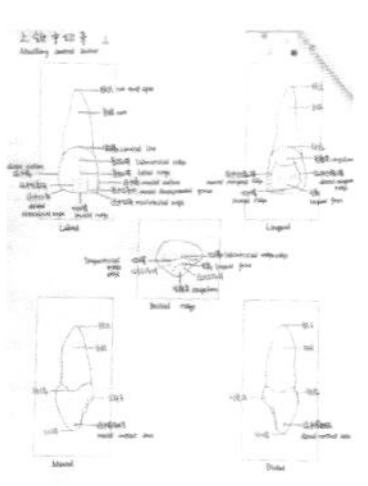

♡ **大五口腔五年制 文然，口腔修复 赵老师，大六口腔八年制 小李学长，设计学院 佳佳**

大五口腔五年制 文然：学医还是学艺的界限逐渐模糊……
大六口腔八年制 小李学长：不想做蜡牙雕刻师和牙切面绘画师的医学生当不了好牙医

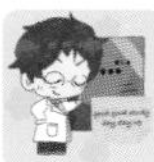

希希爱学医

是小卷毛陪我度过漫长的诊断学时光吖

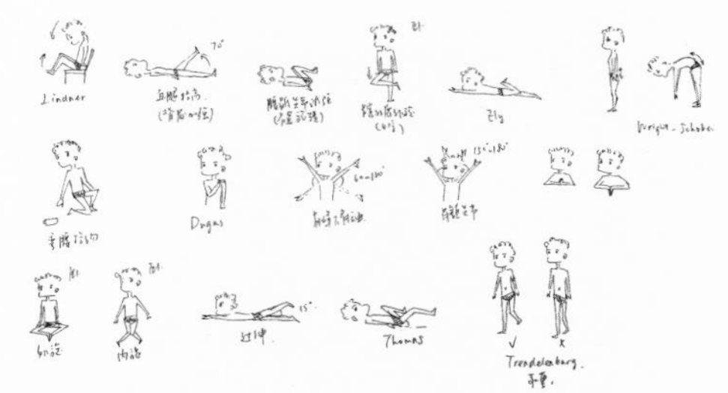

朋友圈 

♡ **高中同学 子轩，大二儿科 学妹小璐，Joy，小学美术 钱老师，大五临床八年制 海洋学长**

大二儿科 学妹小露：太可爱了吧！一下子就记住了！

Joy：建议以后出一整个系列！

大五临床八年制 海洋学长：我要是有这么厉害的画技，还至于当年考试时背得手忙脚乱吗

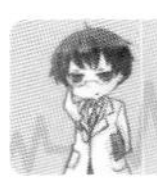

Joy

大佬竟在我身边！ Picasso合集一次看个够

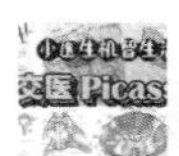

交医Picasso丨原来我不是不会画画，我只是不会学医

♡ **医学院 程老师，大四临床八年制 远明，外科 蔡老师，大一医学检验技术 冬升，大三营养 阿宇**

医学院 程老师：又到了一年一度医学生笔记大赏

Joy 回复 **医学院 程老师：**青出于蓝

解剖学 李老师：肌肉骨骼、血管走行……画得这么好，解剖一定差不了

Joy 回复 **解剖学 李老师：**谢谢老师，是您教得好（不过期末考题可以简单点吗 画得出但背不出啊）

小卖部 王叔叔：上次去看病，医生简单几笔就给我画出了大致的手术流程，原来是学生时代扎实的基本功啊

2.4 疯狂期末季

一个月黑风高的期末前夜

Joy郑重地将课本置于枕头下

安心躺下，进入梦乡

他坚信

知识会从浓度较高的书本

向浓度较低的脑袋渗透

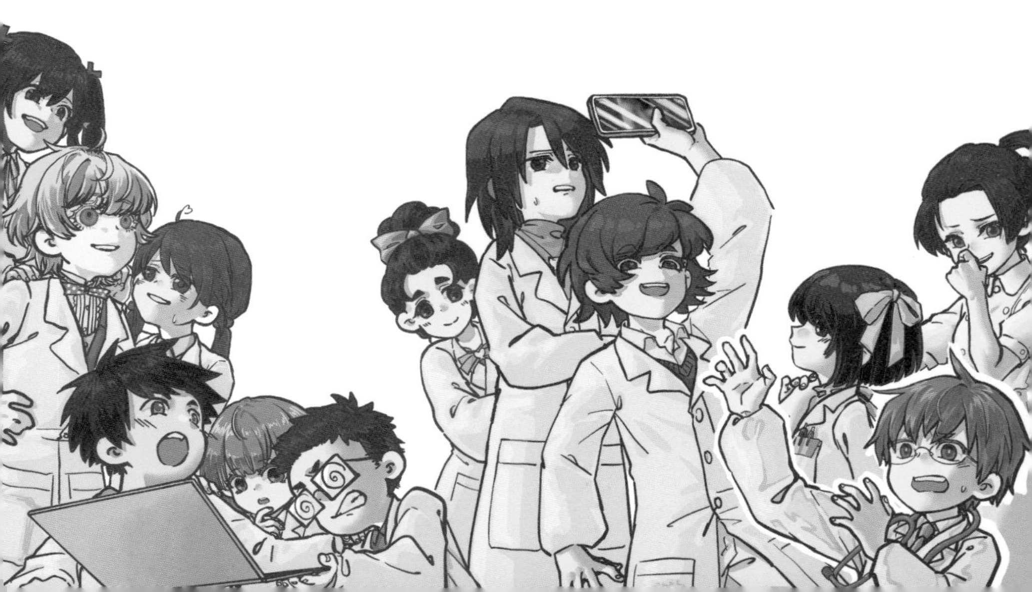

朋友圈

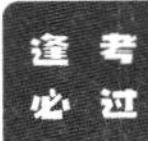

勇闯期末的 Joy

考试【季】

医学生无所畏惧

考试安排
12.15 下午形态学实验
18:00 循环【西2–314】
12.25 8:30 呼吸
1.4 13:30 生殖【西2–301】
1.5 13:30 妇产科【浦东】
1.6 13:30 诊断【西2–413】
1.8 9:00 内分泌【西2–603】
1.8 13:30 儿科【浦东】
1.11 13:30 消化【西2–401】
1.13 13:30 血液【西2–411】
1.15 13:30 医学影像【西2–401】

医学生无所畏惧
12.8 遗传期中+病理案例分析测验
12.10分胚组CBL+病理翻转课堂
12.12六级
12.13分胚组个人问答题ddl+体育理论考试
12.18形态学期末
12.20染色体核型分析ddl
【中间各种讨论课还没发通知+还未可知的形策闭卷考】
12.30系解期末
1.4医学英语期末
1.6生化期末
1.8病理期末
1.11分胚组期末
1.13遗传期末

考试安排：
12.03（周四）18:00-：实验诊断学（西2-411）
12.10（周四）18:00-：马原（西2-411）
12.15（周二）形态学期末考
12.17（周四） 18:00-：呼吸系统（西2-407）
12.23（周三）18:30-：法医（西2-303）
12.24（周四）功能学操作考
12.28（周一）8:00-：spss（西2-507）
01.04（周一）13:30-：生殖系统（西2-312）
01.06（周三）13:30-：诊断学基础（西2-312）
01.08（周五）9:00-：内分泌（西2-106）
01.11（周一）13:30-：泌尿系统（西2-411）
01.13（周三）13:30-：血液系统（西2-407）
01.15（周五）13:30-：影像（西2-106）

♡ **病理系 赵老师，大三口腔八年制 小萌，大二医学检验技术 思琪，女寝 周阿姨，大四儿科 之悦学姐，大三预防 鑫鑫**

病理系 赵老师：我们当年也是这样熬过来的，同学们加油！

Joy 回复 **病理系 赵老师：**谢谢老师鼓励，我们一定会加油的。

大三口腔八年制 小萌：这学期有12门期末考试 希望可以快进到寒假

大二医学检验技术 思琪：复习时的大脑：下载下载下载……内存已满 ⚠ 考试时的大脑：查找失败 ⚠ 路径错误 ⚠ CPU已过载 ⚠

女寝 周阿姨：我说同学们怎么这几天回来得这么晚，原来是要期末考试了

大四儿科 之悦学姐：其他专业同学期中的时候我在期末、期末的时候我在期末、放假了我还在期末……

大三预防 鑫鑫：把每学期背的知识点排成一行能绕地球三圈

朋友圈

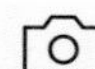

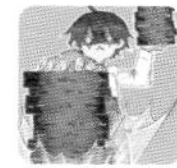

我的课表平平无奇

满满当当的课表还能无缝穿插这么多考试，
期末又是一场恶战

♡ **大四儿科 之悦学姐，高中同学 阿黄，妈妈，大五儿科 宇轩，儿科 张老师**

大四儿科 之悦学姐： 五颜六色的课表＆黯淡无光的心

高中同学 阿黄： 这课表也太满太复杂了吧！我们大四都没什么课了…… 摸摸

妈妈： 不学这么多，以后哪知道患者生的是什么病呀，努力加油吧，你可以的！

大五儿科 宇轩： 日常：（打开手机）看一眼明天什么课，（关掉）明天什么课来着？

朋友圈

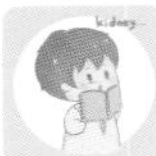

月亮不睡玥不睡

期末季的前夕
带着一腔诚意出发

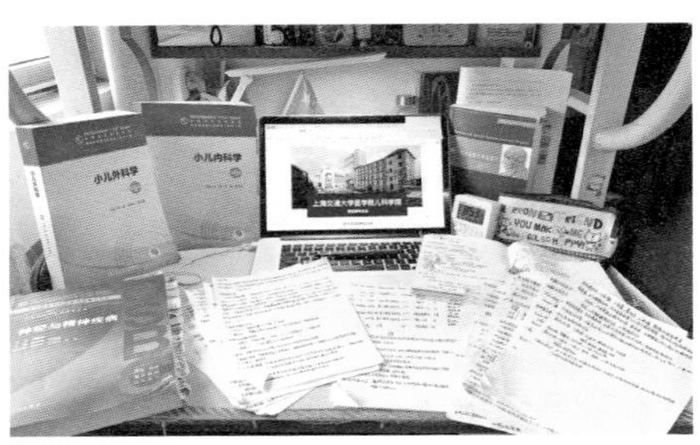

♡ **大五临床八年制 海洋学长，月亮不睡玥不睡，高中同学 依依，大一护理 丘丘，大二临床五年制 娜娜**

大五临床八年制 海洋学长：带着一腔诚意出发，纵有千难万险，愿千帆过尽仍能初心不改

月亮不睡玥不睡 回复 **大五临床八年制 海洋学长：**谢学长箴言，定当以此为目标

大一护理 丘丘：学姐贴了好多便签呀！高中的库存可以派上用场了！

大二临床五年制 娜娜：终于找到了同款手写笔记派的战友！

月亮不睡玥不睡 回复 **大二临床五年制 娜娜：**嘿嘿，感觉手写的印象更深刻一些，好记性不如烂笔头

2
高四循环中

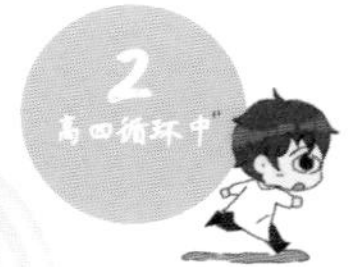

朋友圈

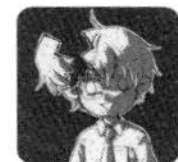

战痘失败的诗诗

据不完全统计，本人过去一周内，因熬夜/焦虑/紧张/背书时抠脑门长的痘痘超过19颗
谢谢你，循环/消化/神经系统……

医学生
都ok的
一切都在计划之中

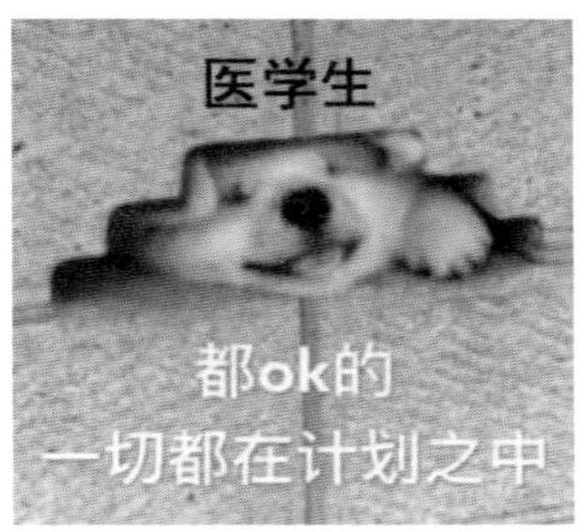

♡ **大五临床八年制 海洋学长，皮肤科 金老师，高中同学 若若，Joy**

战痘失败的诗诗：大三下学期全长19周，考试周占比11/19，谁懂……

大五临床八年制 海洋学长：选择学医，就选择了奉献（自己的睡眠和头发）

皮肤科 金老师：化悲愤为动力，将来选择皮肤科

战痘失败的诗诗 回复 皮肤科 金老师：一直心向往之！我好好努力，争取成为金老师的学生

高中同学 若若：身为姐妹也帮不了你什么，给你点杯凉茶外卖祛祛火吧

朋友圈

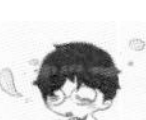

小 Z 想睡觉 zzz

小Z背《普通生物学》背睡着了
结果被梦中背不出知识点惊醒了
我可以！我能行！
（每天给自己打个气）

♡ **大二临床五年制 娜娜，大四临床五年制（英文班） 明风，Joy，大三临床五年制 阿南，大三临床五年制 浩亮**

大二临床五年制 娜娜：可恶，《普通生物学》又背不完了（或许加个凌晨两点的时间戳会不会更生动？）

大四临床五年制（英文班）明风：#当代医学生期末复习现状
睡了 怕一觉醒来什么都不记得了
熬了 怕再也醒不过来了

大二临床五年制 娜娜 回复 **大四临床五年制（英文班）明风：**太真实了！所以我每次都是很早就睡，然后早晨4:00起床背书。

Joy 回复 **大二临床五年制 娜娜：**+1

大三临床五年制 阿南：+10086

小Z想睡觉zzz：看来大家在被《普通生物学》折磨，怎么快凌晨1点了还有这么多人，哈哈哈哈哈

大三临床五年制 浩亮：各位，我有个不成熟的想法：我把凌晨1点当作早上8点，学习4个小时到中午12点（其实是早上5点），吃好午饭睡2小时午觉，到下午3点（其实是早上8点）去考试，这么一想，时间真宽裕

小Z想睡觉zzz 回复 **大三临床五年制 浩亮：**你是懂倒时差的

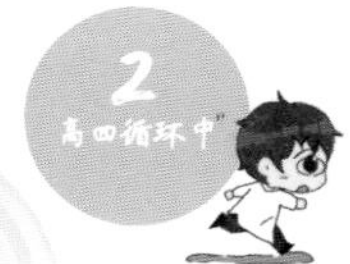

朋友圈

考的
都会

卤肉君（背书 ing）

复习现状（从网上看到一个帖子）：
从前，有个医学生背完书之后发现大脑一片空白。他觉得一定是知识分子太大了，无法通过血脑屏障。
于是，他把知识拆成一个个知识点来背。结果发现，小分子知识全经肾小球过滤，都在尿里了。

♡ **大五口腔五年制 文然，大二临床五年制（法文班）小静，大三临床五年制 阿南，大二儿科 学妹小露，大三医学检验技术 阿涛，Joy**

大五口腔五年制 文然：属于在我家里装监控了 太真实了！
大二临床五年制（法文班）小静：有的人复习不仅破防而且社死。
大三医学检验技术 阿涛：如果肾小管可以帮忙重吸收就好了，但看起来似乎并没有
卤肉君（背书ing）回复 **大三医学检验技术 阿涛：**那就像胆红素肠肝循环好吗 漏出去也还能再吸收回来。
大三临床五年制 阿南：只要得了慢性肾炎，肾小球滤过率低了，知识就出不去了
卤肉君（背书ing）回复 大三临床五年制 阿南：笑死了，慢性肾炎大分子物质、小分子物质全都留不住 那就啥知识点都不剩了。
大二儿科 学妹小露：复习现状：本来想刷刷朋友圈放松一下，看到这条又开始拼命翻笔记了。
卤肉君（背书ing）回复 **大二儿科 学妹小露：**笔记上每个字都认识(哦不对，有些字也不认识)，但每句话都看了个一知半解，关上书什么也没记住。
Joy：相信自己，到考试的时候就自然全会了！

朋友圈

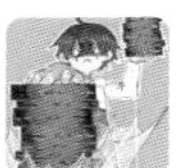

无穷小亮的医学日常

又是考前疯狂“预习”《遗传学》PPT的一天，原来每时每刻我身体里的每一个细胞都在进行如此精密、复杂又巧妙的复制、转录、翻译，我就奇怪这么聪明的细胞们是怎么组成我这个小笨蛋的?

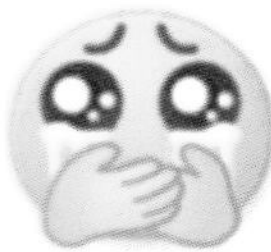

♡ **大二临床五年制 子涵，大二口腔五年制 英子，遗传学 顾老师，无穷小亮的医学日常，大三医学检验技术 阿涛**

大二临床五年制 子涵：细胞内心独白：我平时复制、转录、翻译已经很累了啦，你就不要再奢望有什么智商加成啦ヽ(￣▽￣)ﾉ

大二口腔五年制 英子：希望到了考场做不出的题，我的细胞可以给我点提示

遗传学 顾老师：快点复习吧，不要辜负细胞们的努力

无穷小亮的医学日常 回复 **遗传学 顾老师：**好的，老师 还请看在细胞们辛勤劳作的份上多帮帮我们

大三医学检验技术 阿涛：DNA出错了还有自我修复机制，你在考场出错了可没人救你

无穷小亮的医学日常 回复 **大三医学检验技术 阿涛：**真相了……这就去复习（溜了溜了）

朋友圈

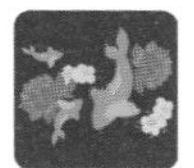

爱吃蛋的 Winny

诚信考试，迷信备考

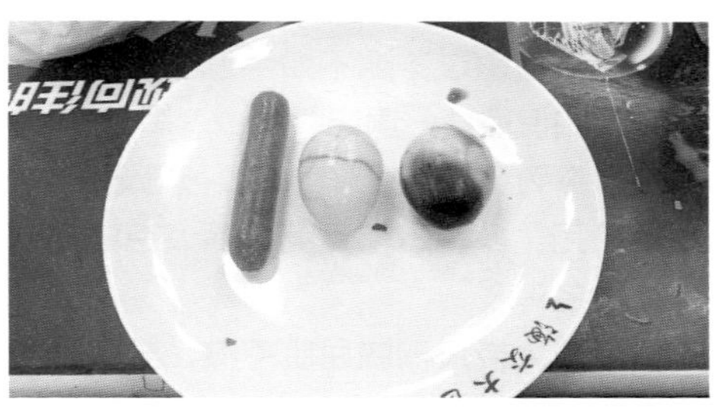

♡ **大四临床五年制（英文班）明风，博一 梁学长，大二预防小艾**

博一 梁学长： 这种迷信还会延续到临床，比如夜班在值班桌上放一罐（不喝的）百事可乐

爱吃蛋的Winny 回复 **博一 梁学长：** 哈哈哈，早有耳闻，寓意平安喜乐嘛

大二预防 小艾： 还记得刚上初三那会没意识到满分变成了150，考前吃了一根油条两个鸡蛋，果然考得极差

爱吃蛋的Winny 回复 **大二预防 小艾：** 油条&鸡蛋：这个锅我们不背

大四临床五年制（英文班）明风： 第二个鸡蛋糊了

爱吃蛋的Winny 回复 **大四临床五年制（英文班）明风：** 考试不糊就行

朋友圈

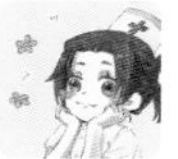

交医观察员菲菲

交医期末图书馆众生相

【奋笔疾书型】

表现：本着眼过千遍不如手过一遍的理念，企图把所有知识点抄一遍记下来。

功效：得到看上去很充实的复习笔记。

配套使用：多色水笔、荧光笔、空白稿纸、教学大纲、名解表。

不良反应：桡尺侧腕屈肌疼痛，三角肌、冈上肌痉挛，颈根部斜方肌压痛等。

【抬头望天或低头沉思型】

表现：一般间歇性出现在企图背诵知识点和因背诵失败而生无可恋时，常伴随出现反复多次的掰手指行为。

功效：主要为缓解颈部酸痛，偶见背书能力大增。

配套使用：头，脑子（如果有的话），已经整理好的知识点。

不良反应：因迟迟背不出又不愿低头而导致气道不顺或被口水呛到或因长时间低头睡着。

【敲打键盘型】

表现：疯狂敲打电脑，在电脑屏幕与手边书本之间切换视线，或开启电脑分屏模式浏览PPT与文档。

功效：活动掌指关节，以极快的打字速度让自己误以为这些自己都会（主要由于抄不动了）。

配套使用：电脑，手，教科书，眼药水（划重点），电脑充电器。

不良反应：眼睛酸涩等。

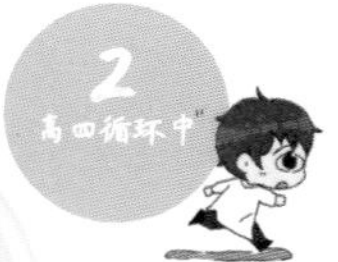

朋友圈

以上三型共有的不良反应和表现：挠头、薅头发、头冷。
另偶见：【来回踱步/站着背书型】【看不下去睡大觉型】【互相按摩顺便抽背型】，等等。

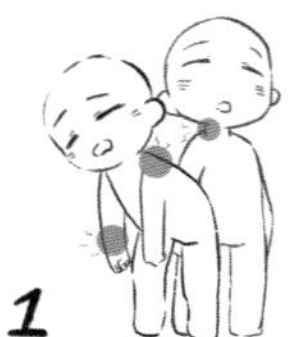

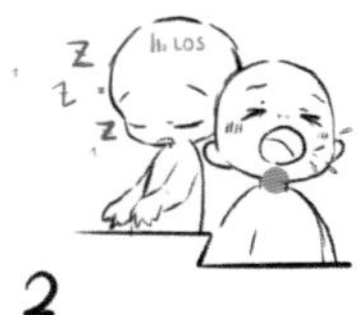

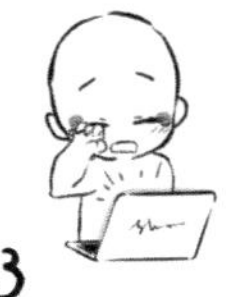

♡ **大三临床八年制 乐辰，高中同学 桃桃，大四儿科 琉玥，动画 嘉韵**

大三临床八年制 乐辰：【奋笔疾书型】举手……企图把知识抄进脑子，结果发现只是从书上转移到了纸上，并没有进脑子……

高中同学 桃桃：非医学生何尝不是如此，我甚至是几个类型的综合体

大四儿科 琉玥：我看你应该算是【东张西望型】吧

交医观察员菲菲 回复 **大四儿科 琉玥：**糟糕，被发现了！

动画 嘉韵：观察细致、总结精炼！到时候邀请你来给我的动画人物写人设

朋友圈

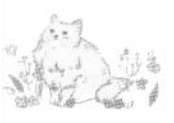

馆长粉丝团团长小刘

期末复习累了?
智慧馆长 在线监督

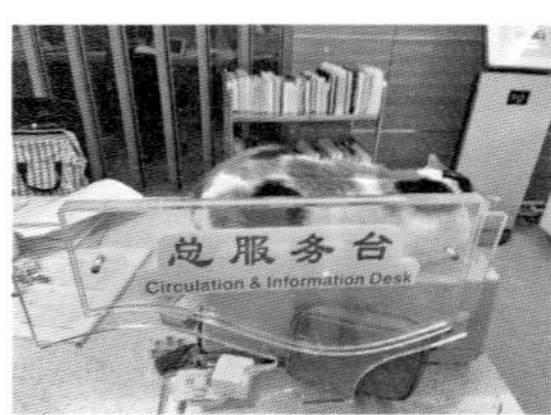

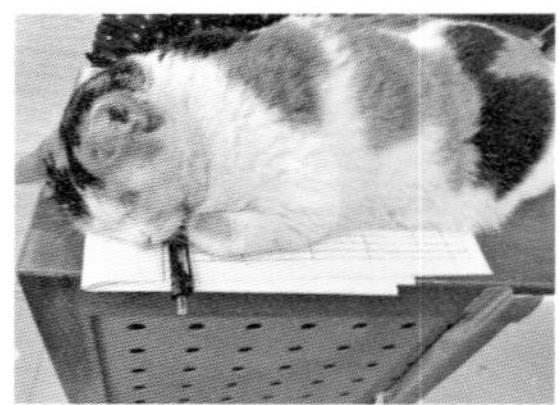

♡ **大五临床八年制 嘉勉，大二临床五年制 娜娜，大二营养 阿言，初中同学 梅梅，大三临床五年制 宇杭**

初中同学 梅梅： 众所周知，每所大学的图书馆都有一只叫作馆长的猫猫。

大二临床五年制 娜娜： 我来考考你，三花猫的遗传机制是什么 上周老师刚说过。

大二营养 阿言： 总服务台＝馆长“总”是舒舒“服”服、不“务”正业躺着的“台”子

大四护理 欣怡： 不想学习了，抱着笔睡会儿吧，睡着了，知识就会渗透进梦里来的

大三临床五年制 宇杭： 背书太累了，“监工”猫咪看到医学知识点也困了

朋友圈

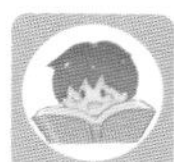

精神状态良好的 Leon

精神病学名词新解：
近事遗忘（recent amnesia）：形容我的期末复习
旧事如新感（jamais vu）：形容我第二次翻看笔记的时候
疑病妄想（delusion of hypochondria）：形容我觉得自己大脑指定是有点器质性病变，不然怎么背一条忘一条
夸大妄想（delusion of grandiosity and expansiveness）：形容我觉得考前两天才开始复习《精神病学》，肯定能背完
随境转移（distractability）：形容我刚准备看一会儿书，但我的室友恰好开了一局游戏
意志减弱（hypobulia）：形容我背书的状态
思维抽去（thought withdrawal）：形容我刚拿到考卷，开始看题目的一刹那
思维插入（thought insertion）：形容我快想起来某个知识点的时候，脑子里开始放歌了
赘述（circumstantiality）：形容我作答名词解释
语词新作（neologism）：也是形容我作答名词解释
虚构（confabulation）：还是形容我作答名词解释
木僵（stupor）：形容我刚考完
思维贫乏（poverty of thinking）：形容我的整场期末考试

♡ **大四临床八年制 邵轩，大四临床五年制 代代，Joy，大六口腔八年制 小李学长**

大四临床八年制 邵轩： 糟了！看完这个，刚背的名词解释又忘了！还我知识点

大四临床五年制 代代： 一键查询医学生期末精神状态

大六口腔八年制 小李学长： 为了记住知识点，医学生的“联想”技能点可算是拉满了

朋友圈

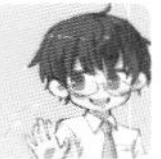

之昂张同学

全寝认真备考“诊断表演学”

给大家推荐瑜伽垫上前后互相做肺部听诊，四个人同时练习效率极佳。

求助：如何让队友顺利摸到我的腋前线第二肋间隙而我不笑场。

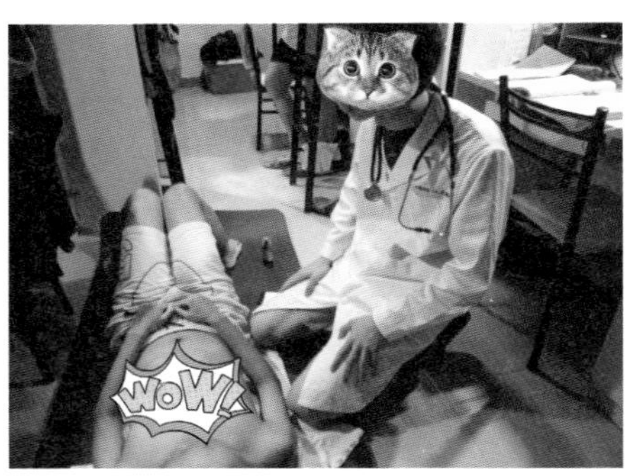

♡ **大二临床五年制 娜娜，大五临床八年制 海洋学长，大四临床五年制（英文班）明风**

大三护理 阿豪：不错不错，学累了还能躺一会 就是地板有点硬

大二临床五年制 娜娜：室友还可以表演“帕金森”

之昂张同学 回复 大二临床五年制 娜娜：本《局部解剖学》手抖医学生本色出演。

大五临床八年制 海洋学长：又到了寝室里传来欢声笑语和不时惊呼的“诊断表演学”专属季节了

大四临床五年制（英文班）明风：“怕痒星人”表示被摸腋前线第二肋间隙而不笑场是绝世难题！！！

朋友圈

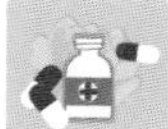

01 晓兔头

复习呼吸系统最大的收获……
就是终于知道自己吃的药……
叫作……
沙美特罗/替卡松/粉吸入剂
而不是“松粉吸入剂”……

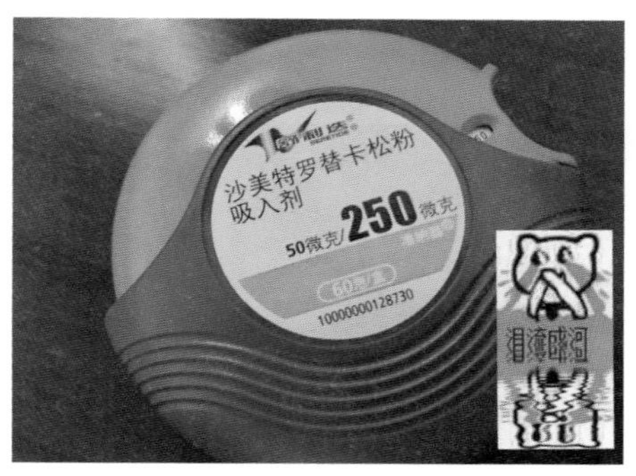

♡ **大二口腔八年制 小韩学妹，高中同学 范范，01 晓兔头，博一 小迪学姐**

大二口腔八年制 小韩学妹：哈哈哈，复习药理也是！全程的反应是：“哦，原来以前吃的药是这个作用！”

01晓兔头 回复 **大二口腔八年制 小韩学妹：**联系实际背诵效果更佳

高中同学 范范：原来是这么断句！我一直以为是沙美特/罗替卡/松粉/吸入剂

01晓兔头 回复 **高中同学 范范：**哈哈，这个包装太有误导性了。

博一 小迪学姐：有次门诊问病史，患者说用过“什么什么松粉”，我一脸蒙，还是师姐经验丰富马上明白。

01晓兔头 回复 **博一 小迪学姐：**看来被迷惑的人不止我一个啊

朋友圈

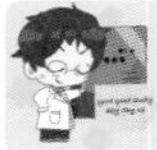

林一想考一零零

医学生的期末考试范围……也不过就是 ↓↓↓

解剖 生化 生理 病生 病理 药理 微生物 免疫 呼吸 心血管 消化 肾脏 血液 内分泌 风湿 神经内科 外科总论 神经 头颈 心胸 胃 肠 肝 胆 胰 泌尿 生殖 脊柱关节 外科 传染病 皮肤性病 精神 妇产 儿科 诊断 实验 心理 伦理 统计 预防 卫生法

↑↑↑ 这些而已嘛

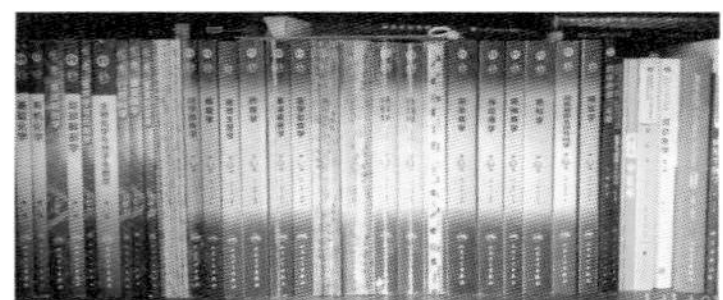

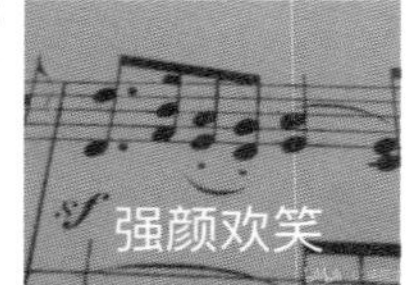

♡ **大三口腔八年制 小百，高中政治 夏老师，妈妈，大五临床八年制 阿桢**

大三口腔八年制 小百： 突然觉得两天考一门不那么可怕了，一起加油!

林一想考一零零 回复 **大三口腔八年制 小百：** 且行且珍惜。

高中政治 夏老师： 记得你当时说不喜欢背书就没选政治，现在还是逃不掉

林一想考一零零 回复 **高中政治 夏老师：** 夏老师我错了。

大五临床八年制 阿桢： 猜猜几年后是这些书的页数多，还是你的头发多。

林一想考一零零 回复 **大五临床八年制 阿桢：** 不用几年后，现在发际线已经岌岌可危了。

朋友圈 

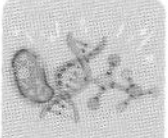

Lina 背书顶呱呱

复习的时候我看到的：

“DNS-Cl可与氨基酸的游离氨基结合成DNS-氨基酸”

我：好的，氨基，我记住了。

考试的时候我遇到的：

题目：

“DNS-Cl可与氨基酸的（ ）结合成DNS-氨基酸”

选项：

A. α 氨基　B. β 氨基　C. γ 氨基

D. δ 氨基　E. θ 氨基

我：？？？？是在下输了

♡ **大二临床五年制 娜娜，大三营养 阿宇，Joy，大四儿科 琉玥，大三临床五年制 宇杭，病理学 江老师**

大三营养 阿宇： 复习的时候：这段肯定不考（跳过）。考场上：我错了

Joy： 还有考场上：“这考题的内容书上有吗？肯定超纲了。”回去一翻书：赫然写着答案。

Lina 背书顶呱呱 回复 **Joy：** 太真实了……

中文系 小王： 俺也一样！任何一个词都可能被挖空，除了我会的

大二临床五年制 娜娜： 好不容易背点东西，居然都做了题干

病理学 江老师： 知识点都要认真记住哦！以后当了医生，患者可不会按照考纲范围来生病。

Lina 背书顶呱呱 回复 **病理学 江老师：** 好的，老师！我会认真背书的！

朋友圈

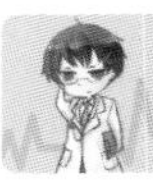

Joy

医学生虽然肝多，但是头发少啊

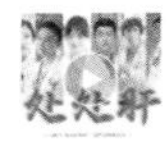

【处处肝】医学生别的没有，就是肝多！

♡ **Joy，大四护理 欣怡，大二儿科 奕涵，大五临床八年制 海洋学长，外科轮转 王学长**

大二儿科 奕涵：“生理生化，必有一挂”，正在复习《代谢生化》的我瑟瑟发抖

大五临床八年制 海洋学长：学医几年逐渐摸清了窗外的路灯几点灭，食堂几点开始准备早饭，很多次伴着日出复习几小时后的考试，见证了这座城市逐渐苏醒的样子，或许也是一段奇妙的经历吧。

外科轮转 小王学长：看了视频和评论区，还是挺感慨的，熬过了一年又一年、一科又一科，时常问自己值不值得，迷茫与失落是常态。但每次听到患者的致谢还是会心头一暖，唤起我当初填报志愿时的满腔热情，希望自己可以坚守初心，努力向前！

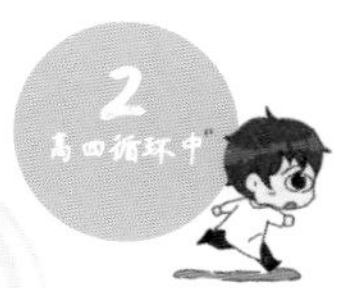

朋友圈

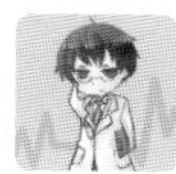

Joy

医学生的期末季，怎么少得了复习大秘籍呢！

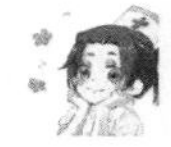

是它！医学生期末考试Survive秘籍！

♡ **Joy，大三临床五年制 浩亮，大二临床五年制（法文班）小静，大四临床五年制（英文班）明风，大四口腔八年制 佳妍**

大三临床五年制 浩亮：太有用了！已收藏！

大二临床五年制（法文班）小静：这就实践

大四临床五年制（英文班）明风：好东西必须和大家分享！

大四口腔八年制 佳妍：你们都是认真的吗?

下一站：临床医学院

好像还没有好好认识周围的同学

好像还没有好好掌握该学的知识

就要和教室说 **再见** 了

翻了翻过去的文件夹，才想起自己还曾死磕过医学英语的词根词缀；感叹背不出来的医学名词之多；第一次拿到听诊器的兴奋；第一次遇见大体老师的敬畏……

很感谢遇到的每一位老师和同学，让我总能幸运地找到一份温暖一份帮助，继续走下去

就带着这些美好，继续前进吧！

//和昨天说再见

//挥一挥手说再见

//谢谢你的出现

//是似水流年最美最好的遇见

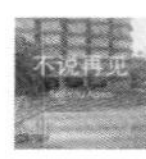

再见，重庆南路227号

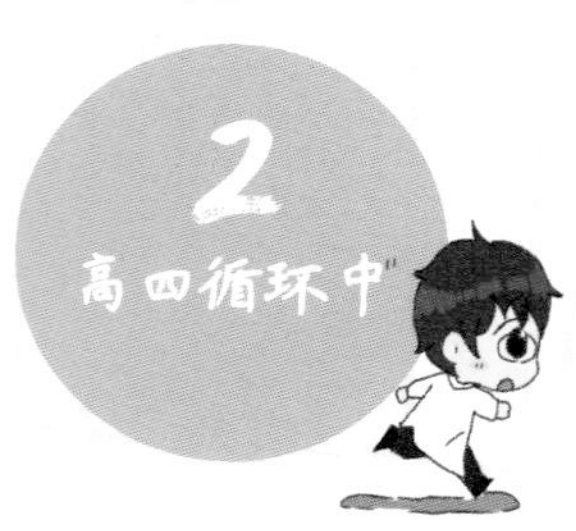

3 实验室小白

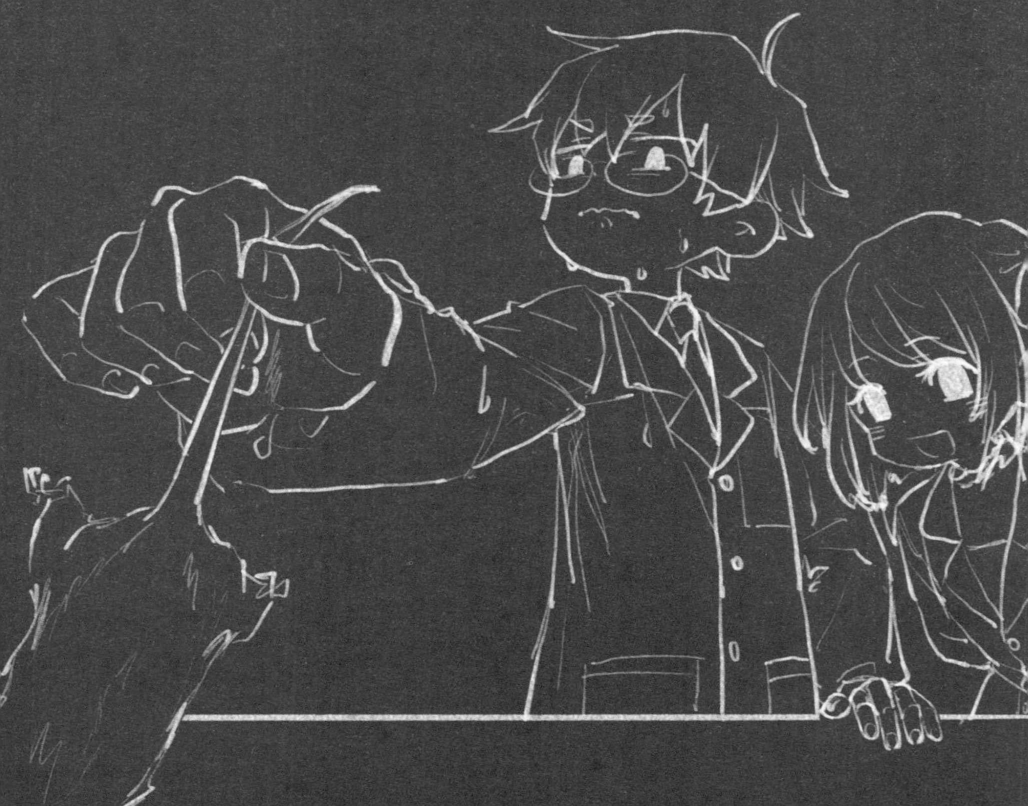

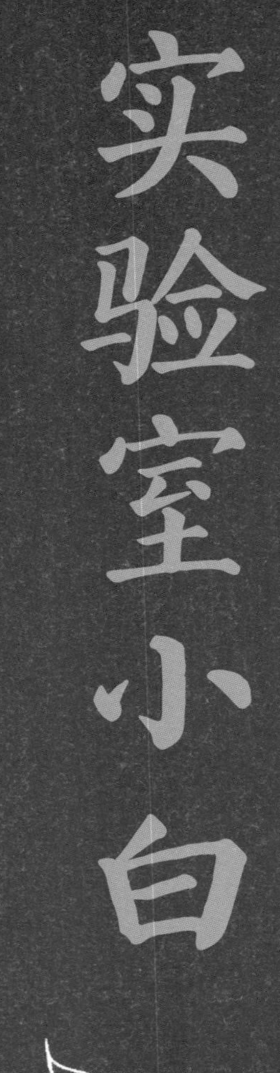

在医学生的成长道路上，做实验是必不可少的。

显微镜下，我有幸一窥放大了几十倍或几百倍的微观世界，有幸对构成我的细胞们道一声“你好”。在这里，我看到了“白云朵朵”，也看到了“雪花飘落”；看到“沟壑纵横山野”，也看到“河流汇入海洋”。慢慢地，我体会到了宏观世界中人体器官与微观世界中细胞分子之间千丝万缕的奇妙联系。这大概是宇宙馈赠于我们的无穷奥秘。

解剖室里，实验动物和大体老师无私奉献出自己，履行着最后的使命。因为有了他们，我们得以认清了动脉、静脉，学会了气管插管，掌握了盲肠切除……他们始终无言缄默，却是医学生们永远的、伟大的良师。

细胞房中，玻片器皿层峦叠嶂，大脑仪器飞速运转。试管、移液枪、超净台是我今晚的战友；灯火通明，眉头紧锁；我望向窗外，明月高悬，今夜注定又无眠。

从显微镜下观察细胞切片，到与实验动物、大体老师相伴朝暮，再到实验室变身“磕盐打工人”……一步步摸索，一步步探索，我们都用时间和汗水踏实走过；从易到难，由浅入深，每一次实践学习都让我们惊叹于生命的奇妙精巧、深远辽阔；一次次摔倒，一次次磨炼，我们一直在为着心中那件向往的白袍，奋力奔跑，笔耕不辍。

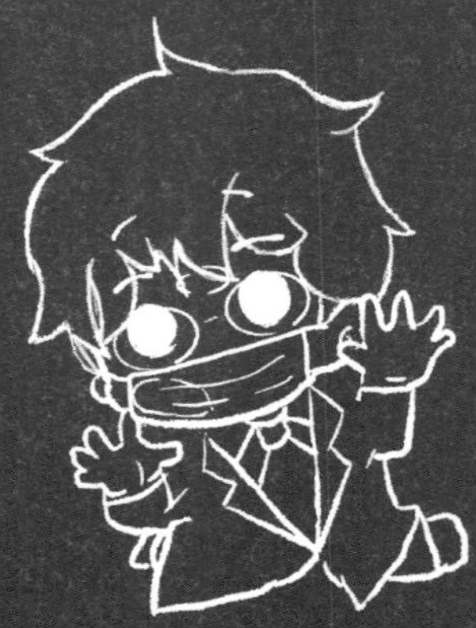

3.1　显微镜下的大世界

终于迎来心心念念的实验课

Joy 渴望探索显微镜下的奇妙世界

期待着与微观天地里万花筒的相遇

此刻的他

仍在脑子里疯狂练习显微镜的正确操作方式

“可千万别把切片压碎了！”

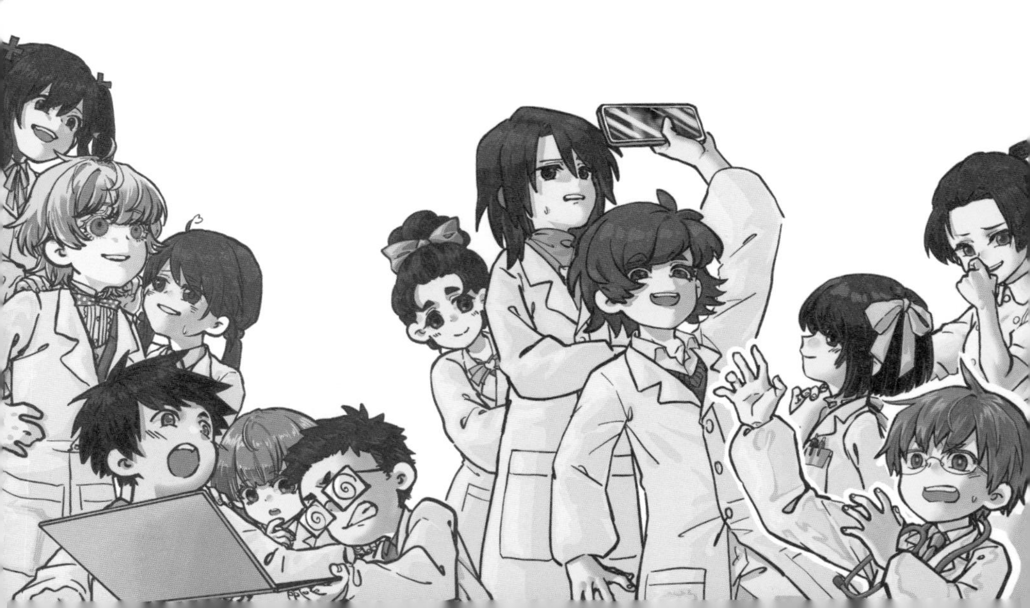

朋友圈

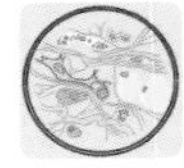

实验员汤包

实验课后遗症：抬头看云，低头喝汤，都能想到看过的切片。

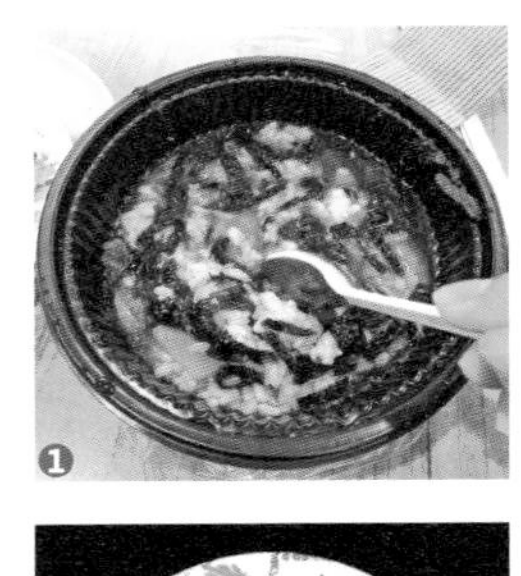

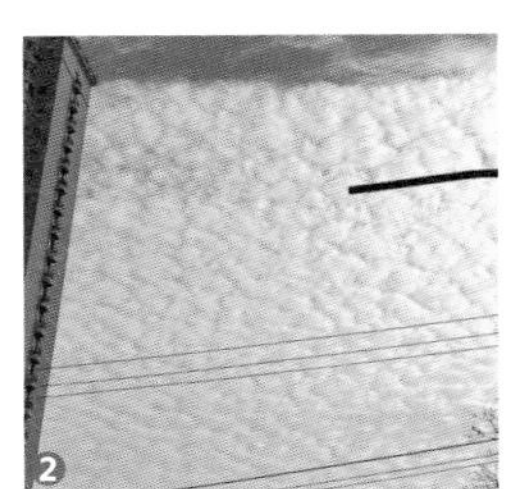

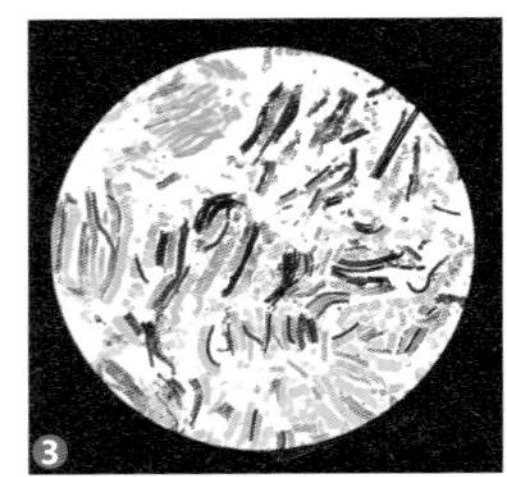

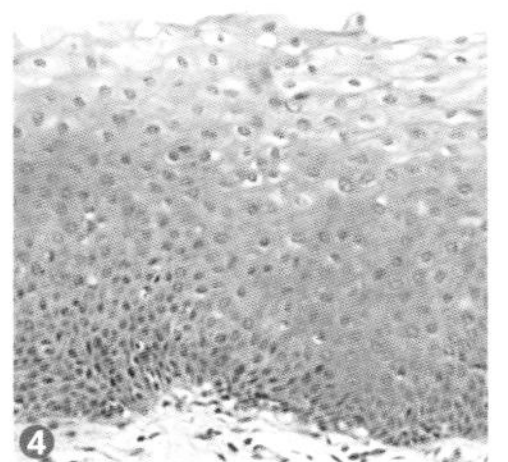

♡ **Joy，大三临床五年制 浩亮，妈妈，大二临床八年制 雨欣**

大三临床五年制 浩亮：上完实验课之后和同学聊天都是“哎，这个像不像刚刚看过的XX切片”

Joy 回复 **大三临床五年制 浩亮：**哈哈哈，是这样的。

妈妈：儿子多吃点！午饭就吃这点汤不够的。

实验员汤包 回复 **妈妈：**好的，妈妈。

大二临床八年制 雨欣：哇图4好像我在喝的西米露，哈哈哈！

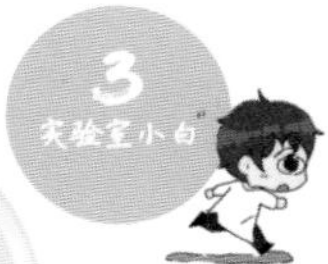

朋友圈

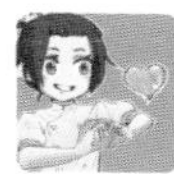

期末周小刘

切片都是爱你的形状。

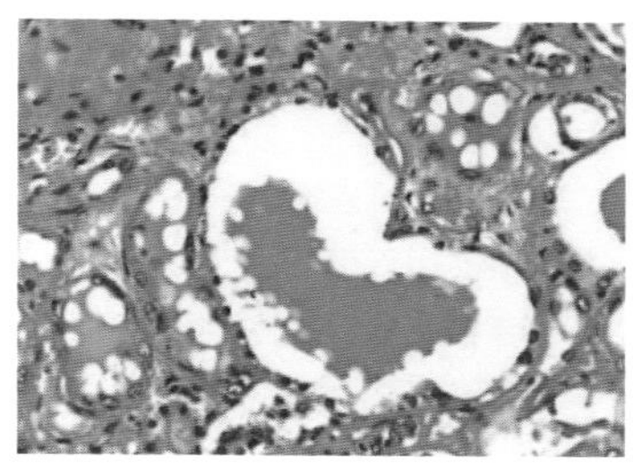

♡ **期末周小刘，思思妹妹，妈妈，大四护理 欣怡，大五预防 阿睿**

思思妹妹：哇，这是什么标本的切片呀，也太神奇了！

期末周小刘 回复 **思思妹妹：**哈哈这是肾脏的切片啦！确实很神奇 医学院欢迎你！

妈妈：加油宝贝，注意休息，爱你

期末周小刘 回复 **妈妈：**好的

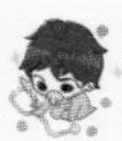

越上越饿是我了

#形态学实验#

请大家欣赏：食管五花肉

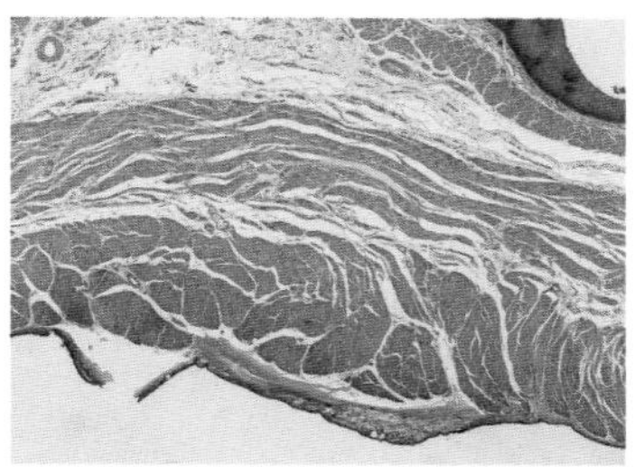

朋友圈

♡ 越上越饿是我了，大二临床五年制 阿周，形态学刘老师，Joy

大二临床五年制 娜娜：老板，这个肉怎么卖，多少一斤？

越上越饿是我了 回复 大二临床五年制 娜娜：好价，便宜出，哈哈！

形态学刘老师：你这张切片确实像五花肉

越上越饿是我了 回复 形态学刘老师：是的！类比成五花肉之后，食管壁的层次结构一下就记住啦！

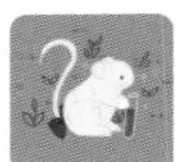

被绿色包围的小高

体验一波五彩斑斓的绿

事实证明绿色不能护眼

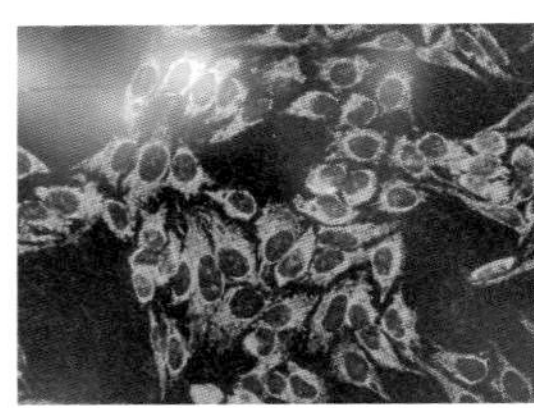

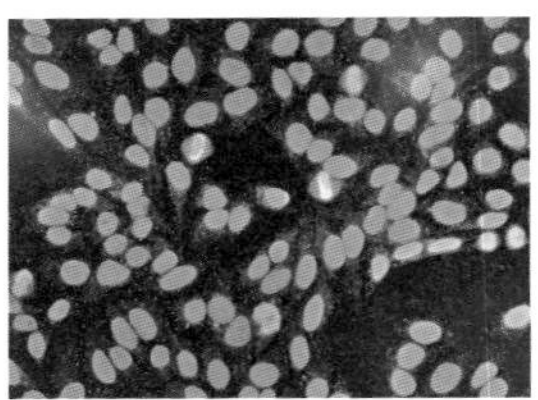

♡ 被绿色包围的小高，大二儿科 学妹小露，高中同学 阿翔

被绿色包围的小高：绿色护眼的真理在长达X小时的荧光染色面前不堪一击

大二儿科 学妹小露：但是荧光染色真的好好看！！！

高中同学 阿翔：哇！这是什么？好有科技感！

被绿色包围的小高 回复 高中同学 阿翔：荧光染色。简单来讲，就是用会发荧光的物质染色标记细胞，这样就可以很清晰地在显微镜下看到不同的细胞结构啦！

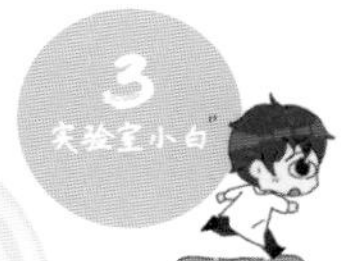

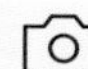

朋友圈

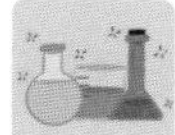

王嬷嬷

血型鉴定 √
细胞结构 √
血量 -3

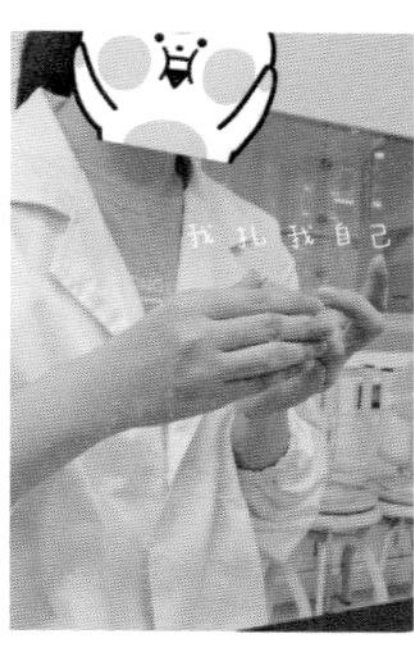

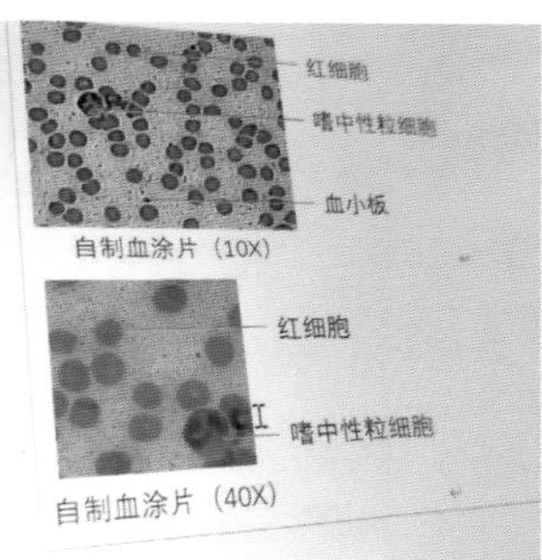

♡ **王嬷嬷，儿外科 周学长，大一营养 思嘉，爸爸，妈妈，大三临床五年制 浩亮**

儿外科 周学长：感受到学医路上的“痛楚”了吗？

王嬷嬷 回复 儿外科 周学长：嗯嗯

大一营养 思嘉：扎自己的手指感觉痛吗？

王嬷嬷 回复 **大一营养 思嘉：**为了伟大医学事业，这点小痛算什么

朋友圈

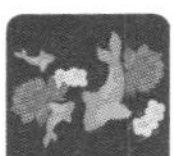

小张何时能转运

何德何能，何德何能
拿到了和书上示教片一模一样的原片

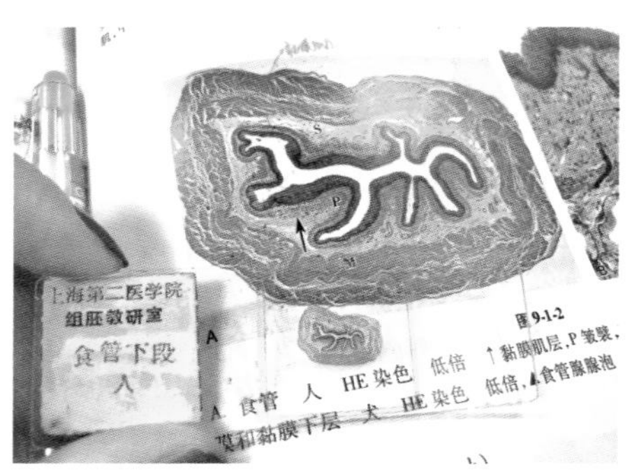

♡ **小张何时能转运，大三临床八年制 乐辰，形态学 刘老师，大二儿科 阿飞**

大三临床八年制 乐辰：我一直觉得它像一只小狗在叫

小张何时能转运 回复 **大三临床八年制 乐辰：**哈哈哈哈，也有点像一条龙！

大二儿科 阿飞：你这张下节课给我也看看？学习学习，哈哈哈

小张何时能转运 回复 **大二儿科 阿飞：**没问题，下节课我帮你找找

形态学 刘老师：被你淘到宝，你这运气也太好了

小张何时能转运 回复 **形态学 刘老师：**嘿嘿，书中自有黄金屋。

3.2 “兔兔这么可爱，怎么可以……”

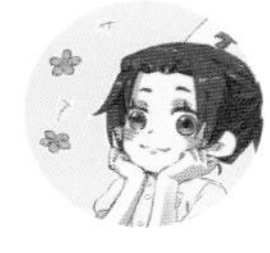

小伙伴

加油！ Joy，你可以的！

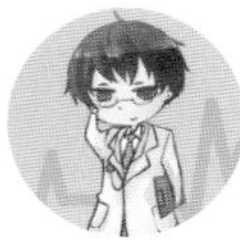

Joy

不行不行，万一它咬我怎么办？万一它跑了怎么办？

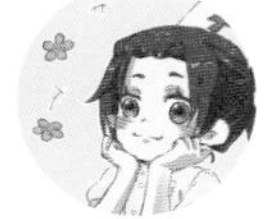

小伙伴

记住老师强调的注意事项，心细胆大，不会有问题的！

……

漫长的心理斗争后

Joy终于鼓起勇气对它下了手

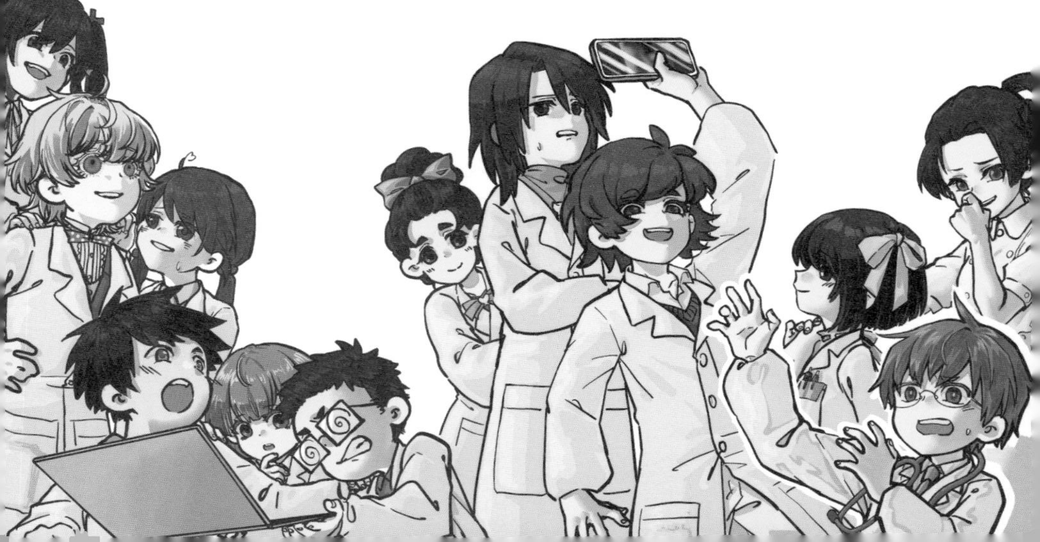

朋友圈

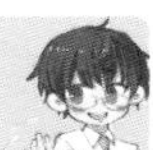

今天可以安心吃饭了吗

记录一下今天与牛蛙在餐桌上的相遇
不过下次再相见怕是在实验室了
牛蛙、青蛙，傻傻分不清楚
那时你将不再是你
我也不再是我

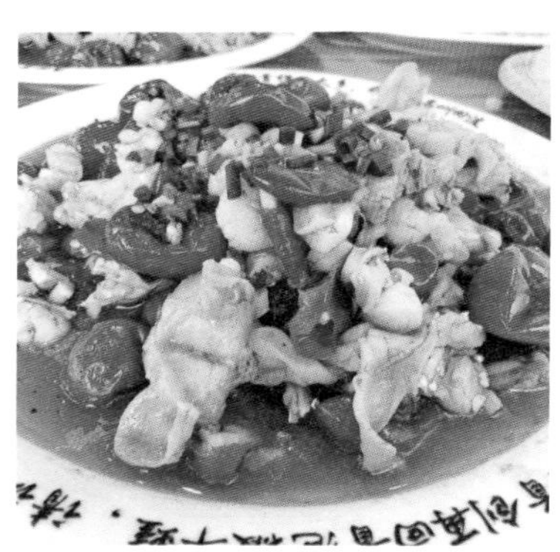

♡ **今天可以安心吃饭了吗，大三口腔八年制 小萌，Joy，大三营养 阿宇，大四临床八年制 朗琪**

大三口腔八年制 小萌： 医学生职业病：不管吃啥都会联想到学医路上那些实验动物。

大四临床八年制 朗琪： 动物实验室欢迎你 除了牛蛙，还有鼠鼠、兔兔、狗狗。

今天可以安心吃饭了吗 回复 **大四临床八年制 朗琪：**

朋友圈 

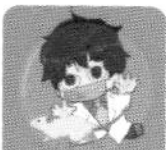

小黄怕怕

跳着走 钻笼门 跳到脖子上
和异常大力的小鼠搏斗的一下午
只敢戴两层手套捏尾巴

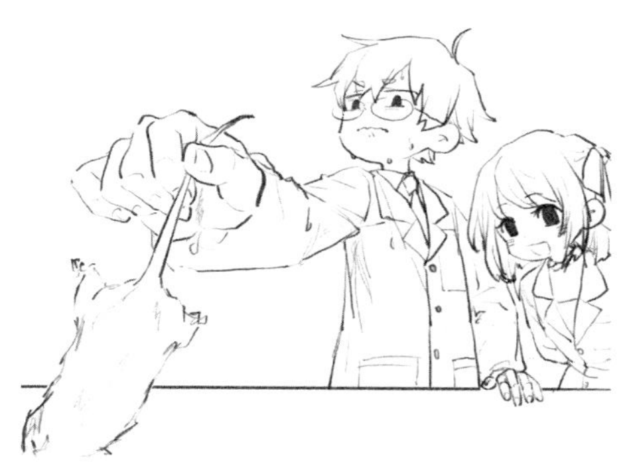

♡ **小黄怕怕，大三临床八年制 乐辰，大四营养 慧慧学姐，Joy，大四临床八年制 远明**

小黄怕怕： 实验课之我的跑酷小鼠。

大三临床八年制 乐辰： 小鼠：鼠鼠我啊，当时害怕极了。

大四营养 慧慧学姐： 习惯就好 毕竟它们还要陪伴你很多年。

小黄怕怕 回复 **大四营养 慧慧学姐：** 明天就改名——小黄不怕了

Joy： 学医之前着实没想过还要跟鼠鼠斗智斗勇

小黄怕怕 回复 **Joy：** 真的没想到

朋友圈

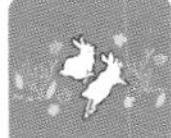

可爱即正义

每次实验最喜欢的就是！！！！
给麻醉后熟睡的兔兔翻身
真的好像睡得很香甜的小孩子啊（~▽~）

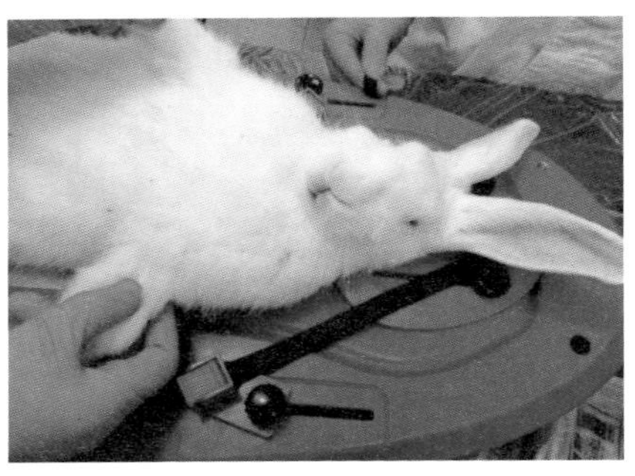

♡ **可爱即正义，Joy，大三临床五年制 昭阳，大四儿科 之悦学姐，大二临床五年制 娜娜，大三营养 阿宇**

Joy：呜呜，兔兔真的和小baby一样！可爱到融化了。

大三临床五年制 昭阳：是的！还有耳缘静脉注射前要揉揉耳朵，好软好舒服！

大三营养 阿宇：但不得不说，给兔兔剪毛还得有点技术，我们组的兔毛老是剪得像狗啃的一样

可爱即正义 回复 **大三营养 阿宇：**得和校门口理发店的Tony老师学习切磋一下技术

朋友圈

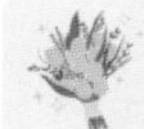

蛮力少女小张

实验小白兔的抢救病床上
小张的灭霸属性再次发功了
我真的没用力，我只是拿镊子稍微轻轻地掰了一下，手术刀片就碎了
to 全班最乖的兔兔，愿你的天堂不再有气管插管术。

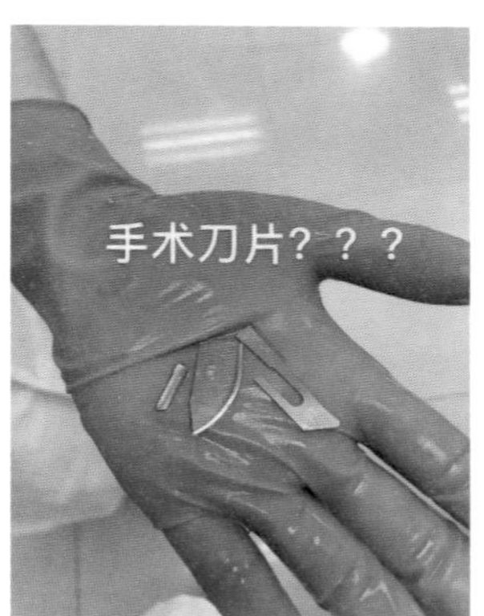

♡ **大二护理 紫妍，大三临床八年制 宇平，大二儿科 奕涵，大四临床五年制（英文班）明风**

大四临床五年制（英文班）明风： 做医学实验确实不容易，心疼兔兔也心疼你，摸摸头

大二护理 紫妍： 哈哈，论大力出奇迹我只服你，下次要小心别划到手哦！

大三临床八年制 宇平： 拆卸刀片的时候有巧劲，顺着刀柄上的凹槽向前一推再轻轻一掰就卸下来啦。

蛮力少女小张 回复 **大三临床八年制 宇平：** 谢谢学长！下次一定小心！

朋友圈

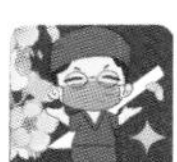

想要成为手术之神

每当外科手术学操作考之前，校园的各个角落都会出现一串又一串的外科结

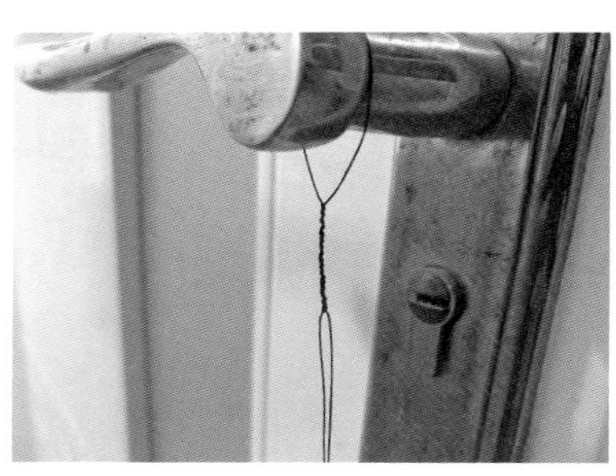

♡ **室友 阿强，室友 小亮，大三临床五年制 阿南，表妹，大三口腔八年制 小萌，大三临床八年制 宇平**

表妹： 所以为什么要练习打这么长一串结

想要成为手术之神 回复 **表妹：** 因为打结是做手术的时候结扎血管的重要操作，一定要打得又快又牢才能及时止血，所以我们考试就是看你能在规定时间内连续打多少个规范的外科结。

室友 阿强： 寝室厕所门把手上这一串结是我的杰作，哈哈哈，是不是美观又结实

想要成为手术之神 回复 **室友 阿强：** 哈哈哈，我说呢，原来是你打的 下次咱俩比比谁打结打得快

室友 阿强 回复 **想要成为手术之神：** 比就比，谁怕谁！

大三临床八年制 宇平： 我们也是！全宿舍一起比赛打结 床头那根杆子被我们绑得密密麻麻，是祈愿树都要羡慕的程度！

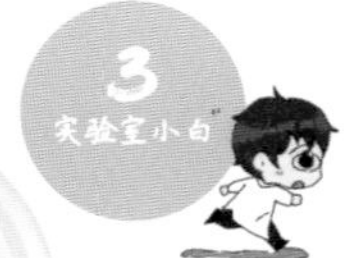

朋友圈

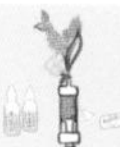

心疼狗狗的小林

今天早上实验课给小狗狗做脾切除的时候
听小杨的话要大胆一点
手伸进去就把脾掏出来了
脏器拿在手里还是温热的

一开始动手操作的时候，结扎技术还很生疏
也没有意识到韧带里面其实还藏着很多大大小小的血管
手术剪一咔嚓下去
血液像喷泉一样涌出破裂的动脉
那画面真的永生难忘……

下半场小林就怂了，主动请缨当巡回护士
但好在大家都很棒，吸取教训、胆大心细
最后的缝合工作也完成得很好
实验结束后，小狗狗也完成了它的使命
它终于可以体面地离世了 🙏

♡ **心疼狗狗的小林，大三临床八年制（法文班）米朵，外科手术学 宋老师，大三临床五年制 阿南，Joy**

心疼狗狗的小林：呜呜，对不起狗狗，😭 现在我知道了，外科手术不仅要胆大，更要心细，狗狗给我上了最深刻的一课 😭。

外科手术学 宋老师：实验动物也是我们的无言良师，有空可以去楼下实验动物慰灵碑前，为那些将生命奉献给医学发展的动物献上一束花。

心疼狗狗的小林 回复 **外科手术学 宋老师：**好的老师！尊重实验动物，关爱动物生命，从我做起！😊

朋友圈

试图驯服双手的小张

#外科手术学结课小记

回想起上周二第一次上课的时候，老师教的是一些基础的无菌观念的培养，后来我开始学习打结，每天晚上整个寝室的人花半小时一起打结成为这一周的保留节目，突然明白了刚搬进寝室时看到的那些线结的意义，我愿称之为“医学生驯服双手的早期探索”。

在学会缝合两层离体猪大肠后，就开始在实验狗上操作了。这是我第一次在活体上做实验，还是有些战战兢兢。整场手术做下来说的频次最高的话大概就是“出血了，拿纱布，止不住，快结扎”。非常敬佩老师每次都能沉着冷静地快速找到出血点化险为夷。虽然只有两次课的操作时间，但从一开始五个人手忙脚乱用了四个小时切盲肠，到第二次在两个小时内熟练配合速成两个实验，也算是肉眼可见的成长吧。

印象最深的是，因不慎让一些狗狗麻药药效过了在术中醒了过来，那低低的呼叫直击心灵。虽然后来麻药补上去后，一切都恢复了平静，但它们也随着手术和课程的结束，渐渐走向了生命的终点。

最后一节课我们给实验动物们献花，想到这里唯有感激。非常感谢每一只实验动物，它们的生命成为我们成长路上的基石。祝愿它们能在另一个世界里安好！

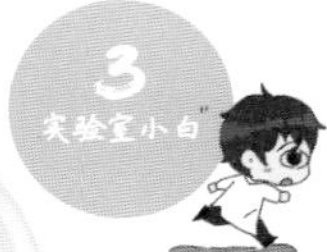

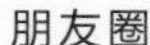

朋友圈

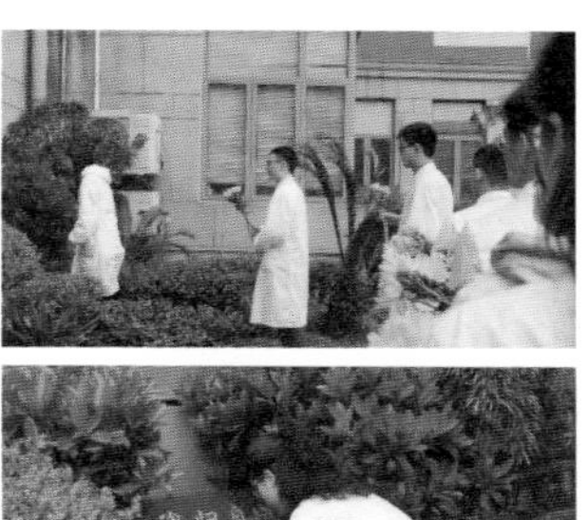

♡ **试图驯服双手的小张，大三临床八年制 宇平，外科手术学 沈老师，大二口腔五年制 英子，Joy，大三临床五年制 浩亮**

外科手术学 沈老师：很高兴看到你们对实验动物的尊重，也很高兴你们的技术有了明显的进步，相信你们未来会成长为很好的医生👍

试图驯服双手的小张 回复 **外科手术学 沈老师：**谢谢老师！感谢实验动物们，愿它们一路走好🌹

Joy：感谢实验动物们，愿它们一路走好🌹

默哀的风箱

狗狗在实验结束前走了
在完成脾脏和阑尾切除后
风雨在实验楼下铺了一块树叶毯
希望它在天堂不会冷😭

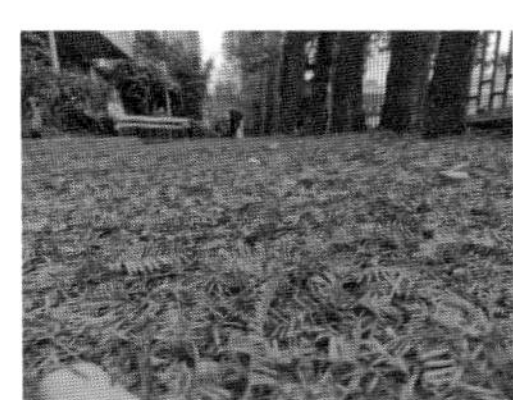

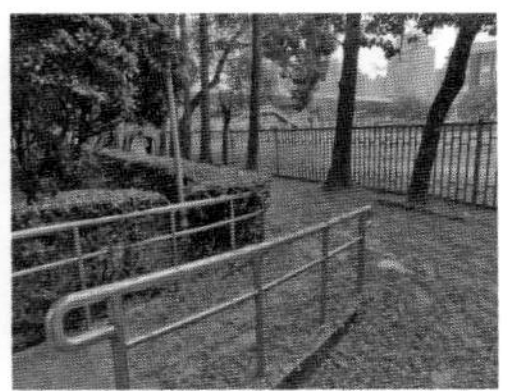

朋友圈

♡ **默哀的风箱，大三临床八年制 阿铭，大五临床五年制 凡瑜，大三口腔五年制 阿董，大三临床八年制 乐辰**

大三临床八年制 阿铭：满地落叶真的好像铺了地毯，萧瑟的风雨也吹冷了此刻的心 成长总是充满苦楚的，希望狗狗老师一路走好！
妈妈：

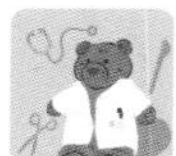

收获满满的小白龙

外科学实验课结束了
手术很顺利
感谢狗狗老师

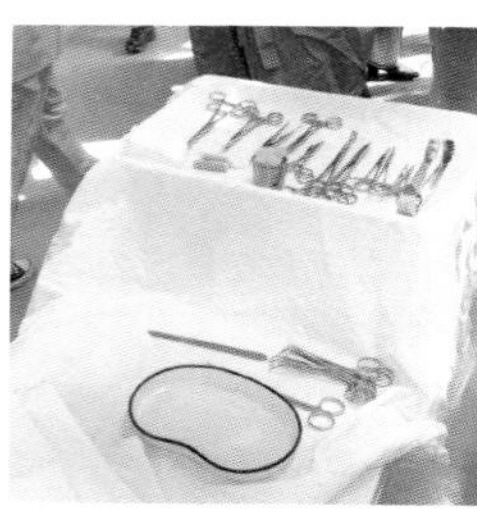

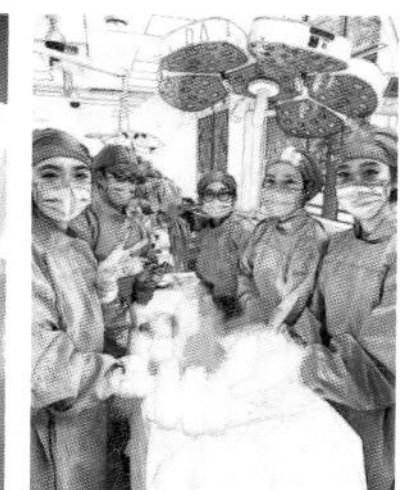

♡ **收获满满的小白龙，大三口腔八年制 小萌，爸爸，Joy，大二口腔八年制 小韩学妹**

大三口腔八年制 小萌：咱们组是最棒的！未来也要一起当战友啊

收获满满的小白龙 回复 **大三口腔八年制 小萌：**那必须！八年同学，一生战友！

爸爸：宝贝女儿再也不是那个扎个针就要哭的小姑娘啦，爸爸为你骄傲！

收获满满的小白龙 回复 **爸爸：**嘿嘿，现在该我给别人“扎针”了 我一定好好操作，争取减少患者的痛苦。

3.3 我与大体老师

敞亮的解剖室，醒目的黄布袋

一个解剖台，一位大体老师

一群充满热忱的医学生

在那静默的几分钟里

时空交织，紧密相连

将那束纯白的花虔诚地握在胸前

Joy的内心汹涌良久……

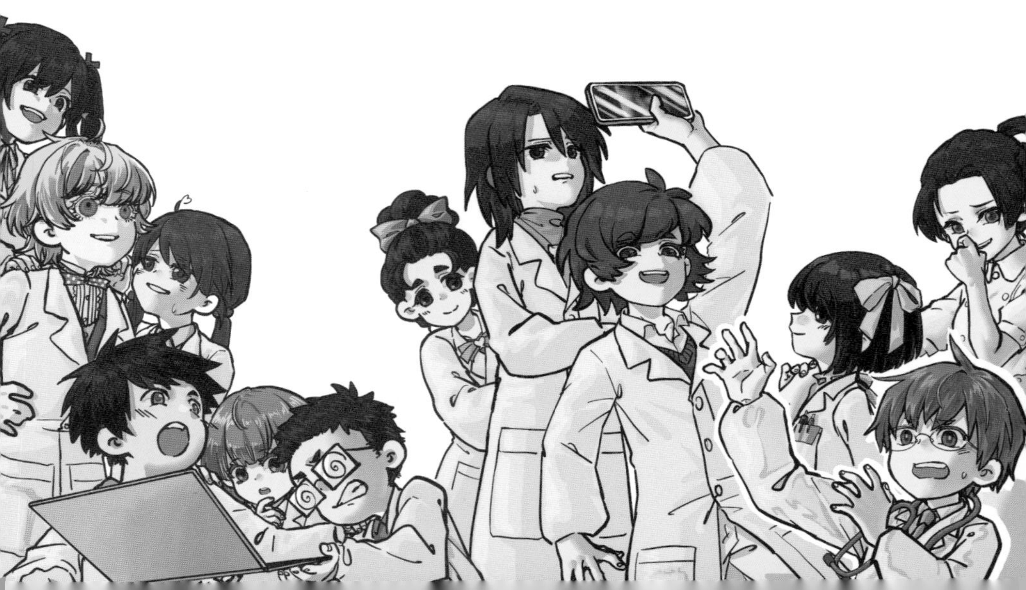

朋友圈

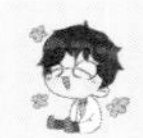

柳叶刀在手天下我有

等这一天不知等了多久

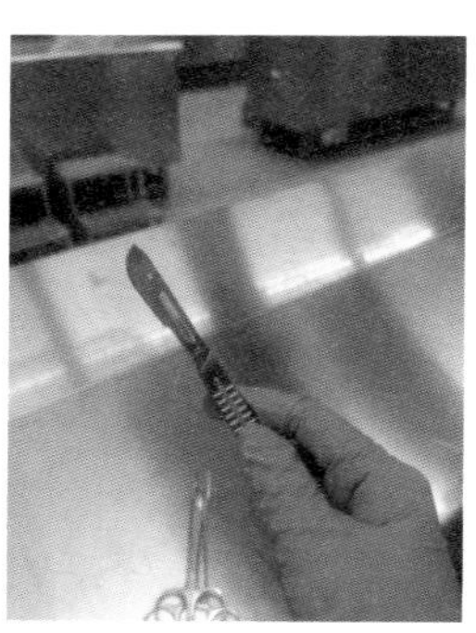

♡ **大四儿科 之悦学姐，大二临床五年制 子涵，妈妈，Joy，大二预防 小艾**

大四儿科 之悦学姐：小医生已上线！

柳叶刀在手天下我有 回复 **大四儿科 之悦学姐：**嘿嘿，只是解剖操作课啦！

妈妈：恭喜你，终于实现了儿时的梦想！

大二临床五年制 子涵：我们上课的时候也是这样！一群学生围观着老师解剖示范 完全不敢贸然下刀，生怕不小心把重要结构给破坏了。

柳叶刀在手天下我有 回复 **大二临床五年制 子涵：**太真实了！上课的时候都抢着让老师来帮忙，能一边看示范操作一边听讲解，学习效率倍增！

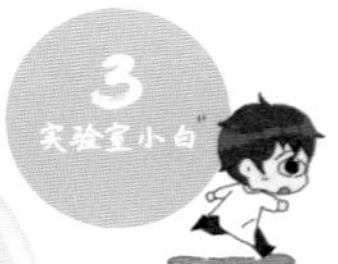

朋友圈

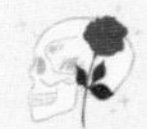

打开新世界的靓仔

《系统解剖学》实验课上第一次接触大体老师，其实远没有想象中的“可怕”，反而最心惊胆战的是拉开拉链的那一刻。戴着手套在肌肤与内脏之间翻动学习了两个小时，真正明白了读百遍书不如实际动手操作一次。除了好几次鼻子不小心被福尔马林刺激得涕泪俱下之外，真的学到了好多好多，感谢大体老师！

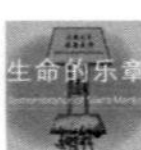

生命的乐章（一）丨致最美的你们，致我们的无言良师

♡ **打开新世界的靓仔，大三临床五年制 昭阳，大五临床八年制 海洋学长，大二临床八年制 濯濯**

大五临床八年制 海洋学长： 学医必经之路，上完实验课之后真的会对很多难以想象的解剖结构记忆深刻 机会难得，要好好珍惜！

大二临床八年制 濯濯： 写得太好了 给学长学姐们递笔 “刺鼻的味道扑向眼睛、钻进鼻腔，眼泪就那么自然地流出来，仿佛是在提醒我生命终归是沉重的”“我觉得我握住了传承的力量。唯有不断精进，才对得起肩上的重任和寄望”写出了所有医学生的心声

朋友圈

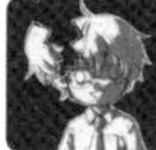

手残小陈还能去外科吗

第一次解剖操作课
抱着对大体老师的敬畏
在激动的心情下
大隐静脉
断了

♡ **手残小陈还能去外科吗，大二临床八年制 子琪，大三口腔五年制 阿董，大五临床五年制 轩颐学长，大四临床八年制 邵轩**

大二临床八年制 子琪： 呜呜，我也把大隐静脉搞断了！我哭得好大声

大五临床五年制 轩颐学长： 作为第一节解剖课的第一个实践内容，大隐静脉确实还算好找的了 等你解剖到面神经时才是看本事的时候

手残小陈还能去外科吗 回复 **大五临床五年制 轩颐学长：** 已经开始焦虑了，赶紧再学习学习。

大四临床八年制 邵轩： 还记得当时沿着小腿内侧一路找上去，无数遍感叹人体结构之精妙！成功分离出大隐静脉肯定成就感满满啦，不过失手挑断也是常有的事。 学弟加油，珍惜每一次解剖课！

手残小陈还能去外科吗 回复 **大四临床八年制 邵轩：** 谢谢学长，我会的！勇敢小陈，逐梦外科！

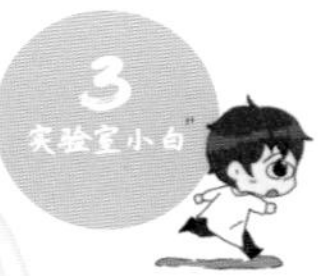

朋友圈

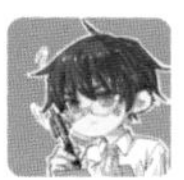

小王子会永远记得

#未曾真正从这个世界消失的人

第一次听说“大体老师”的时候，我以为是指能够言传身教教我们解剖学的老师。后来，我才明白“大体老师”的真正含义。原来，这位老师只能给我们以身教，不能言传，但胜于言传。

还记得我刚刚成为一名医学生时，对我大二下学期即将学习的解剖学课，有一种很强烈的恐惧感；可是当我第一次真真切切地站在大体老师身边时，在我心中，有的，只有庄严和尊敬。虽然他们的躯体已然僵硬、血色早已全无，但这具躯体里曾经栖息着一个伟大的灵魂，我试着想象他们做出捐献遗体决定那一刻的心境，思索着这该需要多大的勇气和多么高尚的情怀。由此，我不再恐惧。因为，我所害怕的是电影与传说中的僵尸与鬼怪，而我面前躺着的，是一位伟大的良师。

自开学伊始，每上一次课，我们的大体老师便残缺一些，到了最后一课，大体老师的身体是支离破碎的，而我们却将要和他永远道别……

不过，他的生命并没有终结。我将带着大体老师教给我们的知识，在医学的道路上，继续前行。一个人真正从这个世界消失的时间，不是他死去的时间，而是最后一个记得他的人将他忘却的那一刻。而我，将永远记住我的这位大体老师……

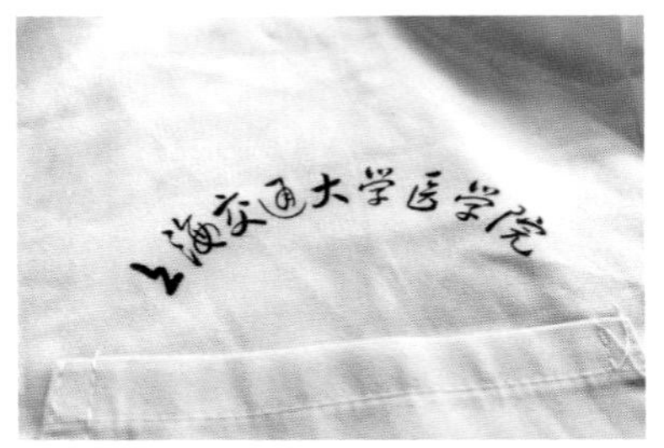

朋友圈

♡ **小王子会永远记得，大二临床八年制（法文班）小静，解剖实验室 赵老师，高中同学 业航**

解剖实验室 赵老师：你们认真操作认真学习，就是对大体老师最大的尊重。希望你们以后都能成为大医生！

小王子会永远记得 回复 **解剖实验室 赵老师：**谢谢老师！我会珍惜每次解剖实验课的机会的！也会永远记得值得尊敬的大体老师们！

高中同学 业航：让人敬佩的大体老师，还有值得点赞的医学生们！小王子也要继续加油哦！

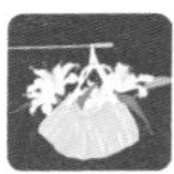

向死而生

今天上午去了解剖室，戴了中号绿色手套，拿了镊子剪刀，见到了大体老师

大体老师是位25岁的年轻女士，左乳被切除，在右乳中发现了硅胶，心脏装了起搏器，肝脏因癌变肿大到与身体几乎同宽，大概率是因乳腺癌细胞扩散去世

小姐姐的眼睛里是塑料，是因为去世后捐献了眼角膜……

在触摸她的皮肤、拿着她体内的神经血管辨认动脉、静脉的时候，我想，

这是谁的女儿，谁的女朋友，谁的闺蜜，是哪个正在为自己的理想日夜奔波的女孩，却被病魔无情抓走，去了另一个世界……

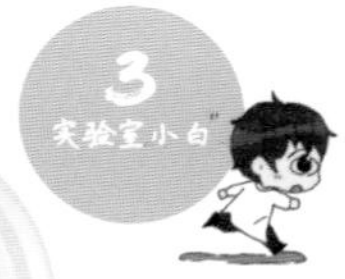

朋友圈

手术刀切入皮肤的瞬间，我忽然意识到，在我面前的不是一具尸体，而是真正值得尊敬的老师

那个在家人的哭声中闭上眼睛离开的女孩，在医学院教学楼地下一层的某个操作台上、某个懵懂青涩的医学生面前，重生了

谢谢那个25岁的女孩，给19岁的我上了关于生命的一课，点亮了这个灰暗的考试周……

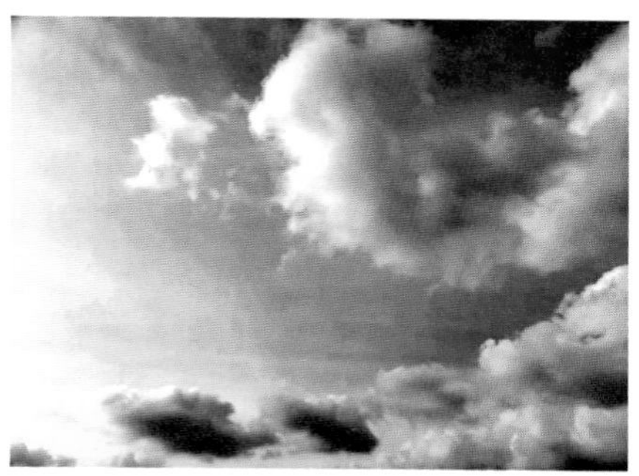

♡ **向死而生，Joy，大二临床八年制 子琪，大三临床五年制 可欣**

Joy：遗体捐献，是大爱无私，点亮医学事业；器官捐献，是生命传递，续写希望之歌。伟大的灵魂！大体老师一路走好！

大二临床八年制 子琪：我们组的大体老师是一位因为肺癌去世的老爷爷，想必生前也深受病痛的折磨，但还是愿意捐献遗体，真的是很值得尊敬的老爷爷 😇

向死而生 回复 **大二临床八年制 子琪：**医学的发展和医学生的成长、学习，真的离不开每一位大体老师的奉献 🙏

朋友圈 

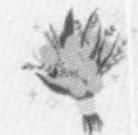

小鹿要远航

局部解剖课课程马上就要结束了，我很舍不得带教老师，也为要告别我们组的大体老师而感到一种与友人分别的怅然和从心底涌起的祝福与感激。大体老师的生命走到了尽头，而我将带着他馈赠的医学知识继续前行🙏

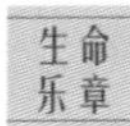

生命的乐章（二）丨谆谆教诲 铭记在心

♡ **小鹿要远航，大一临床八年制（法文班）思思，大三临床五年制 阿南，大二护理 紫妍，大四儿科 琉玥，解剖实验室 夏老师**

大一临床八年制（法文班）思思：下周我们也要上解剖操作课啦！虽然还蛮期待的，但是心里想到要直接面对大体老师，心里还是有点忐忑不安的😷

小鹿要远航 回复 **大一临床八年制 童童：**学妹加油！迈进那扇门之前，你会想很多很多有的没的，但当你拿起手术刀，脑子里就只剩下“好好操作”了🤓

解剖实验室 夏老师：孩子们以后有什么问题也欢迎随时来和我交流。

小鹿要远航 回复 **解剖实验室 夏老师：**谢谢老师！还记得第一节课我不敢操作、不知怎么操作的时候，多亏您前来指导，手把手带教让我对每个部位的解剖结构都印象特别深刻！

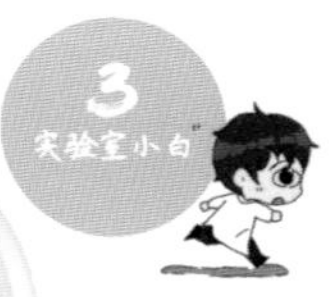

朋友圈

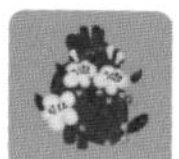

有思想的芦苇

今天第四次解剖试验课，大体老师身上除了背部以外几乎所有组织都显露在外，感觉她身上残存的些许生命的假象也终于隐匿无踪。每一次试验，每一个动作，我都感觉到面前的她生物意义上作为人的属性在我的手术刀和组织剪下被层层剥离。是我一步一步让她变得不再像一个生物学的人。

这种感觉让我久违地意识到了对于死亡本身的恐惧——对于我的意识终将消散于人世的无助和彷徨，仿佛被无边无际的黑暗虚无攫住。我唯有一如既往，在脑中一次次暗示自己：死亡是向自然的回归。唯有这个理念能让我不再主动意识到对死亡的恐惧。

希望在学医的路上，我能建立自己对死亡的深刻理解，在大半个世纪之后，坦然地面对自己的回归。

♡ **有思想的芦苇，大二临床五年制 娜娜，大三预防 耀华，大三临床八年制 乐辰，大四营养 慧慧学姐**

大二临床五年制 娜娜：+1！在那个环境下，心中自然而然地涌动着对生死的思考。我想，在我们活着时，竭力为人类创造些价值，便能坦然面对死亡的到来——我们无惧，亦无悔。

朋友圈

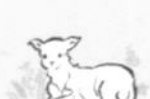

小羊同学

昨天上局部解剖课，需要解剖上肢，为了方便，同学把大体老师的两臂外展，手略略伸出了解剖台。

大体老师的胸大肌和胸小肌被分离出来，向上掀起。两块肌肉有着整齐的纤维和漂亮的边缘，像生出的一对翅膀。

忽然觉得他以这样的姿势躺在那里，神态安详，在教室明晃晃的灯光下，他仿佛有一些神性的光辉。亡故后，灵魂不知道去向何处，肉体却在人间比肩神明。

常会在惊异于人体之美、大体之神圣的时候唤醒一些学医的理想主义和浪漫主义。细细思忖，便付一言：没有任何道路能够通向虔诚与热情，它们本身就是道路。

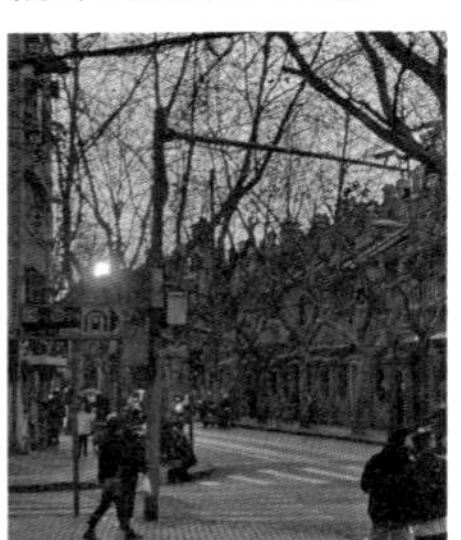

♡ **大三预防 耀华，大二临床五年制 若诚，Joy，大五临床八年制 阿桢，大二临床八年制 濯濯**

大二临床五年制 若诚：小羊老师的文笔还是一如既往的出色 把我脑袋里有但是说不出来的感触表达得如此贴切

Joy：这就是顾城所说的“人可生如蚁而美如神”吧……虽然我们不信仰神明，这一刻却无比真实、无所差别地被神圣的光辉照拂。

大五临床八年制 阿桢：小羊写得太好了👍 在临床阶段跟上级做手术，有时也会回想起大二的解剖课——“虔诚与热情”，是的，这就是我们的路，要一直努力下去呀！

3.4 "磕盐人"（科研人）日常

为细胞生长牵肠挂肚

为实验结果披星戴月

养细胞，插枪头

实验室里交朋友

欢迎加入Joy的科研冒险之旅！

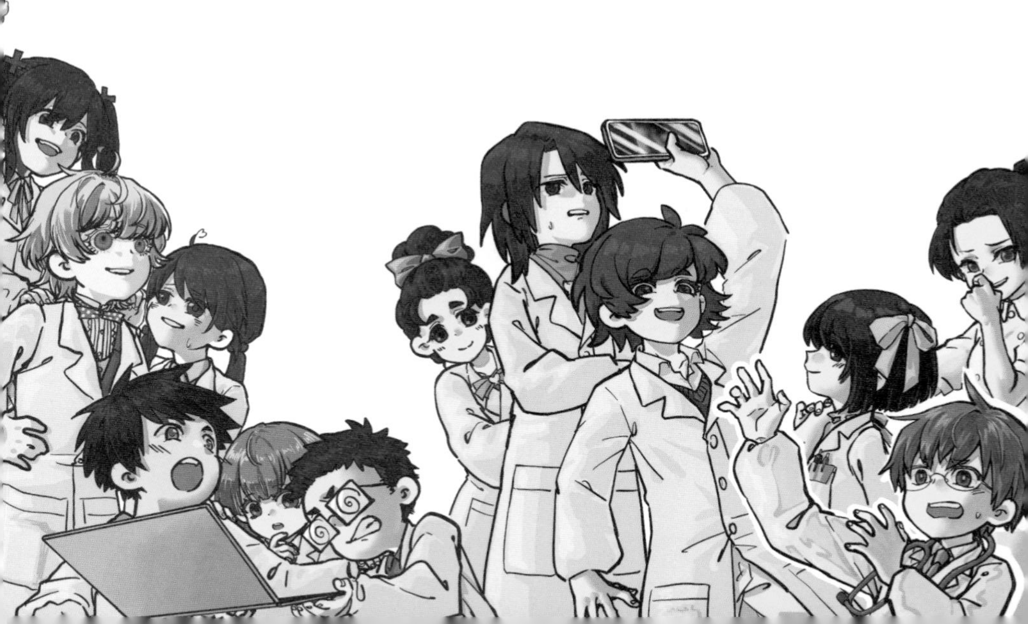

朋友圈

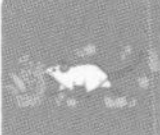

美食搜罗大队长

手机相册经常会把相关照片自动编辑成一个回忆视频
今天给我看的这个叫作“上海市美食”
一开始一切都很正常
直到最后一张图……
嗯？这是可以吃的吗？

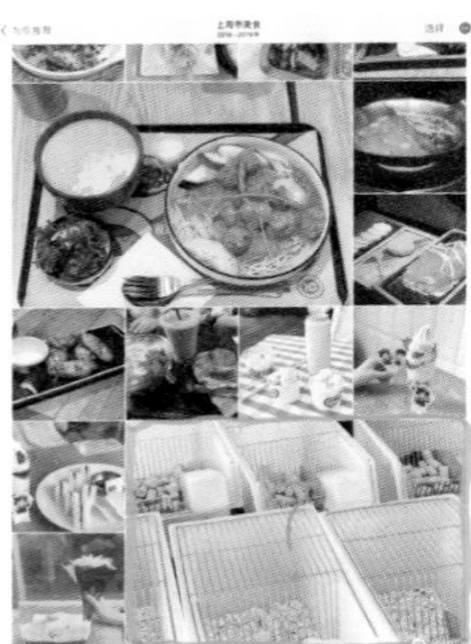

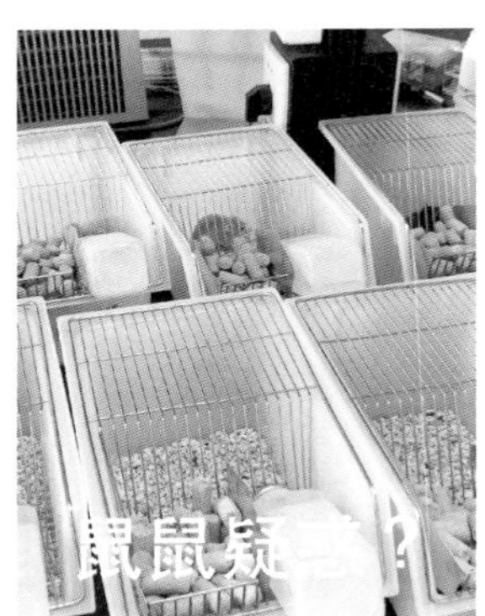

♡ **美食搜罗大队长，大一口腔八年制 小婉，大三临床五年制 浩亮，Joy**

大一口腔八年制 小婉： 不懂就问：右图里是啥呀

美食搜罗大队长 回复 **大一口腔八年制 小婉：** 是我们饲养的小鼠，哈哈哈哈，你们以后也都会有自己的鼠鼠的

大三临床五年制 浩亮： 哈哈哈，照片里有鼠鼠的口粮饲料，怎么不算“美食”呢？

美食搜罗大队长 回复 **大三临床五年制 浩亮：** 在动物房待久了，就分不清人乎鼠乎了

朋友圈

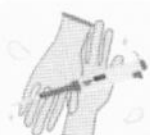

今天实验一定行！

实验人只能以这种方式给祖国母亲庆生了
祝伟大的祖国繁荣昌盛！

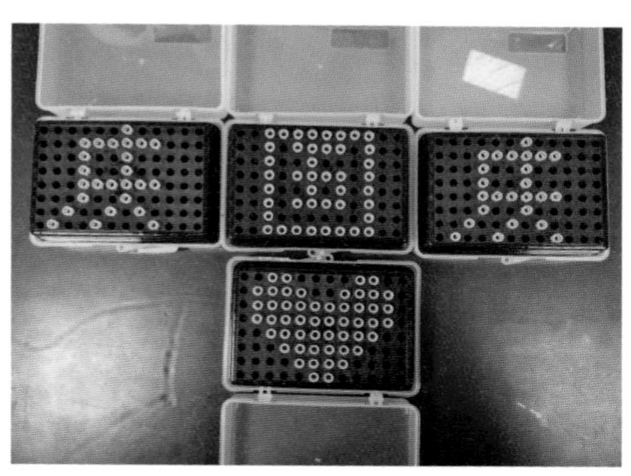

♡ **今天实验一定行！，大六口腔八年制 小李学长，大五临床八年制 海洋学长**

大六口腔八年制 小李学长：好家伙，移液枪枪头都能玩出花样👍

今天实验一定行！ 回复 **大六口腔八年制 小李学长：**嘿嘿，整点小花活

大五临床八年制 海洋学长：终于看到了同样在国庆假期依然驻守实验室的“磕盐人”

今天实验一定行！ 回复 **大五临床八年制 海洋学长：**实验人实验魂！加油学长！

朋友圈

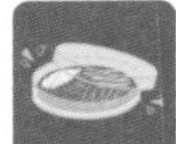

细胞养殖大户小李

新学期送给我的礼物——三盘连环污染的细胞

养细胞养出洁癖了，谁懂？

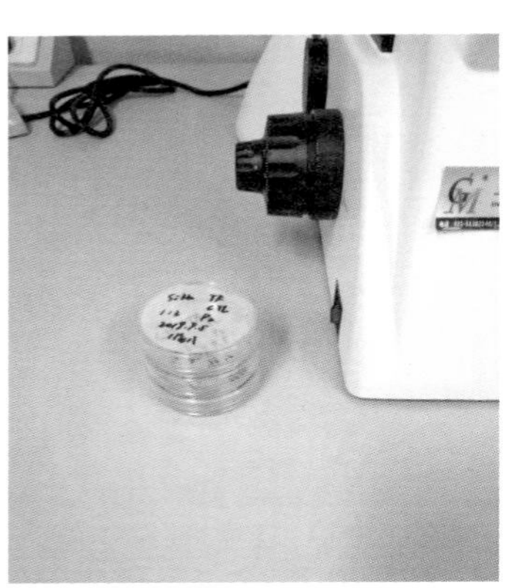

♡ **细胞养殖大户小李，实验室 小戴，实验室 潘学长，实验室 张老师**

细胞养殖大户小李：霉菌长得像盛开的小雏菊，很漂亮。如果不是长在我的细胞上就好了

实验室 小戴 回复 **细胞养殖大户小李：**我的细胞也被污染了，泪目

实验室 潘学长：没事，我这边有多余的细胞可以传代给你，下次要注意无菌操作哦！

细胞养殖大户小李 回复 **实验室 潘学长：**好的！谢谢学长！

实验室 张老师：下次提前把细胞先冻存一些备用，防止全军覆没。

细胞养殖大户小李 回复 **实验室 张老师：**好的老师，明白了！

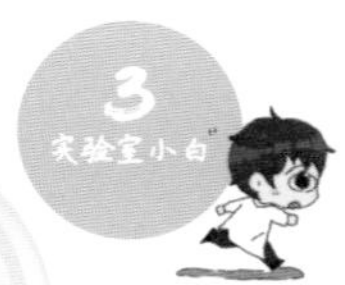

朋友圈

细胞我的儿

#养细胞日常

图1、图2：
一些细胞测出死亡率百分百
却依旧长出突起的神经元
细胞都这么顽强我又怎么能输

图3、图4：
一些细胞虽被污染却意外调和出的好看渐变色培养皿
每次成功养完神经元都视为亲儿子，隔三岔五去看看他
真好看哇，真好看哇，我啧啧赞叹！

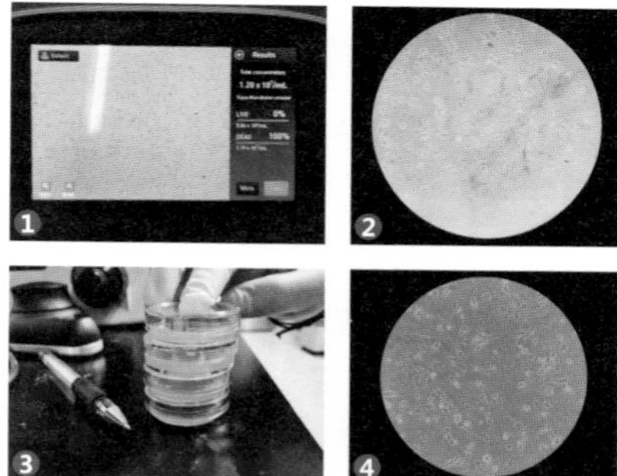

♡ **细胞我的儿，大三临床八年制 乐辰，大三临床八年制 阿铭，大三临床八年制（法文班）米朵，妈妈，Joy**

大三临床八年制 乐辰： 你这也太“潜心科研”了

大三临床八年制 阿铭 回复 **大三临床八年制 乐辰：** +1

大三临床八年制（法文班）米朵 回复 **大三临床八年制 乐辰：** +1

细胞我的儿 回复 **大三临床八年制 乐辰：** 昨晚12点才回宿舍的是谁我不说

细胞我的儿： 向各位干爹干妈汇报孩子情况

妈妈： 👍👍👍

Joy： 原来做实验培养细胞这么难的吗

细胞我的儿 回复 **Joy：** 泪目，真的很难

朋友圈

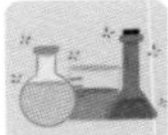

实验室苦工小孙

国庆的实验室
一层楼除了我，只有各种仪器的运转声和奇怪的水滴声
细胞房的培养箱快没 CO_2 了
于是发出了刺耳的“嘀嘀嘀”的报警音
昨天刚看了恐怖片的我
总是下意识回头看空空的走廊

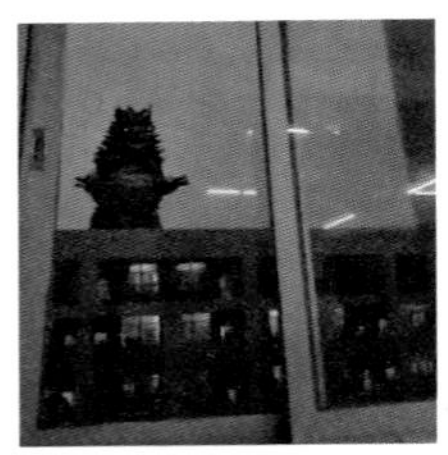

♡ **大三医学检验技术 阿涛，大四护理 欣怡，大三临床五年制 浩亮，大五口腔五年制 文然，博一 皓瀚**

大三医学检验技术 阿涛：？
大四护理 欣怡：？？
大三临床五年制 浩亮：？？？
博一 皓瀚：在实验室干活老眼昏花，甚至一眼没看出来图片是修的 吓了一跳
实验室苦工小孙 回复 **博一 皓瀚：**哈哈哈哈，是不是看起来毫无修图痕迹！
博一 皓瀚 回复 **实验室苦工小孙：**岂止是毫无修图痕迹，甚至把我脑海中最害怕的景象完美地表达出来了
大五口腔五年制 文然：嘀嘀嘀！您的培养箱二氧化碳已不足
实验室苦工小孙 回复 **大五口腔五年制 文然：** 应该是的，已经告诉实验室老师来帮忙解决了

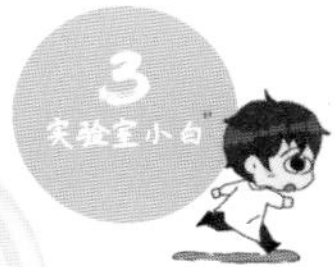

朋友圈

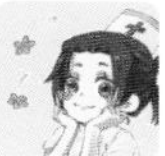

实验室是我家

因为手残把样本点歪了，导致跑胶的条带结果七扭八歪完全不能看
周末前没能结束一轮凝胶电泳，我感到很遗憾，这周末又没法回家吃饭了
感谢妈妈对我的理解与支持。

再见了妈妈，今晚我就要远航
别为我担心
我有快乐和智慧的桨

妈妈 下午9:48
辛苦了儿子，你就安心地做实验吧，再见了。

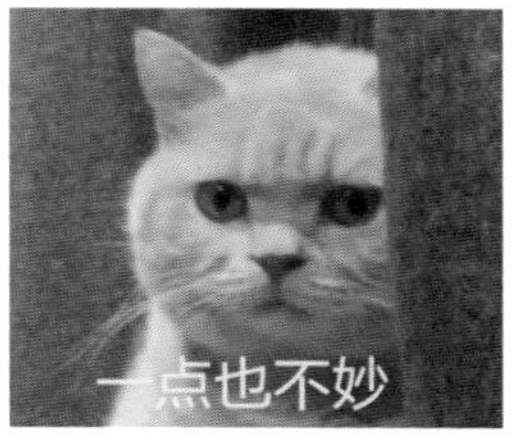

♡ **实验室是我家，妈妈，大三临床八年制 宇平，大二临床八年制（法文班）小静**

妈妈：加油宝，想吃点什么晚上给你带过来！
实验室是我家 回复 **妈妈：**不用了妈，我下周末一定回家！
大三临床八年制 宇平：明天实验室见
实验室是我家 回复 **大三临床八年制 宇平：**你也是实验室苦力吗？
大三临床八年制 宇平 回复 **实验室是我家：**明天细胞要传代了
实验室是我家 回复 **大三临床八年制 宇平：**一起加油吧

朋友圈

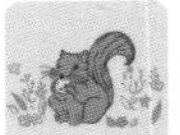

手作人小赵

第一次剥视网膜小花花

不要问为什么两只小鼠四只眼睛却只有三朵小花花

因为第一朵神经视网膜被我剪坏了

不要问为什么是七瓣

因为我想平均剪成四瓣结果三大一小，就只能三片大的再各来一刀了

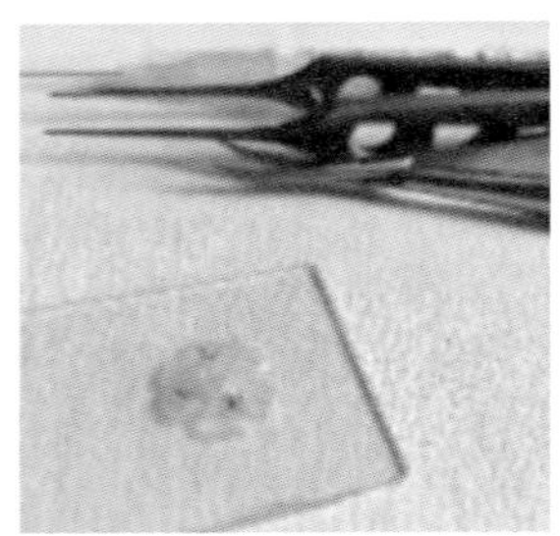

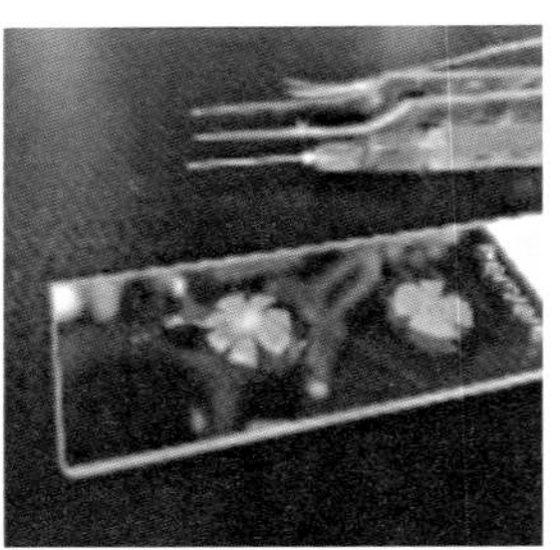

♡ **手作人小赵，大四临床五年制（英文班）明风，大四护理 阿雷，博一 梁学长，眼科 王医生**

大四临床五年制（英文班）明风：好漂亮！！！！

大四护理 阿雷：这也太好看了！

博一 梁学长：真的好像樱花啊！

Joy：原来视网膜是这样的哇。

手作人小赵 回复 **Joy：**是吧，我第一次看到也震惊了。

眼科 王医生：第一次这样很厉害了，加油小赵！

手作人小赵 回复 **眼科 王医生：**谢谢王老师鼓励，我继续努力！

朋友圈

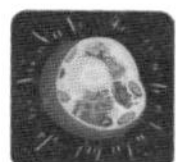

细胞工坊女工在此

400个样本制作+流式细胞检测=午夜实验室

带着老花眼回家喽！

PS：最近跟我抱怨说外科上台手术"累觉不爱"（网络用语：觉得自己已经很累了，没有力气再爱下去了）的同学注意了，基础医学研究人员也是很能干体力活的。

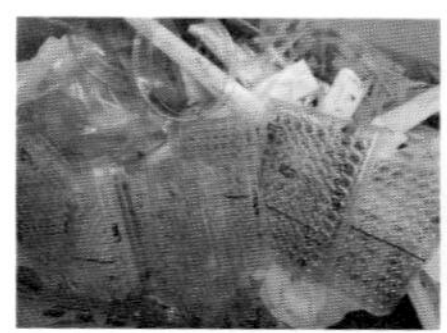

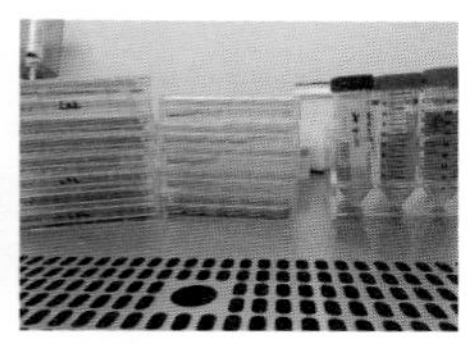

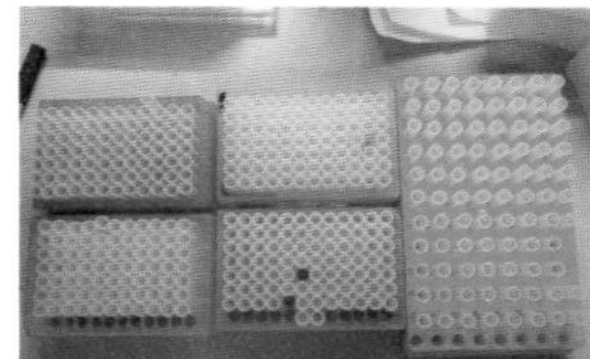

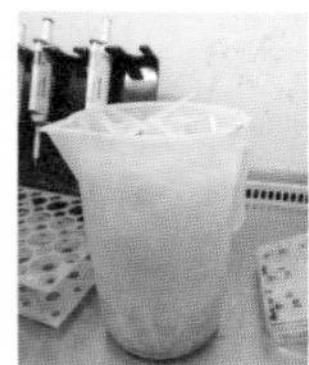

♡ **细胞工坊女工在此，大五临床八年制 海洋学长，普外科 刘师姐，免疫所 王老师**

大五临床八年制 海洋学长：插枪头——科研人的基本功

细胞工坊女工在此 回复 **大五临床八年制 海洋学长：**哈哈，其实我还挺享受大脑放空、什么都不用想的时刻

大五临床八年制 海洋学长 回复 **细胞工坊女工在此：**确实，放松时间，哈哈！

普外科 刘师姐：改天切磋一下？外科人不服，哈哈

细胞工坊女工在此 回复 **普外科 刘师姐：**迎战

实验室流式平台 李老师：哈哈，注意用眼，好好休息。

细胞工坊女工在此 回复 **实验室流式平台 李老师：**谢谢李老师！

朋友圈

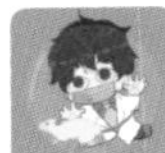

小陈冲啊

血和泪的见证！
感谢伟大的小鼠们！
（103张切片了解一下）

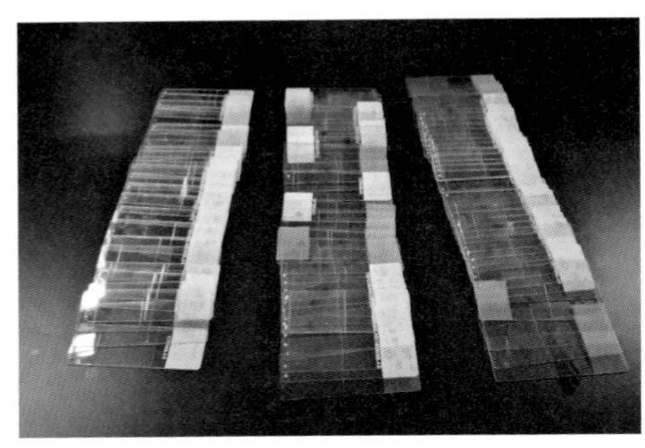

♡ **小陈冲啊，实验室 王师兄，大二医学检验技术 思琪，大三临床五年制 阿南，大三临床五年制 浩亮**

大三临床五年制 阿南：103张切片，就是103次锻炼技术的机会

小陈冲啊 回复 **大三临床五年制 阿南：**也是103次锻炼耐心的机会

实验室 王师兄：经过此番锻炼，想必你的切片技术已经炉火纯青了，改天我的几个样本要不也麻烦师弟帮忙做一下切片？

小陈冲啊 回复 **实验室 王师兄：**谢谢师兄的好意，师弟受不起啊

大二医学检验技术 思琪：学长，这是做标本用的吗？

小陈冲啊 回复 **大二医学检验技术 思琪：**是的。

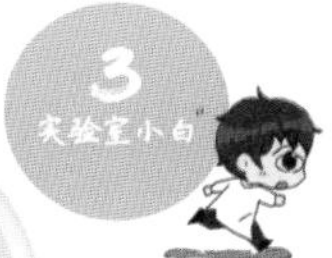

朋友圈

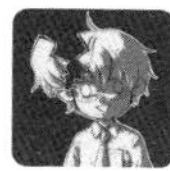

笨手小白

呜呜……

和小伙伴前前后后跑了一个晚上的胶

最后在我手上香消玉殒了……

幸有儿时的拼图功底

但还是不能接着跑了

（找块豆腐撞死吧……我罪孽深重）

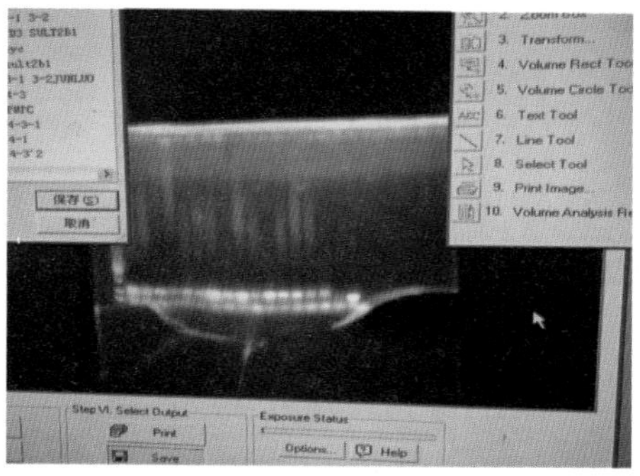

♡ **笨手小白，大四儿科 之悦学姐，大二临床五年制 娜娜，科研小组 小包**

大四儿科 之悦学姐：身临其境般的悲伤，呜呜

笨手小白 回复 **大四儿科 之悦学姐：**

大二临床五年制 娜娜：电泳是我一生之敌 我上次也是，熬了两个晚上，最后结果一片模糊，两天功夫白费，呜呜呜

笨手小白 回复 **大二临床五年制 娜娜：**真的，我恨……

科研小组 小包：没事没事，咱们组实验用的细胞和原料都还够再做一次，一定可以成功的！

笨手小白 回复 **科研小组 小包：**yes！一定可以！

朋友圈

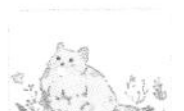

小张一定行

今天也是什么都不懂的科研小白
晚上 搞定一点点文献和数据就嗷嗷叫
夜里 好不容易找准外文对应词和指南又嗷嗷叫
这大概就是科研小白的漫漫长路吧

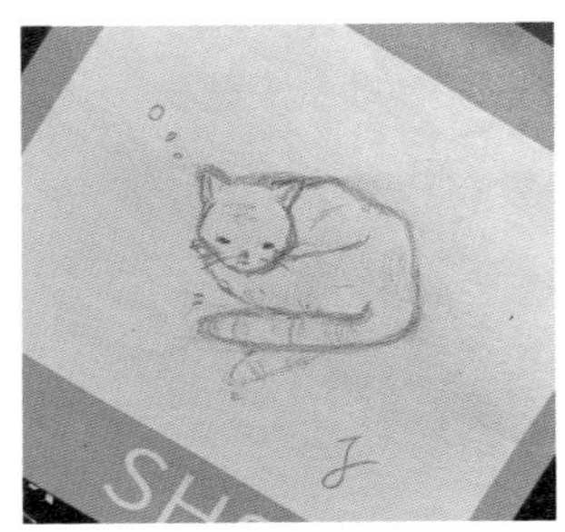

♡ **小张一定行，爸爸，Joy，大五临床五年制 凡瑜，大五口腔五年制 文然**

爸爸：加油！早点睡！
小张一定行 回复 **爸爸：**好的好的！
大五临床五年制 凡瑜：刚开始真的很痛苦，不会可以问我！
小张一定行 回复 **大五临床五年制 凡瑜：**好！谢谢学长 🌹

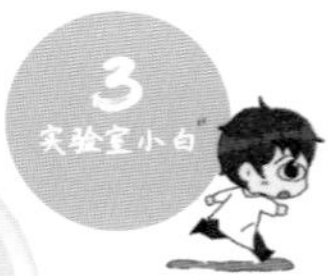

朋友圈

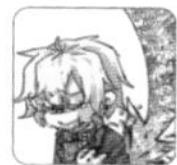

今天发文章了吗

半夜看投稿杂志编辑的回复也太扎心了
我的论文被批评得一无是处

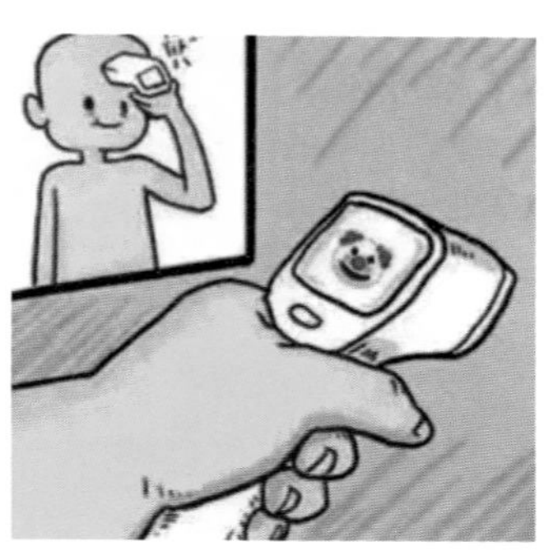

♡ **今天发文章了吗?，博一 小迪学姐，研一 小北，研二 阿凯**

今天发文章了吗: 小丑竟是我自己 深夜沮丧……
博一 小迪学姐: 每次我都不好意思去看编辑给了什么反馈
今天发文章了吗 回复 **博一 小迪学姐:** 真的
研一 小北: 这不就是我吗?
今天发文章了吗 回复 **研一 小北:**
研二 阿凯: 至少编辑回你了 我已经等了两个月了。
今天发文章了吗 回复 **研二 阿凯:** 一定会有好消息的!

朋友圈

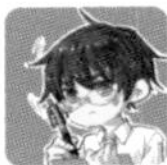

码字苦工小汪

熬了个通宵，终于初步写完了综述
虽然写完自己都不敢再读第二遍
希望晚上组会不会让我再重写了
再看文献真的要自动落泪了
读的医学专业，学着理学的课程
还做着工科的毕业设计😷
没事！技多不压身，我可以的！

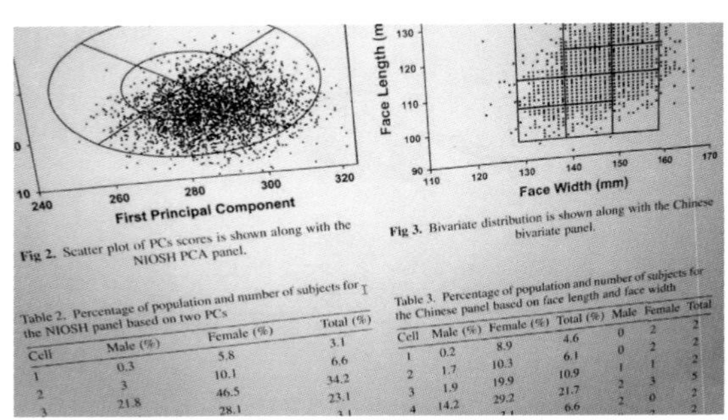

♡ **码字苦工小汪，大二护理 紫妍，大创课题组 赵老师，Joy，医学院 魏老师，大三医学检验技术 阿涛**

大二护理 紫妍：哇！学姐好厉害！

码字苦工小汪 回复 **大二护理 紫妍：**没有没有，我只是个无情的检索机器，哈哈哈。

大创课题组 赵老师：加油！你可以！医工交叉是未来发展的趋势👍

码字苦工小汪 回复 **大创课题组 赵老师：**谢谢老师鼓励！（求轻骂😷）

朋友圈

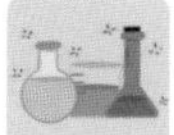

小高小高向前冲

总结一下这段珍贵的实验室旅途
换一栋楼继续前进啦

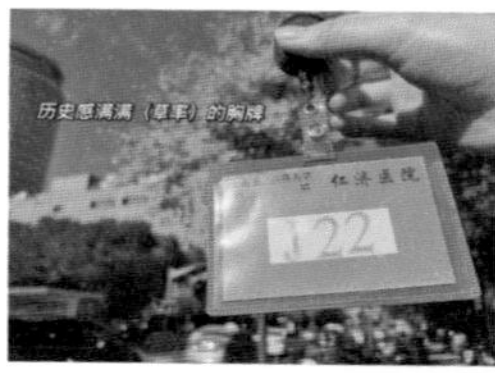

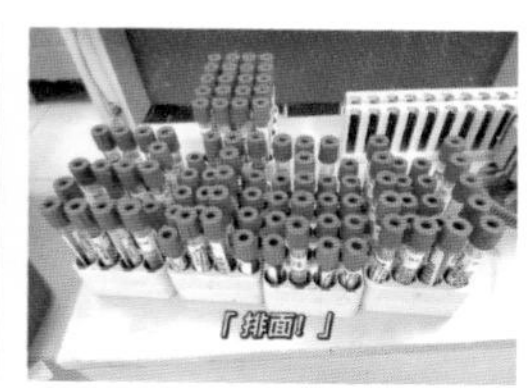

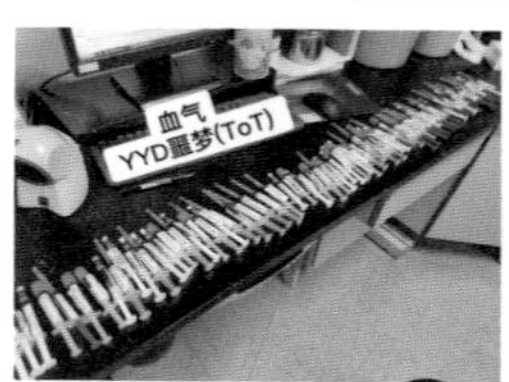

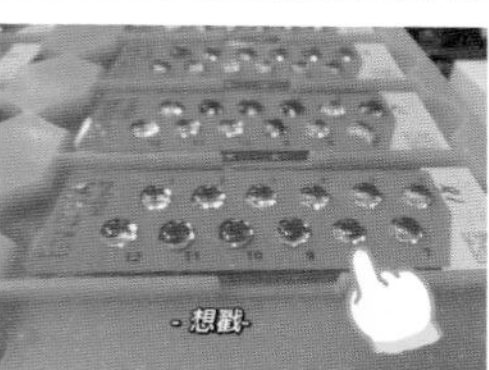

♡ **小高小高向前冲，研二 赵学长，大四医学检验技术 柚子学长，Joy，实验室 丁老师，实验室 周师姐**

研二 赵学长：你来我们医院实习啦！下次请你吃食堂，哈哈哈

小高小高向前冲 回复 **研二 赵学长：**哈哈，谢谢学长！我感觉贵院食堂还是很不错的！👍

研二 赵学长 回复 **小高小高向前冲：**是的，到医院来找我，别的不说，吃的管饱，哈哈哈

大四医学检验技术 柚子学长：看到血气就条件反射肌肉记忆了😬

小高小高向前冲 回复 **大四医学检验技术 柚子学长：**真的是肌肉记忆，泪目😭

Joy：恭喜学长正式领取新身份，实习小医生，继续冲冲冲！

小高小高向前冲 回复 **Joy：**冲！

实验室 丁老师：加油小高！

小高小高向前冲 回复 **实验室 丁老师：**谢谢老师，我继续努力！

多少个实验室的不眠夜
多少次实验失败又重来
手机里还存着相隔久远的标红的未接来电
还有来自家人和朋友的理解、关心和挂念

我时常想，耗费这么多精力去做实验
到底是为了什么呢？
几经磨炼之后我渐渐明白
实验室给予我最珍贵的东西并非奖项或荣誉
而是整个科研过程带给我的磨炼和经验
探索未知的冲劲
以及一颗感恩的心

感谢老师们的辛勤带教、悉心指导
感谢团队小伙伴们的互相支持鼓励
感谢背后一直默默支持的家人朋友
感谢每一次摔倒后又站起来的自己

科研路漫漫
我想，这次不是结束
是蓄积能量，奔赴下一段旅程的开始

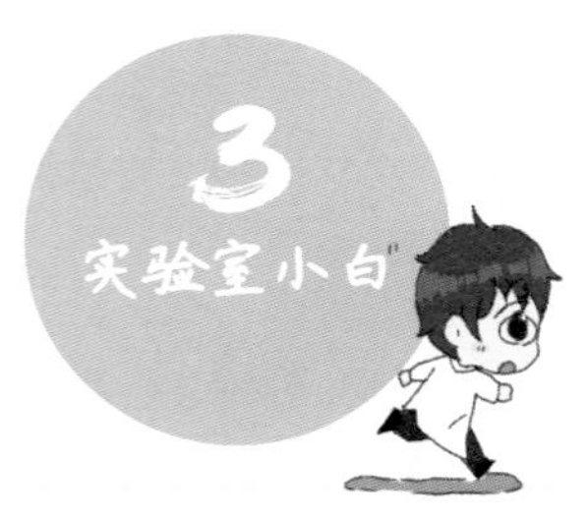

4 成为小医生

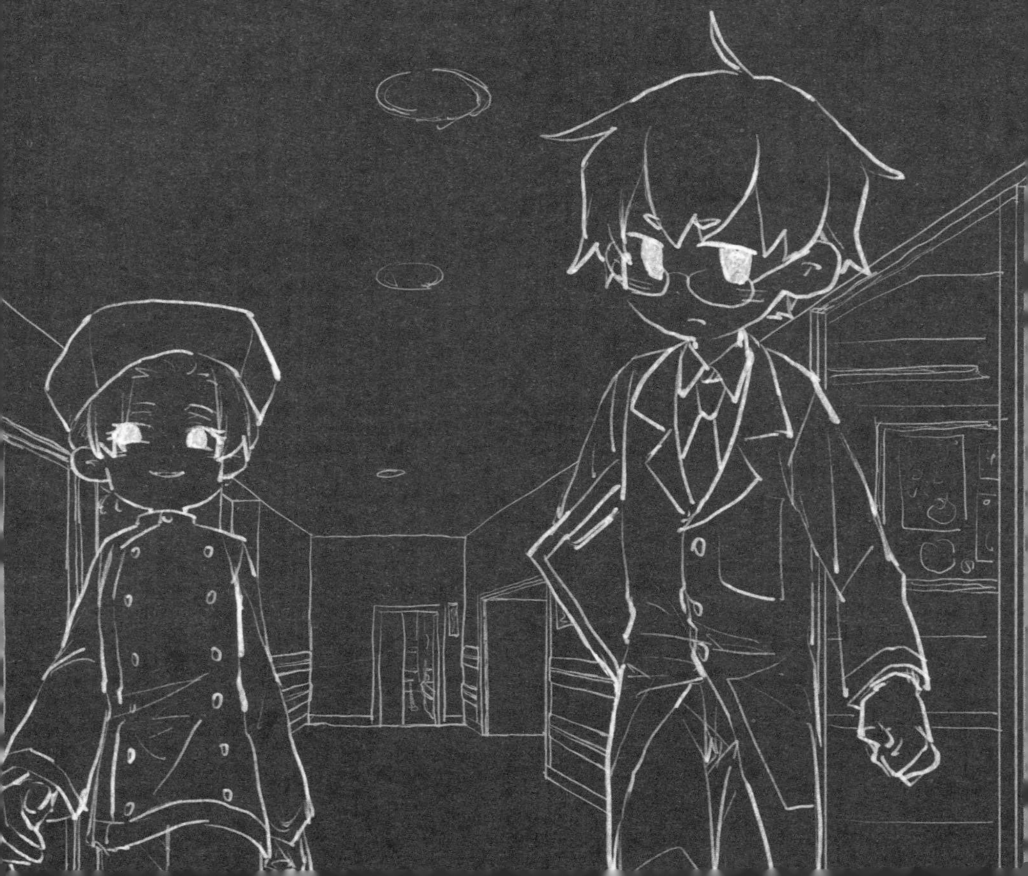

成为小医生

光阴似箭，岁月如梭，不知不觉间我们已经结束了在校园的学习，踏入临床实习阶段，这意味着我们将要穿上白大褂，正式成为一名“小医生”了。

起初因为经验较少，书本知识和临床实践还不能很好地融会贯通，只能作为老师的“小跟班”；慢慢地学的多了，会的也多了，在所有人的鼓励下，我也终于拿起手术刀，拿起注射器，拿起超声探头，开启了我的“人生第一次”。还真是“纸上得来终觉浅，绝知此事要躬行”啊！

第一次问诊，因为紧张导致磕磕绊绊，患者老爷爷却不厌其烦，耐心地回答我的每一个问题；第一次抽血气，扎了两次才成功，老奶奶却安慰我说“没事儿，一点都不疼”；第一次尝试骨髓穿刺，放下恐惧，迎难而上；第一次见证新生命的诞生，也第一次见证生命的离去……感动于一次次他人的鼓励，也惊叹于一首首生命的赞歌。

在多少数不清的第一次中，我飞速成长：我开始学会打破“忙果”和“草霉”的魔咒，化繁为简、化险为夷；我开始学会与患者共情，在我面前的不仅是种种疾病，还是一个个丰满的、等待我去治愈的灵魂。在吵闹中、慌乱中，我开始学会忍住眼泪、临危不乱；在寂静的深夜里，我开始学会独自面对、扛起责任。

成为医生的路，道阻且长，但我愿意拿出百分之百的勇气和热爱，去奔赴这场滚烫的、生命的山海。

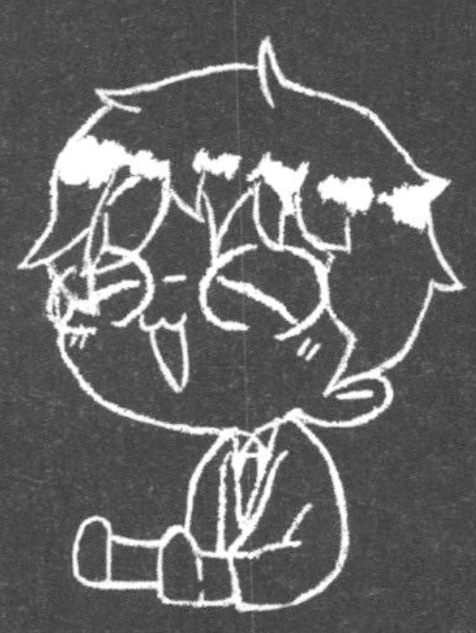

4.1 白大褂的小跟班

患者床前妙手回春

实验室里大显身手

面对叱咤风云的带教老师

Joy总会为自己暗暗鼓劲：

或许未来某一天

我也能从小跟班晋级成为这样的大医生吗？

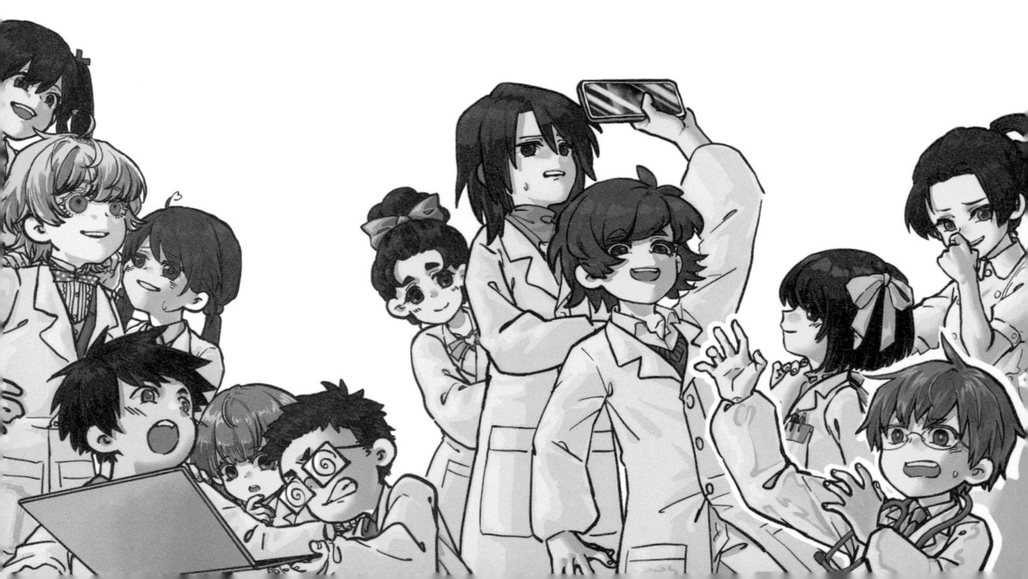

朋友圈

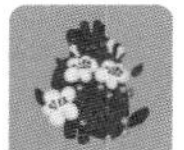

小雷医森

在日复一日考试的“轰炸”下，大家习惯于关注那些“考点”，课本上的其他内容常常被忽略，但在今天的心血管系统见习课上，我意识到了那些被忽略的文字的重要性，带教老师对专业知识的熟练掌握和人文素养也让人十分敬佩。

带教老师为我们讲述了病房中一位主诉“牙痛”、实则为心肌梗死患者的故事。当我翻开课本对应的章节，对于心肌梗死牵涉痛的身体定位的描述中，放射于左颈或面颊部时的确会被误以为牙痛，只是这句话被埋藏在了一长段话中间，变成很不起眼的一部分。正如老师所说，诊断学的书真的值得反复翻看，里面的每句话、每个字，可能都来自一个个血淋淋的教训！

在问诊一位慢性心衰（5年死亡率约为50%）近20年的爷爷前，老师嘱咐我们，如果他状态不太好，就主要问他的老伴，让他多休息。但当我们到达病床旁，他非常热心地邀请我们走到床边。同学刚问出第一个问题，奶奶就抢着回答。而爷爷这时打断她：“你先别说，让同学问吧，他们在学习。”在问诊过程中，爷爷也多次提到“老Y”（对带教老师的称呼），这就是良好的医患互动吧！

2. **胸痛部位** 大部分疾病引起的胸痛常有一定部位。例如胸壁疾病所致的胸痛常固定在病变部位，且局部有压痛，若为胸壁皮肤的炎症性病变，局部可有红、肿、热、痛表现；带状疱疹所致胸痛，可见成簇的水疱沿一侧肋间神经分布伴剧痛，且疱疹不超过体表中线；肋软骨炎引起胸痛，常在第一、二肋软骨处见单个或多个隆起，局部有压痛、但无红肿表现；心绞痛及心肌梗死的疼痛多在胸骨后方和心前区或剑突下，可向左肩和左臂内侧放射，甚至达无名指与小指，也可放射于左颈或面颊部，误认为牙痛；夹层动脉瘤引起疼痛多位于胸背部，向下放射至下腹、腰部与两侧腹股沟和下肢；胸膜炎引起的疼痛多在胸侧部；食管及纵隔病变引起的胸痛多在胸骨后；肝胆疾病及膈下脓肿引起的胸痛多在右下胸，侵犯膈肌中心部时疼痛放射至右肩部；肺尖部肺癌（肺上沟癌、Pancoast 癌）引起疼痛多以肩部、腋下为主，向上肢内侧放射。

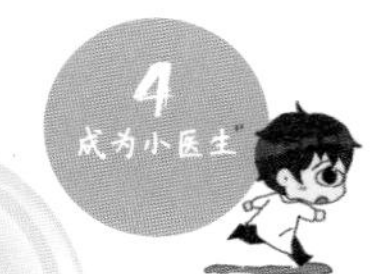

朋友圈

♡ **心内带教 Y 老师，Joy，电院 阿飞，大三医学检验技术 阿涛**

心内带教 Y老师：书本上的每一句话都是可以救命的知识！一定要好好学习！

小雷医森 回复 **心内带教 Y老师：**嗯嗯，今天真正见识到了书本知识的重要性，我会认真学习的！

电院 阿宇：这位老爷爷真好。

小雷医森 回复 **电院 阿宇：**是的，我们本来还在担心问诊问不好，他这样一句话让我们瞬间就不紧张了，而且这位爷爷的生活态度也很乐观积极！

朋友圈

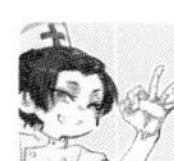

护理小可爱

#开启ICU实习

在入科第一天
就感受到了来自医生们的温暖
他们特别讨论了经济困难患者的治疗方案
希望尽可能减少他们的费用支出

疾病面前人人平等
愿患者们都能早日离开这个小小病房
恢复正常生活

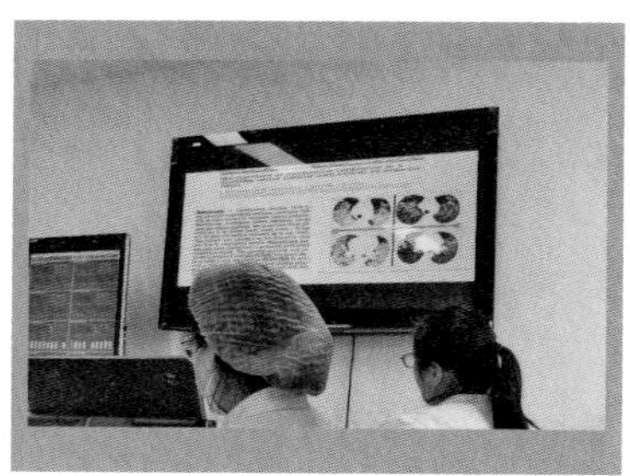

♡ **高中学妹 思宁，文文阿姨，大六口腔八年制 小李学长，大三临床五年制 昭阳**

高中学妹 思宁： 我爷爷进过ICU，每天的花费真的比想象的要高😢 不过还好最后抢救回来了

护理小可爱 回复 **高中学妹 思宁：** 但是也没办法😷。不过老师们会特别讨论，想方设法为患者减轻负担。

高中学妹 思宁 回复 **护理小可爱：** 呜呜呜，这些医生们真好。

文文阿姨： 患者能遇到你们这样的医生真的很幸运，加油！

护理小可爱 回复 **文文阿姨：** 谢谢阿姨！我也要多向他们学习。

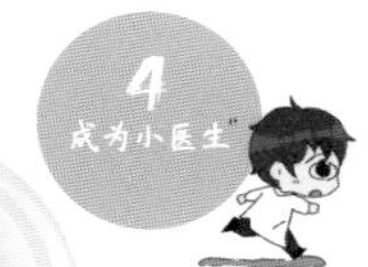

朋友圈

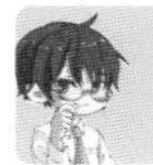

Dr.Ocean

今天也是没有挤上电梯爬了15楼的见习小医生，被公投出去问了15分钟的诊还是遗漏了不少要点，我问其他同学，表示没有补充后，老师瞬间怒目圆睁地说："你们一个班的同学都没有补充？"然后非常专业地把要点给揪了出来。

总之，内分泌科的老师们真的满足了我对福尔摩斯和看相先生的所有职业向往。

配图是见习医院15楼的美景

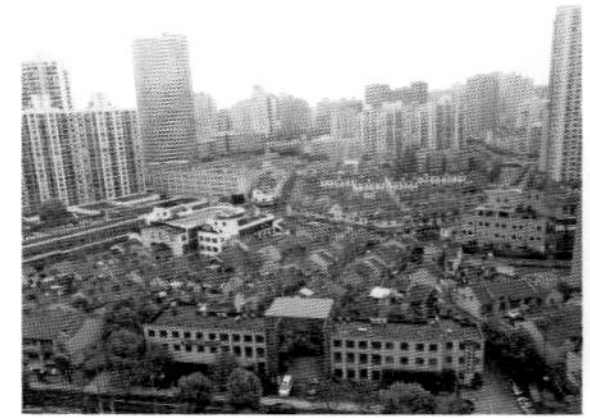
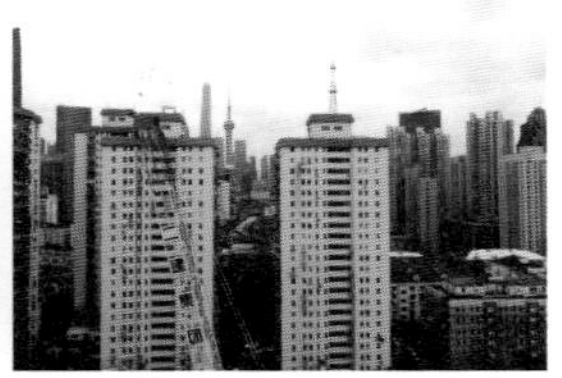

♡ **大四临床五年制（英文班）明风，Joy，大五临床五年制 阿杰，辅导员 老王，医学院 程老师**

大四临床五年制（英文班）明风：哈哈哈，我们学内分泌的时候老师也说，不管什么人都会第一眼就评估一下"面相"。

Dr.Ocean 回复 **大四临床五年制（英文班）明风：**毕竟这是内分泌科医生的绝技

朋友圈

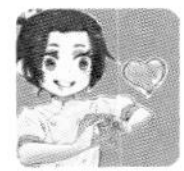

小高不紧张

一个半月的心内科实习要结束了
一定要夸夸带教的宋老师
刚入科时她说："有什么不懂的，想知道的尽管问我！如果不问，等你自己领悟出来就要很长一段时间了！"
今天出科OSCE（objective structured clinical examination，客观结构化临床考试）前我超级紧张，她看到后对我说："放心，有我在！"
第一次感受到这句话竟然如此温暖
我愿喊一句："宋妈妈！"

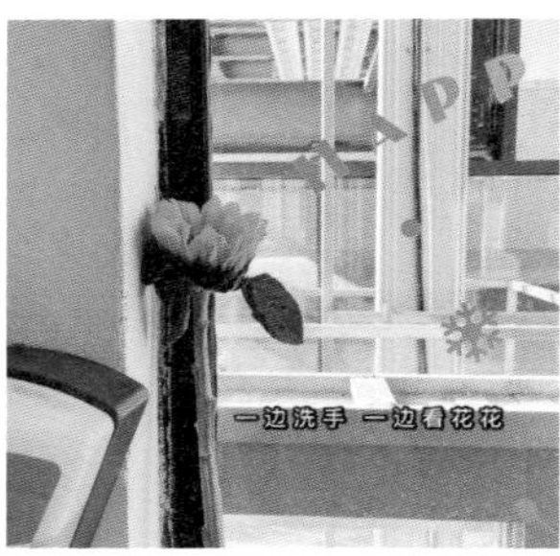

♡ **大四护理 欣怡，妈妈，大三临床五年制 浩亮，心内带教 宋老师，爸爸，大一临床八年制 学弟小彦**

大一临床八年制 学弟小彦： 所以OSCE是个考试的名称吗？
小高不紧张 回复 **大一临床八年制 学弟小彦：** 哈哈哈，OSCE是每个实习小医生都要面临的技能考试哦！
心内带教 宋老师： 小高进步很大！到了下一个轮转科室也要加油哦！
小高不紧张 回复 **心内带教 宋老师：** 嗯嗯！谢谢老师的耐心指导！会继续加油的！

朋友圈

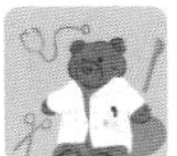

外科小妍

#妇科实习日记

最近经常去手术室观看手术，今天终于上台了！

刚入科时觉得有点凶的大主任在看到第一次在手术台上握起手术刀有点不知所措的我时，握住我的手，划开了第一刀，那时的内心既温暖又激动；下台看到手术记录单上助手名单里自己的名字时成就感满满。

从站在老师身后看手术，到上台扶镜子，再到握起手术刀、置入器械、缝皮、关腹……虽然出现过失误，但收获颇丰，小医生继续冲！

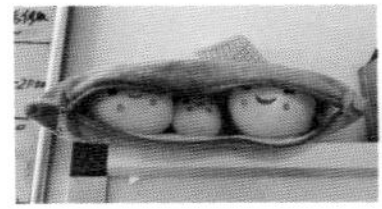
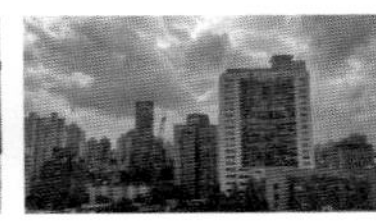
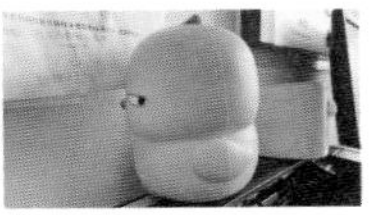

♡ **大四临床五年制（英文班）明风，普外科轮转 钱学长，辅导员 何老师，Joy**

普外科轮转 钱学长：来普外科，天天让你看手术

外科小妍 回复 **普外科轮转 钱学长**：真的吗！那到时候我要天天泡在手术室

辅导员 何老师：终于如愿以偿可以跟手术啦，向成为医生又迈进了一步！

外科小妍 回复 **辅导员 何老师**：是的，太激动了！

朋友圈

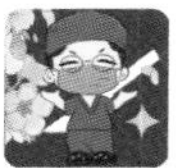

努力实习的小鱼

一个实习PLUS 成功涨见识

——传说中普外科最难的胰十二指肠切除术！

分离 结扎 离断 重建

当三个吻合清晰显露时不禁发出惊呼

再次感叹老师们的神仙开刀技术！！

马上就要出科了，依依不舍又心满意足

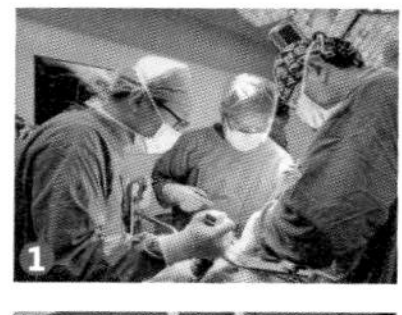

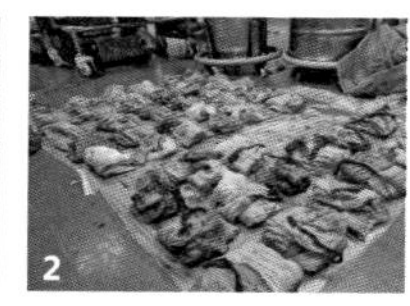

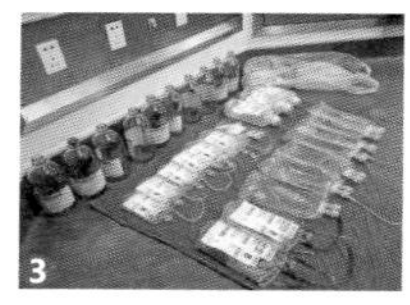

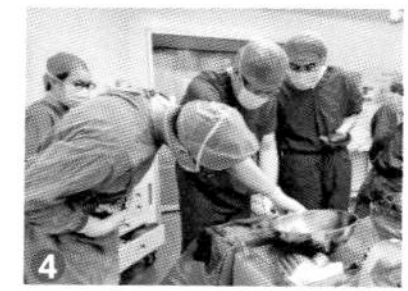

♡ **管院 哲宇，Joy，外科小妍，大五临床八年制 小蔡，大三口腔五年制 阿董，大三临床五年制 阿南，大三临床五年制 浩亮**

管院 哲宇：啊！图2是什么？😱 不会是血吧？

努力实习的小鱼 回复 管院 哲宇：是的，术中止血的纱布噢。

管院 哲宇 回复 努力实习的小鱼：为什么要这样整整齐齐地捆起来排列好？

努力实习的小鱼 回复 管院 哲宇：因为每次手术前后都要清点所有用具的数量，保证数量一致才能结束，还能根据使用的纱布量来估计患者在手术中的出血量。

管院 哲宇 回复 努力实习的小鱼：是担心用具丢了？

努力实习的小鱼 回复 管院 哲宇：是呀。想想如果落在了患者腹腔里多可怕……所以所有的器械，包括很小的针都要清点的，熟练而耐心的护士姐姐们一一确认。

管院 哲宇 回复 努力实习的小鱼：噢噢，原来如此！医生护士们太厉害啦！

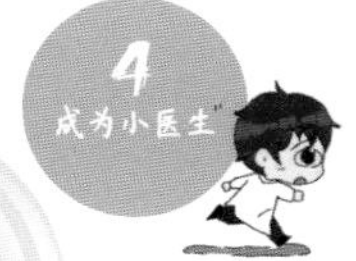

朋友圈

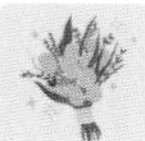

华华在实习

在普外的8周是幸福的8周！
让人印象最深刻的是甲状腺科的朱妈。甲状腺癌因为预后相对良好，能给人带来很大的成就感。手术时朱妈把伤口缝得美美的，真的太厉害了！
在日常工作中也能感受到朱妈外科大医生的强大气场，忙中有序、干脆利落中又有女性的温情。
还记得在普外门诊遇到一位乳腺癌术后心包积液焦急万分的患者，朱妈帮她联系了相关的医生，后来她们母女治愈后在普外门诊哭成泪人，让我感慨良多。
实习后常常觉得自己的心变硬了，许多对患者而言像了不起的大事的手术，在外科医生眼里稀松平常。那天出手术室，看到家属在手术室门外不断张望，也不可谓不触动。希望自己也能成为温柔又坚定的人！

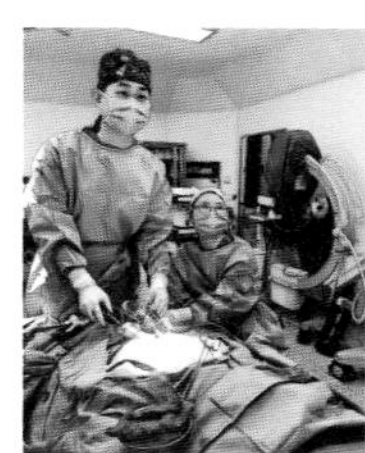

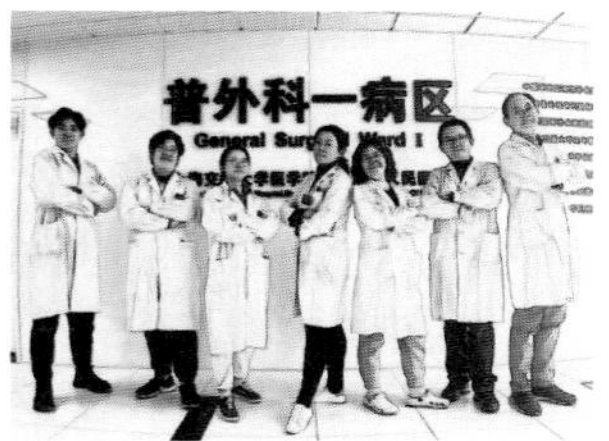

♡ **努力实习的小鱼，大五临床八年制 海洋学长，Joy，外科小妍，大三临床五年制 昭阳，大五临床八年制 小郭学长**

努力实习的小鱼：朱妈太厉害啦！希望以后也能成为像朱妈一样技术过硬又温情似水的大医生！

花花妈：谢谢华华推荐的朱医生，我手术后恢复得特别好 😄

华华在实习 回复 **花花妈：**老师人真的特别好，技术也超棒，祝阿姨早日康复~

朋友圈

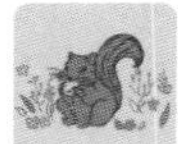

小潘加油

在普外科实习的6周里遇到了很多好老师~
比如甲乳外科的J主任，会在查房的时候和我讲一些有关人类发展进步的宏大话题，即使在我出科四周以后的今天早上，也会在电梯上和我打招呼，会向我现在的肝胆科老师积极介绍：“这是一个北京姑娘。”
比如胃肠外科的W老师，会对我神秘兮兮地说：“妹妹，下午有个特色手术，可以来看哦！”W老师会在其实蛮难做的单孔TEP（腹腔镜下腹股沟疝修补术）术中出血后懊恼好多天：“唉呀，那个手术做得不漂亮，没让你看到更完美的手术。”
比如肝胆外科的Z主任，在陪我送标本的时候，夸赞徒手拎起将近10千克的肝+福尔马林的我说：“你很有做外科医生的潜质啊！”
也是肝胆外科的F主任，在肝移植手术时为看得一头雾水的我们解释解剖位置并讲解当下的手术难点。
记得之前和学姐聊天聊到了实习，被问到外科实习累不累，我说：“其实还好啦，因为我的带教老师都很好！”
她说：“遇到好的人是福报。”
回顾这短短6周的生活，忍不住心怀感激——自己一直在遇到好的人，从幸运这方面来看，自己真的是TOP 1的，遇到的老师们都能够让我高呼一句“人性美”。

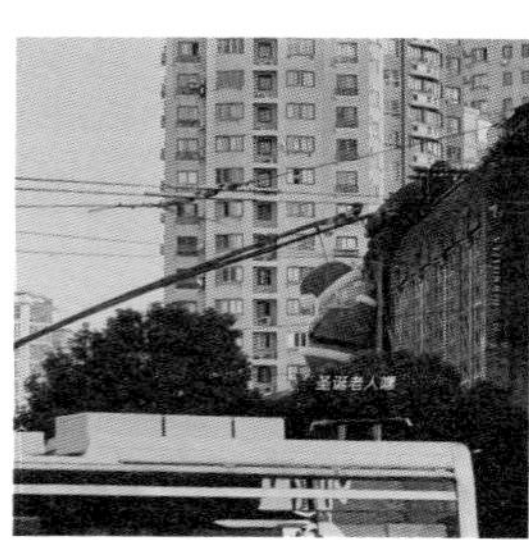

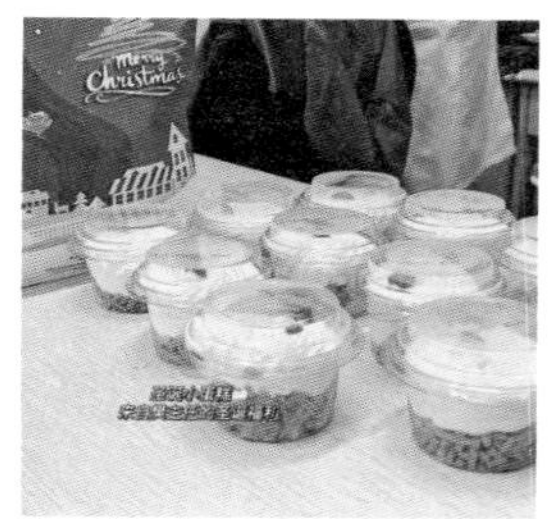

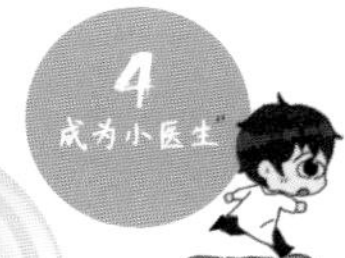

朋友圈

♡ **博三 小林学长，博一 皓瀚，大五预防 阿睿，Joy，大三临床五年制 昭阳，大五临床八年制 小郭学长**

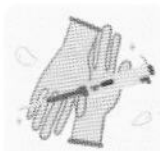

01 想做白日梦想家

“选择当医生是一种情怀”
“大多数医生都是好医生，大多数患者也都是好患者”
“偶尔悲情一点，这样就能接受很多事情”
“这个年纪好好珍惜，多想一点，多点冲劲”
在外科大楼迷路，好不容易找到电梯，结果在9F继续迷路
还是很感恩巨忙的老师抽出时间跟我们说了这么多，让我的心情像七分糖的奶茶

♡ **大四儿科 琉玥，Joy，大五预防 阿睿，胃肠外科 薛老师，老爸，内科规培基地 瑶瑶学姐，大一口腔八年制 小婉**

大四儿科 琉玥：有时候是真的觉得老师们好了不起，希望未来我也能独当一面🌞🌞🌞
Joy：下午就点一杯奶茶体验一下七分糖的心动，哈哈哈哈！
老爸：小医生加油😋

4.2 “第一次”

第一次问诊

第一次换药

第一次观摩手术

第一次写大病历

第一次直面死亡

一个又一个第一次

开启小医生Joy走向临床的大门

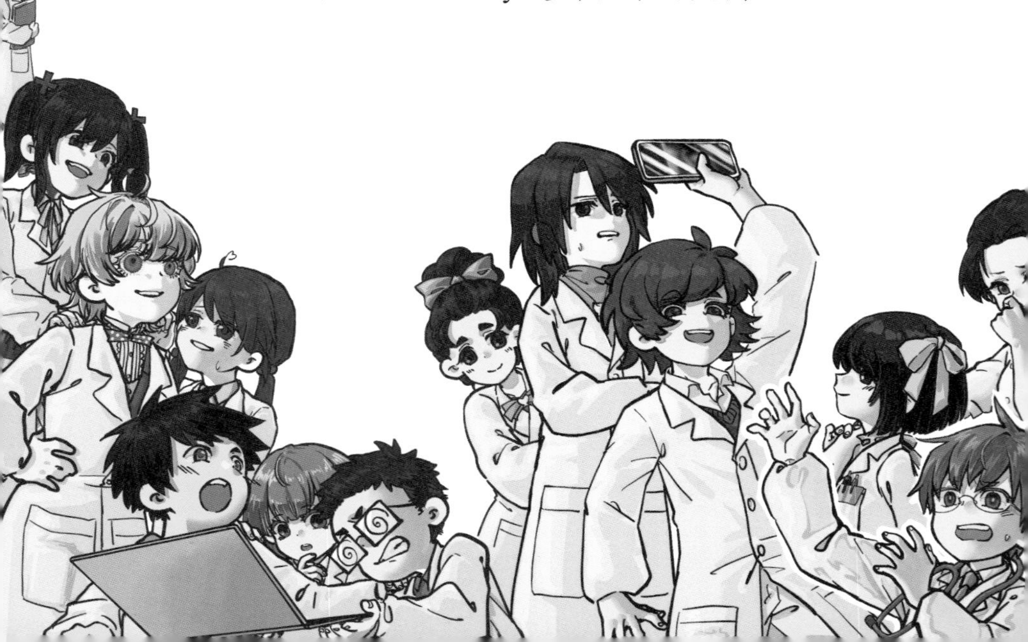

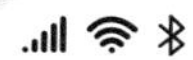

朋友圈

小林小林睁大眼睛

#医生第一步，问诊先上路

第一次面对患者问诊和书写病史
深刻体会到就算自认为有再充分的疾病基础知识和模拟演练经验，实战的时候也是在痛苦和挣扎中快速成长
感谢阿姨的耐心配合，祝早日康复!

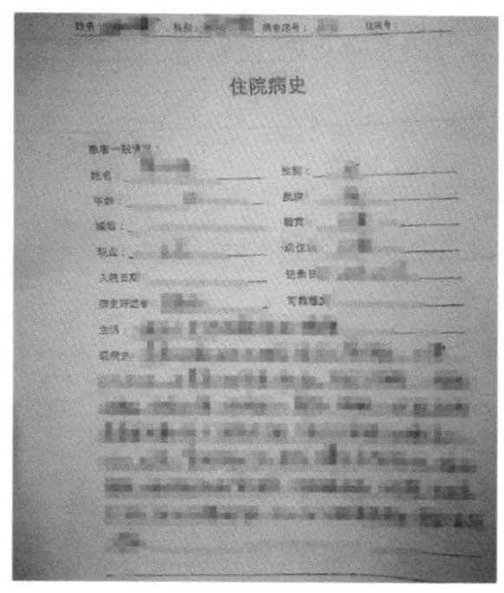

住院病史

♡ **病生系 刘老师，大五临床八年制 陆学长，普外科 赵老师，大四临床五年制 阿雯**

大五临床八年制 陆学长：每一位耐心的患者都是小医生们最好的老师!

小林小林睁大眼睛 回复 **大五临床八年制 陆学长：**是的！真的很感激这位阿姨，还安慰我不要急，慢慢问 阿姨真好!

朋友圈

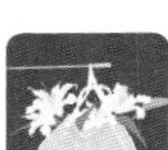

小李见习中

#第一次去精神科见习有感

今天在精神科见习，接触到了几位罹患精神障碍者。和往常一样，医生主要通过问诊来做出相关的诊断，但在问诊的过程中，我在心底暗暗揣摩着他们的病情，总有一种奇怪的感觉——一条无形的界限划在了医生与患者之间，与往常不同，患者在告知病情时显得小心翼翼；我在询问病情时心底深处也缺乏对患者的共情。仿佛觉得，精神障碍患者好像在某种程度上失去了一些正常“人”的属性和权利。

现在想来，想要化解精神障碍的病耻感，不就是需要破除对于精神与器质性疾病的歧视观念吗？精神障碍患者经过良好的、系统的治疗，也和所有人一样。而作为医学生的我们更需要明白这一点，因为随着社会的发展，越来越多的人可能在人生的某一段时间遭遇精神障碍，他们和我们一样，应该受到平等的对待。

或许，可能下意识里我还是会有点害怕这些患者，但希望下一次和他们的接触，我会用更加平等的目光去看待他们。

♡ **大四临床五年制（英文班）明风，大三临床五年制 阿南，精神科 冯老师，大五临床八年制 海洋学长**

高中好友 阿泽： 这是精神病院吗？

小李见习中 回复 **高中好友 阿泽：** 是的，不过“精神卫生中心”这个称呼更合适，不是只有有“病”才需要来关心精神健康

高中好友 阿泽 回复 **小李见习中：** 致敬小李医生！

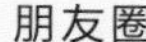

朋友圈

大三临床五年制 阿南：啊，我好几次都想哭，帮我分担一点共情吧！

精总 冯老师：这就是成长，为你的乐观点赞！

大五临床八年制 海洋学长：不同病区的治疗策略差异蛮大的，如果是精神分裂症患者的话，确实有比较强的"隔离感"。不过，每一种伤痛都需要得到照护。

小李见习中 回复 **大五临床八年制 海洋学长：**心境障碍和精神分裂症区别确实挺大的

大四临床五年制（英文班）明风：很多病情缓解的患者都很渴望回归正常的生活。

小李见习中 回复 **大四临床五年制（英文班）明风：**对的，其实挺打动人的，那种渴望。

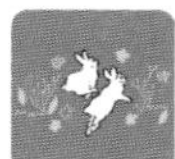

大开眼界的小畅

记录第一次观摩淋巴结穿刺
第一次看懂B超下的层次结构
第一次看到腹股沟斜疝的脱出与回纳
原来书上说的病理体征真的特别明显！
在门诊遇到了送锦旗
也看到了生离死别
形形色色，世间百态

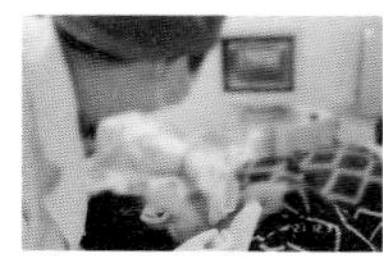
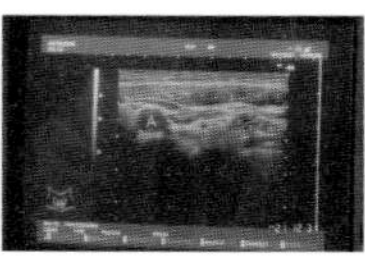
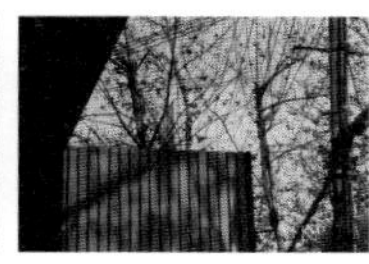

上海市 · 小畅医生的实习练兵场

♡ **大四临床五年制（英文班）明风，大五临床八年制（法文班）灵儿，Joy，大三临床五年制 宇杭**

朋友圈

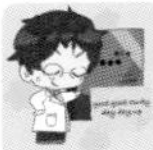

想要成为医生的陈肥肥

第一次观摩现场手术转播
全程羞愧于自己知识的匮乏，别无他感
目前的知识储备不足以让我“欣赏”这一场做得很漂亮的手术
希望以后能成为一个对疾病冷漠、对患者有温度的医生
希望以后在谈到自己的专业时，我眼里也有光

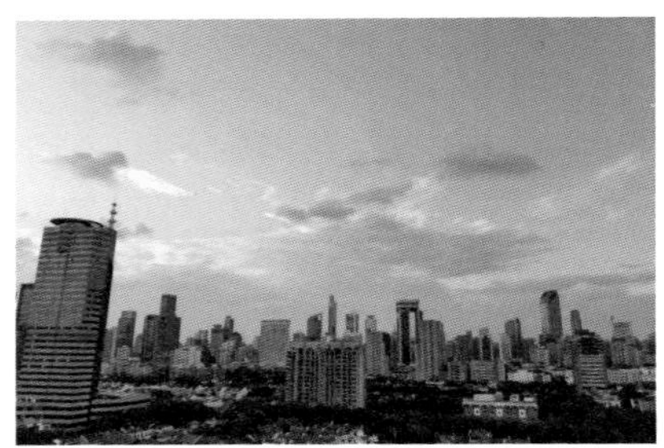

♡ **大三医学检验技术 阿涛，辅导员 郑老师，免疫所 陈老师，大四临床八年制 远明，大五临床五年制 莺莺**

辅导员 郑老师：对疾病冷漠，对患者有温度。写得真好

免疫所 陈老师：眼里有光，心中有爱，才能做一名好医生！

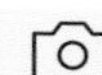

朋友圈

眼控晓医生

第一次看玻璃体积血手术
我目不转睛，津津有味，若有所思
护士小姐姐：这能看到什么？
我：……上古时代的天地混沌
……和一颗彗星

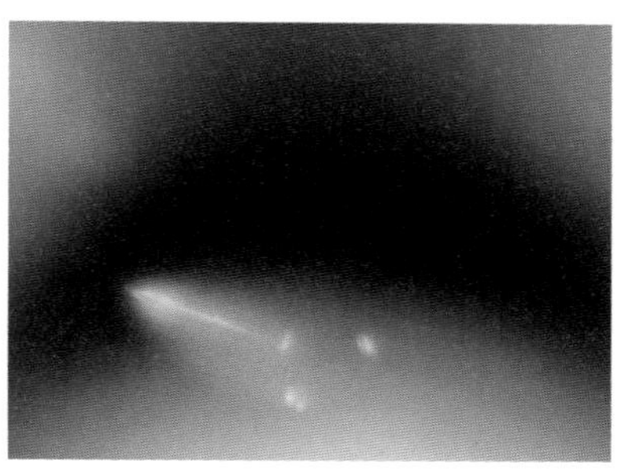

♡ **眼科 王老师，设计学院 托尼，眼科 毛毛学长，大四临床五年制 代代，大三临床八年制 乐辰，大二医学检验技术 思琪，泌尿外科 宇务学长**

影像科 C. C.：我仍记得眼科实习的时候，我对着眼底照片感叹了一句“像宇宙一样”，然后老师笑出了声。
眼控晓医生 回复 **影像科 C. C.：**哈哈，这么一想还真有点像。
密院 托尼：这不高低得吟诗作赋哼一曲。

朋友圈

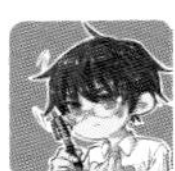

Dr.Ocean

第一次观摩ERCP（经内镜逆行胰胆管造影术），以及一场精彩无比的内镜微创保胆取石。看着球囊从胆总管“拖”出泥沙样结石，从食管进入，穿过胃，刺破胆囊，取出一颗颗形态奇特的胆囊结石，表示肉麻般过瘾

Surgery和Medicine依然存在，但已经不等同于现有体制下的“外科”和“内科”，术式的创新带来的疑虑和竞争有待经得起推敲的临床研究去验证；也相信整合传统内外科的系统诊疗中心将成为未来医院的常态，为临床服务和学科进步提供更多的助力。

♡ **普外科轮转 钱学长，大四临床八年制 远明，基础医学 阿文，普外科 李医生**

普外科 李医生：很深刻的思考！医学发展的未来要靠你们年轻人了！

Dr.Ocean 回复 **普外科 李医生：**感谢李老师今天精彩的手术演示！后辈们会努力向前辈们学习的！

大四临床八年制 远明：强迫症福音

Dr.Ocean 回复 **大四临床八年制 远明：**一看就是同道中人

朋友圈

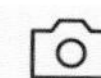

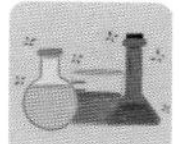

检验小圆

检验科小医生搬砖第一天，累瘫

我也不知道为什么在实验室待着也能有超过一万的步数 🥺 大概就是工作7小时，屁股没怎么挨过板凳吧。

不过还是喜欢口袋插笔的feel（感觉），有了夺笔大战的资本 😂

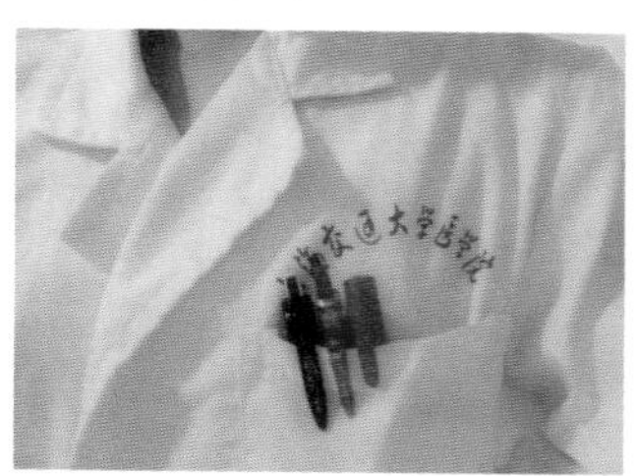

♡ **大五儿科 白羽，生化系 张老师，Joy，大三临床五年制 昭阳，大五临床八年制 小郭学长**

大五儿科 白羽： 哈哈哈，之后你就会发现口袋里的笔总是莫名其妙地一支支减少 😼

大五临床八年制 小郭学长 回复 **大五儿科 白羽：** 还会经常出现一些你不认识的笔 😼

大五儿科 白羽 回复 **大五临床八年制 小郭学长：** 是的！好几次我都从室友的白大褂口袋里发现我失踪几天的笔 😵 后来也无所谓了，只要需要用的时候有笔能用就行了 😂

晓彤师姐： 机智的医生生活已经被学妹研究明白了 😁

朋友圈

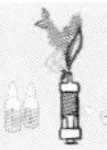

打工人 C. C.

上班第二天
第一次抽药就光荣负伤
拔针套的时候过于粗暴了
伤口很小
胶布过大
抽药好难

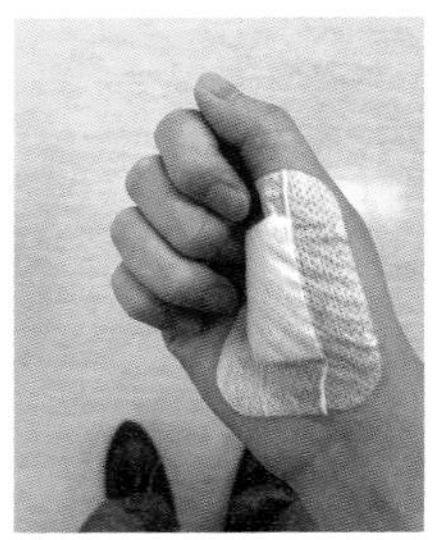

♡ **大五临床八年制 小蔡，大三临床五年制 阿雯，大三口腔五年制 阿董**

大五临床八年制 小蔡：我也意外被扎伤过！侥幸扎到手掌的针头没有接触过患者，不用担惊受怕去医院感染管理科报到……拔针帽的时候一定一定一定要保护好自己！！

打工人 C. C. 回复 **大五临床八年制 小蔡：**都要注意安全呀

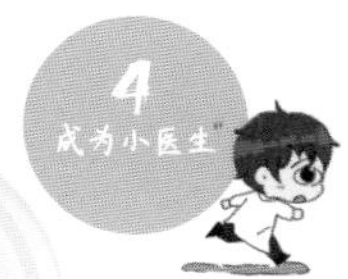

朋友圈

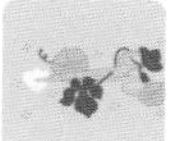

实习实习 ing

第一次散装换药
耳边响起了熟悉的操作辅导视频语音
“考生已做好物品准备，携物品至患者床旁，
良好的职业素养为你获得2分。”

第二次换药
患者嫌消毒的棉球太凉
要求加热一下
我大受震撼

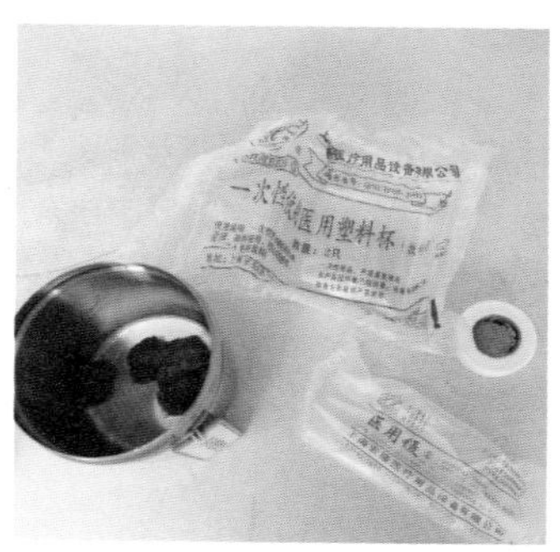

♡ **大五儿科 白羽，Joy，大四临床五年制（英文班） 明风，大四临床八年制 佳妍**

大四临床八年制 佳妍：哈哈哈，说起来上次我自己去医院打针，大冬天的酒精棉球确实凉得我一哆嗦😂
实习实习ing 回复 **大四临床八年制 佳妍：**确实，很多细节只有自己当过患者才能深有体会，还是要更细心、更贴心才行！

朋友圈

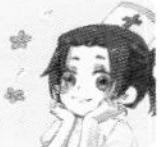

认真修炼的佳佳

第一次抽血气
扎了两次才出
反被患者奶奶安慰说：
没事，一点都不疼
#何德何能被如此善待

♡ **大四护理 欣怡，大五临床八年制（法文班）灵儿，大四临床八年制 远明，解剖学 李老师**

大四护理 欣怡：今天遇到了从医生涯第一个把我气哭的家属，然后隔壁床亲自收进来的老奶奶一直护着我……唉，与人打交道的修行还是路漫漫啊，感谢每一位遇见的善良患者

认真修炼的佳佳 回复 **大四护理 欣怡：**奶奶真好！遇到安慰你、还为你说话的患者真的很感动。

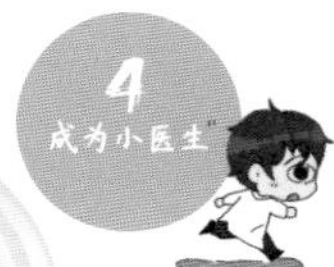

朋友圈

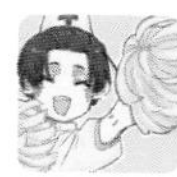

努力实习的小鱼

纪念第一次血气一针见血！

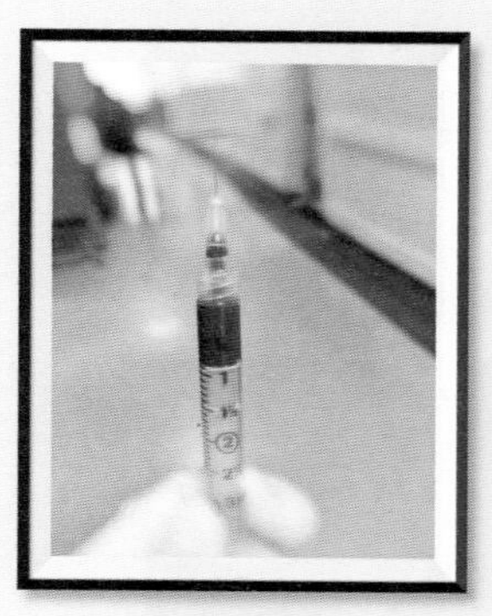

♡ **大五口腔五年制 文然，大三口腔八年制 小萌，Joy**

大六口腔医学八年制 小李学长：哇，祝贺开局顺利，以后也会是一针见血的“鱼一针”！

努力实习的小鱼 回复 **大六口腔医学八年制 小李学长：**哈哈，谢谢学长 有了成功的第一次，之后每一次都会信心满满。

大六口腔医学八年制 小李学长 回复 **努力实习的小鱼：**👍👍👍

朋友圈

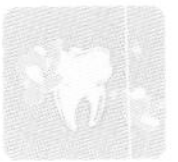

口腔阿梅

第一次自己上手根充和口修！
实在太难了！呜呜呜呜

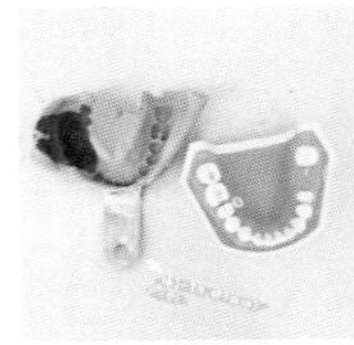
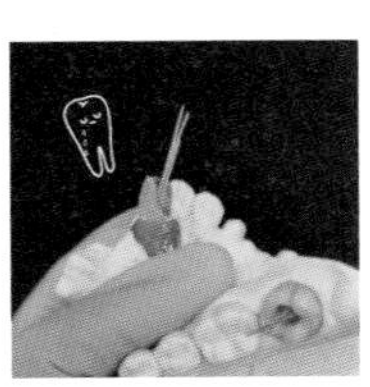
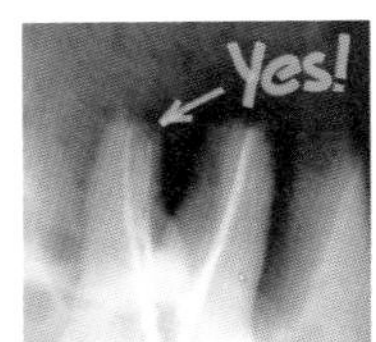

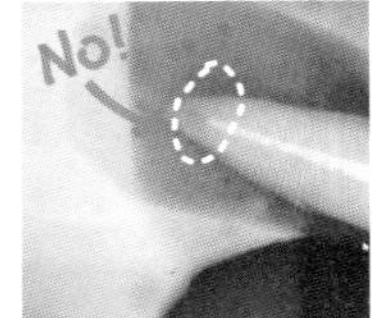

♡ **高中同学 樱樱，Joy，大六口腔八年制 小李学长，大二口腔五年制 英子**

高中同学 樱樱：根充……是抽牙神经那个吗?

口腔阿梅：哈哈，就是根管充填啦，根管是牙根部神经所在的“腔”，当神经被破坏时，就需要用材料将根管充填。口修就是口腔修复，俗称“镶牙”

高中同学 樱樱 回复 **口腔阿梅：**这样一解释我就懂啦！学到了，学到了

朋友圈 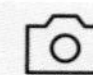

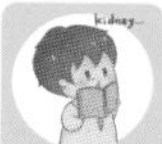

励志小童

#第一次做病例分享

真的感谢呼吸与危重医学科持之以恒几乎每周都有的案例学习，提供了一个扩展眼界和提升技能的平台，在汇报和聆听的过程中受益匪浅。尤其老师们的全程指导和鼓励，爱了爱了！

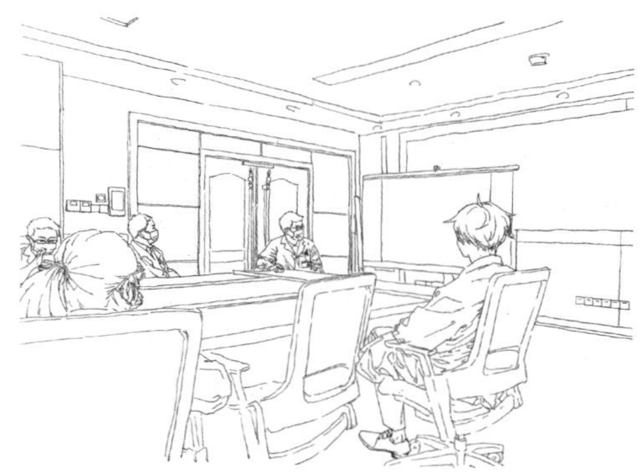

♡ **大四临床五年制（英文班）明风，大五临床八年制 海洋学长，Joy，危重医学 夏老师，遗传 许老师**

大四临床五年制（英文班）明风： 旁听人表示，学长太强了！知识储备量令人惊叹！

励志小童 回复 **大四临床五年制（英文班）明风：** 谢谢学妹，明年该你们上场啦！

朋友圈

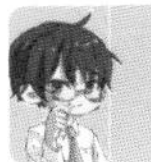

厉害的麻花

第一次尝试给急诊患者下巴脱臼复位，竟然成功了！一开始往后推觉得好像不行，冷静了两秒回想了下书上写的方法，关节真的就回去了！

我还有点懵，之后先是看到患者笑了，然后患者家属看到他笑也笑了，在旁边感叹："他们就是吃这碗饭的"，不断感谢我，说赶了30多公里路来的。

希望下次也可以成功。

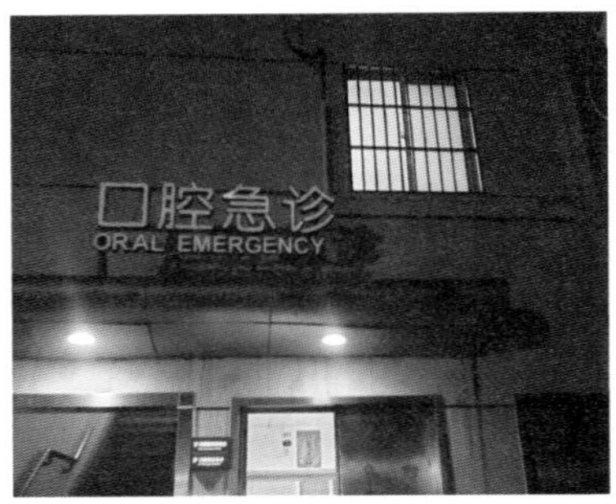

♡ 婶婶，大四口腔五年制 宸欣，大三口腔八年制 小百，大二临床五年制 娜娜，口腔外科 赵老师

口腔外科 赵老师： 一回生二回熟，下次再遇到同样的情况肯定就更熟练了！👍

婶婶： 冷静又靠谱，给小医生点赞！👍

朋友圈

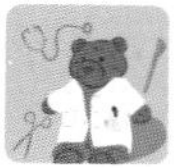

外科小妍

外科实习第六天，台风“烟花”登陆的清晨，第一次走进手术室，跟了第一场完整的手术：门静脉栓塞，小肠全段缺血坏死，小肠全段切除

第一次跟刀，茫然无措，穿手术衣的时候手无意碰到了走来的护士姐姐，于是重新去洗手、穿手术衣、戴手套，过程中有被护士姐姐凶到，但是整个手术过程都让我由衷佩服她们超强的业务能力，尤其是手术接近尾声时身后不停地传来两位护士姐姐清点手术器械的齐声“耶 两 塞 思”（上海话里的“一二三四”）。

术中常规协助老师拉钩、吸引、做引流管，中间突然被夸“小姑娘做事情很聪明”而有点小兴奋。

一次挺难忘的经历，以后遇到类似手术的可能性也比较低……希望这位患者预后良好 🙏

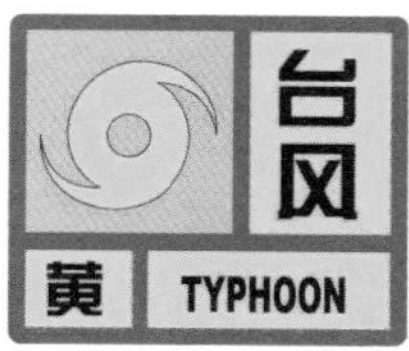

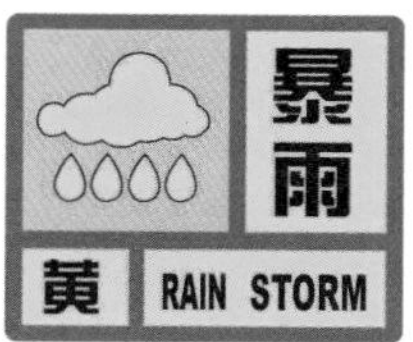

♡ **外科小妍，普外科轮转 钱学长，小姨，Joy，大五临床八年制 海洋学长**

普外科轮转 钱学长：小妍越来越厉害了 👍

外科小妍 回复 **普外科轮转 钱学长：**嘿嘿，谢谢学长！老师的夸奖真的能让我开心一整天

朋友圈

修炼中的晓医生

#血液科 骨髓穿刺术

早就考过骨髓穿刺的操作了，

只不过在模型上操作时不会觉得扎针的时候患者有多痛，

当我第一次在骨髓穿刺室看老师给患者做骨髓穿刺的时候，我怕了。

——我总是会想那根细细的麻药针头触碰到骨膜上面丰富的神经的那一刻到底有多痛；

——我总是会想着那根粗粗的针是如何碰到骨膜，是如何在医生用力旋转下穿透坚硬的骨皮质，又是如何穿过网状的骨小梁到达骨髓腔的；

——我还会想把粗粗的穿刺针拔出来之后，再在同样的位置扎一根更粗的活检针，就像在一块完好的、没有孔洞的木板上强行扭入一颗螺丝钉，会是什么感觉；

——我会想拔针后从这个洞流出的是外周血还是骨髓，如果是骨髓的话，在极端情况下会不会流空；

——我甚至会脑补声音——就像车轮压过树枝嘎吱嘎吱的声音；

……

穿刺抽完骨髓之后老师会涂片，这也是血液科比较有特色的操作，也只有血液专科的老师才会做。老师会用玻片的侧面哒哒几下，再呲溜一滑——然后用小风扇吹吹干，就可以送去细胞室了。

最早，一听说有骨髓穿刺我就会去看，边看边想之前想的那些乱七八糟的问题，然后觉得自己的髂后上棘隐隐作痛；

渐渐地，我好像习惯了，一瞬间想明白了，跳出

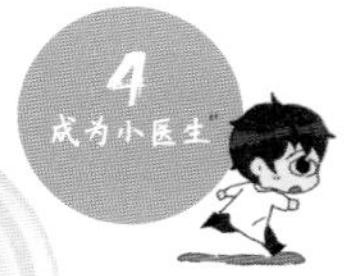

了纠结的漩涡，不怕了，不感同身受了，觉得稀松平常；

后来，和患者说明后，在老师的指导下，上手操作了——

没想到最让我手忙脚乱的是开穿刺包、摆好那些盒子，

真正开始打麻药和穿刺时一切都很顺畅。

——打个小皮丘，轻轻地、小心地，麻醉针头顶到骨头，然后上下左右多打点麻醉药；

——拔出针，揉一揉，按一按；

——一边扶住穿刺部位边上，一边进针，逐渐用力，穿破骨头的那一刻有种奇妙的感觉，不能算是突破感，是很踏实的手感；

——往里再捅一点，感觉针可以立住了，就接上针筒开始向外抽吸；

——没怎么纠结到底是深了还是浅了，感觉抽起来没什么阻力，发现针筒里出现了深红色，于是整颗心都是激动的；

——待老师涂好片、抽完需要的骨髓量，拔针；

——消毒 按压 结束。

很顺畅，也算很安全（至少和腰椎穿刺比起来要安全很多）！

活体组织检查亦然。

周围的人都知道我喜欢抽动脉血气，是那种做梦都在抽血气的喜欢。

而现在，我愿称骨髓穿刺为比抽动脉血气更爽快的操作！

朋友圈

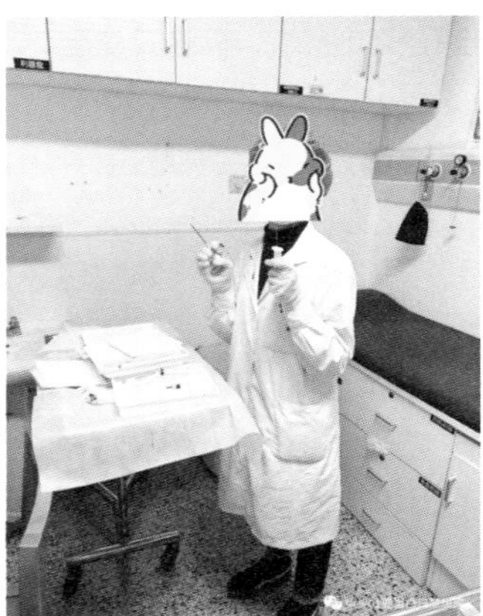

♡ **修炼中的晓医生，经济管理学院 小舒，Joy，大四临床八年制 朗琪，大五临床五年制 阿杰，大五临床五年制 阿杰，博一 血液科 阿罗学长**

经济管理学院 小舒：天呐！听着就痛。

博一 血液科 阿罗学长：晓医生的文笔斐然，操作技术更是顶呱呱👍

修炼中的晓医生 回复 **博一 血液科 阿罗学长：**哈哈，谢谢学长！

大五临床五年制 阿杰：晓医生的描述太惟妙惟肖了，仿佛我就在被骨髓穿刺😬

修炼中的晓医生 回复 **经济管理学院 小舒：**但据说还好，打了麻药之后一点都不痛🤔

大四临床八年制 朗琪：本来还在担心过阵子实习时候操作起来焦头烂额，看了学姐的分享瞬间信心满满！

修炼中的晓医生 回复 **大四临床八年制 朗琪：**哈哈，不用担心！一回生二回熟嘛，要自信才能一次成功，你一定可以的！😏

朋友圈

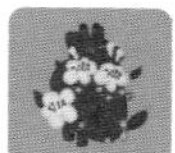

实习中的小晨星

忙了一上午，终于有时间思考昨晚发生的事了。20:30我接到通知说儿科需要抢救，就自告奋勇地跟着老师风风火火地去了，一开始以为是哮喘之类的抢救，到了现场才知道，是一个12岁孩子从6楼高空坠落，妈妈在外面哭天抢地，我看见那个孩子，已经全身苍白浑身凉透了……参与了捏球囊维持通气，制动，运床，心肺复苏……

其实除了临床操作，更多地感受到了医者仁心吧。三位任行政老师的主任都在现场陪着抢救医生，后台管理人员调度机器，负责手术的医生护士都从家里出发赶来医院准备手术，十几个医生挤在手术室旁边的小房间里讨论救治方案，到最后孩子不行了，我和另外两位医生轮流给他做心肺复苏……

我真希望我的眼睛能拍下来每时每刻，因为每时每刻都饱含真情，充满意义。

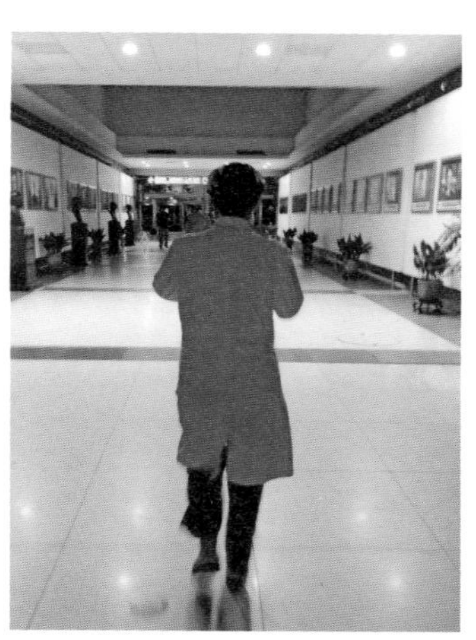

朋友圈

♡ **大四儿科 琉玥，大四护理 欣怡，大二临床八年制（法文班）小静，Joy，大五预防 阿睿**

实习中的小晨星：凌晨2：30把孩子送走之后，根本顾不上悲伤，也顾不上去安慰家属，急忙奔赴下一个急诊患者……但是一旦停下来之后，家属的痛哭就会一遍一遍地撞击我的心灵 😢

大四儿科 琉玥：我记得这个孩子没了之后，ICU主任拍着我的肩膀说，“这该有多痛苦！”“这该有多痛苦！”我一开始还以为是说这个孩子被胸外按压很痛，后来才反应过来，他说的是孩子父母有多痛苦。

实习中的小晨星 回复 **大四儿科 琉玥：**是哇！才12岁的小朋友，这么突然，父母肯定很痛苦 😭 😭

大四护理 欣怡：🙇🙇🙇每一场生离死别都会提醒我们，医学能做的真的太有限了。但不管怎么样，都要全力以赴 🙂

实习中的小晨星 回复 **大四护理 欣怡：**是的，在现场的每一个人都不想放弃，都在祈祷一个奇迹 🙏 很可惜，奇迹并不是时刻都会发生

大二临床八年制（法文班）小静：这张背影让我想起了那部纪录片——《我的白大褂》

实习中的小晨星 回复 **大二临床八年制（法文班）小静：**想象中的医生生活和自己经历的，真的不太一样。

4.3 打不破的魔咒

轻嗅手里杧果的诱人香气

Joy 正欲张口

学姐一记惊呼传来——

“天哪，Joy 你怎么敢在夜班吃杧果！！！”

“怎么啦？是有什么问题吗？”

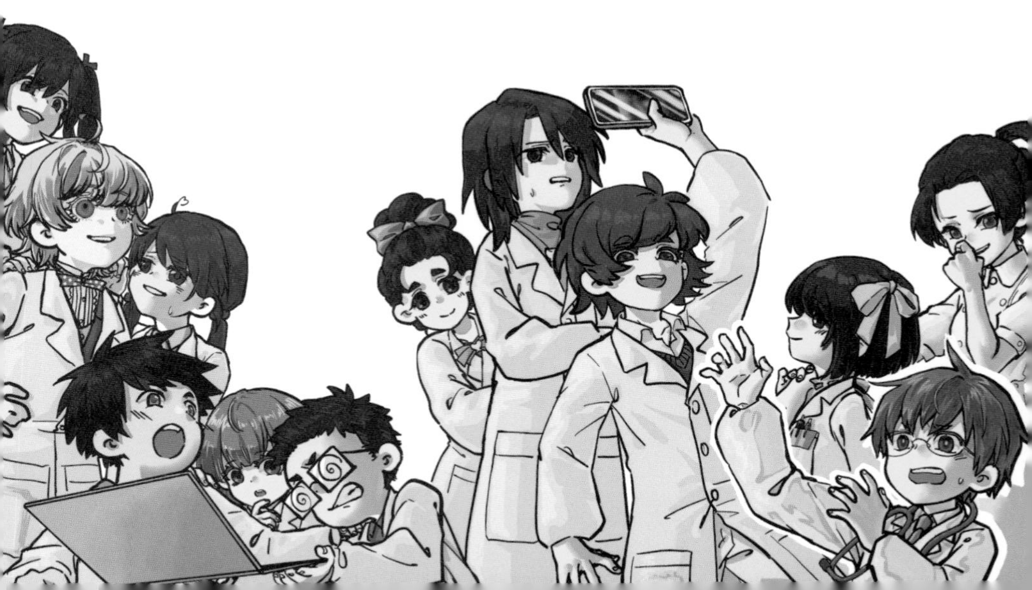

朋友圈

不睡觉的小李

今天是值班医生小李 🍓

♡ **消化内科 钟学长，博一 清风学长，Joy，妇产科 一凡学姐**

消化内科 钟学长：值班医生是谁给你的勇气发 🍓

不睡觉的小李 回复 **消化内科 钟学长：**草莓怎么啦

消化内科 钟学长 回复 **不睡觉的小李：**草莓和杧果，禁忌

妇产科 一凡学姐：🥭、🫐、🍒、🍓、🌶️、🍷 值班套装来一套

博一 清风学长 回复 **妇产科 一凡学姐：**你这是想让小学妹今夜无法入眠吗

不睡觉的小李 回复 **博一 清风学长：**这些怎么啦?

博一 清风学长 回复 **不睡觉的小李：**杧果（忙）；杨梅（霉），蓝莓同理；以及所有红色的食物，因为红红火火

博一 清风学长：可以换成苹果，平平安安 🍎

妇产科 一凡学姐：那青苹果 🍏 不是比红苹果 🍎 还要好？清闲平安地度过。

不睡觉的小李：好的，这条朋友圈马上就删了

朋友圈

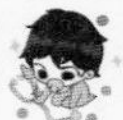

不睡觉的小李

今天是值班医生小李 🍎

♡ **博三 小林学长，Joy，大四护理 欣怡，大五预防 阿睿**

不睡觉的小李： 在好心人的指导下换成了苹果 🍎

博三 小林学长： 苹果也不吉利，苹果的发音在很多方言中和“病故”一个音，苹果也经常压不住的。

不睡觉的小李 回复 **博三 小林学长：** 那我改成星星 ⭐？

博三 小林学长 回复 **不睡觉的小李：** 比较好的话是可乐哦！

博三 小林学长： 值班的时候也不要发状态，要等下班后再发；也不要觉得带书或电脑可以抽空学习，一旦带书和电脑就容易遇到大抢救……都是血的教训 🙉

不睡觉的小李 回复 **博三 小林学长：** 天呐，害怕 😱

不睡觉的小李： 值班小李第一次值班经验收获√

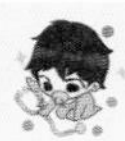

不睡觉的小李

昨天是值班医生小李 🥤

♡ **消化内科 钟学长，Joy，大四护理 欣怡，博一 清风学长，大三临床八年制 乐辰**

消化内科 钟学长： 买胡萝卜汁，维生素A治夜“忙”（盲）🙏

Joy 回复 **消化内科 钟学长：** 胡萝卜可不行，太“糊”了。

不睡觉的小李 回复 **消化内科 钟学长：** 不如带维生素A片。

博一 清风学长： 还可以带一盒可乐必妥在身上 🐱

大四护理 欣怡： 哈哈哈，震惊！好讲究啊，学到了

大三临床八年制 乐辰： 奇奇怪怪的知识增加了 🐱

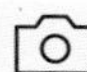

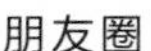

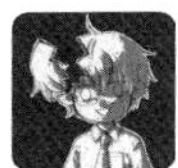

霉霉晓医生

我在办公室发现了什么？！这是什么？！这这这这这这是什么魔鬼？？？

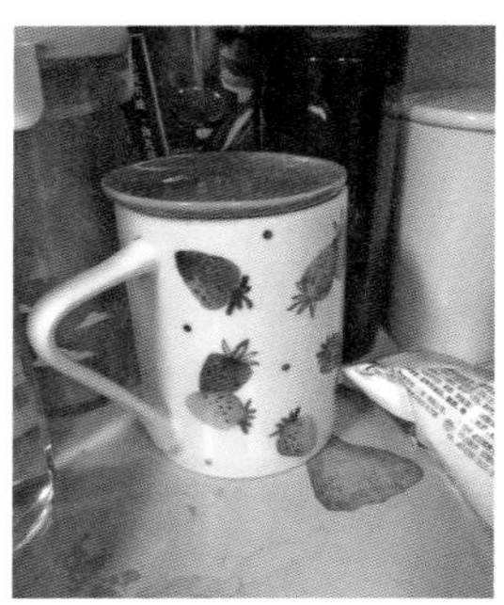

♡ **大五临床五年制 周周学姐，大五临床八年制 海洋学长**

大五临床五年制 周周学姐：这东西居然出现在了急诊，我的天！
大五临床八年制 海洋学长：快把“霉霉”拿出去扔了！

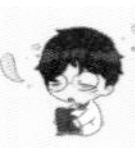

爱吃水果的佳佳

第一个夜班就以身试法

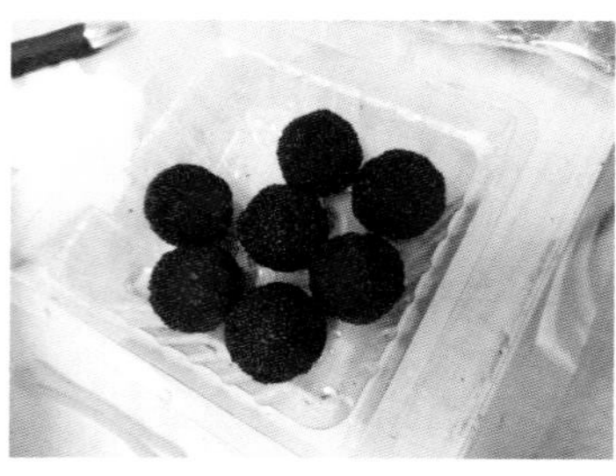

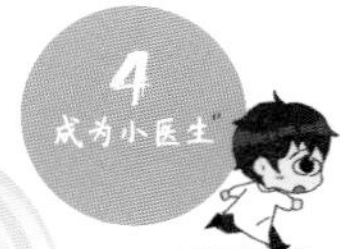

朋友圈

♡ 博二 宁宁学姐，Joy，大四护理 欣怡，大三医学检验技术 阿涛

大六口腔八年制 小李学长： 这个真的很玄学！！祝你今晚顺利！
博二 宁宁学姐： 过来人建议非必要还是别吃
大四临床五年制（英文班）明风： 冷静，不要冲动！
大四护理 欣怡： 冷静，不要冲动！
大三医学检验技术 阿涛： 冷静，不要冲动！

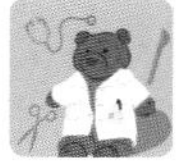

外科小妍

在儿科实习的第一天
临近下班，获得了老师递来的一个杧果，隐隐觉得不太妙，转手送给了豆豆，结果两人同时在下班前1秒工作+1

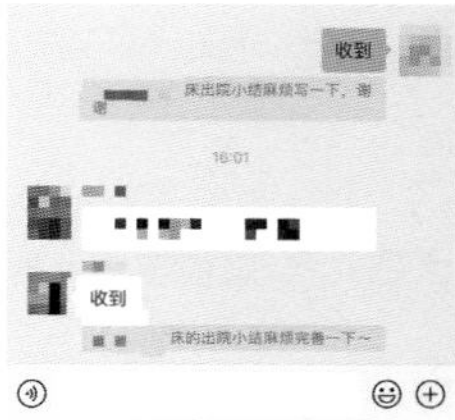

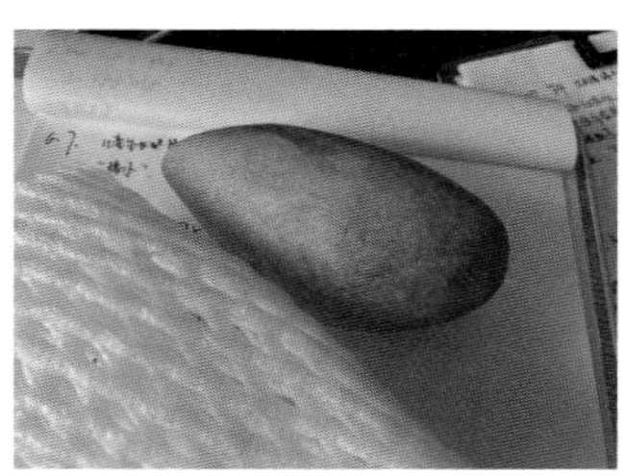

♡ 外科小妍，儿科 文静师姐，医学院 程老师，博一 清风学长，辅导员 唐老师

博一 清风学长：“忙”果魔咒确实躲不开，哈哈哈！
Joy： 我懂了，原来“魔咒”都是真的

朋友圈

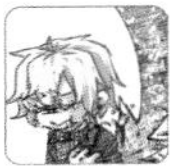

爱吃杧果甜品控

#值班大胆吃杧果#
奶茶就不该点杨枝甘露的
从下午3:00开始
就没歇过
上次值班无事发生
这次值班楼上楼下反复横跳就没停过
我错了
都是自找的

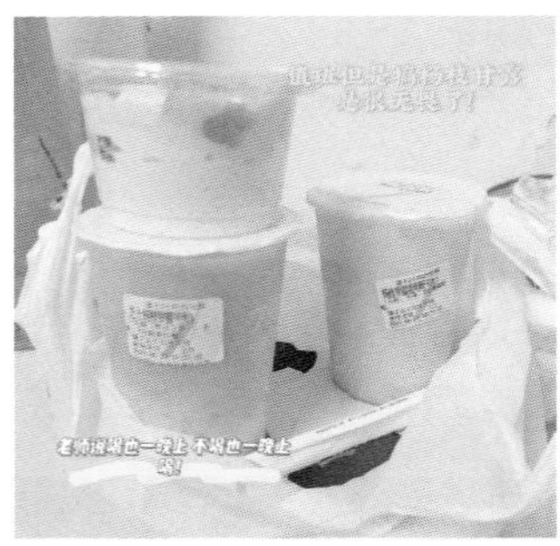

♡ **Joy，大三临床八年制 宇平，大四儿科 之悦学姐，医学院 程老师**

大三临床八年制 宇平：昨天我们值班吃了杨梅

爱吃杧果甜品控 回复 **大三临床八年制 宇平：**以毒攻毒了

大四儿科 之悦学姐：众所周知！杨枝甘露的成分是“杨枝”和“甘露”，不能算

爱吃杧果甜品控 回复 **大四儿科 之悦学姐：**哈哈哈，不知道能不能算呢。

朋友圈

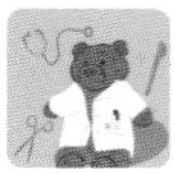

外科小妍

2021年7月23日7:30

急诊创伤外科病区，顺利出夜班

傍晚意外收到男朋友送的苹果和可乐，果然很有用。

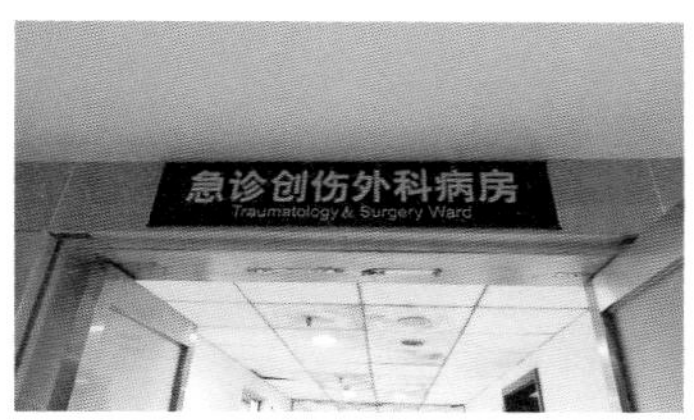

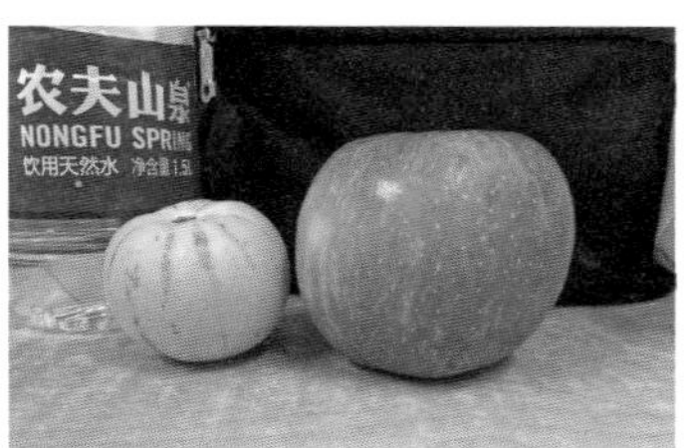

♡ **创伤外科 季老师，Joy，大五临床八年制（法文班）灵儿，大三临床五年制 浩亮博一 皓瀚，大五临床五年制 柳依，大五儿科小泠**

博一 皓瀚：你男朋友是懂医学生的

外科小妍 回复 **博一 皓瀚：**天天在我的言传身教之下，他一个工科生也终于懂一点小浪漫了

朋友圈

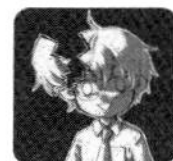

霉霉晓医生

2021年6月11日17:39

此刻，草莓时代结束，进入了一个崭新的时代——杨梅时代。

小医生CTU冲冲冲（6）

两箱杨梅

放在冰箱里

据说是留给别的地方的老师下班来取

今晚值班的老师没一个敢吃

xswl

祝你们好运

草莓时代结束了

♡ **辅导员 老王，Joy，大三临床八年制 阿铭，大四儿科 之悦学姐**

大三临床八年制 阿铭：为什么冰箱里会有杨梅 害怕

霉霉晓医生 回复 **大三临床八年制 阿铭：**不知道，哈哈哈，也许是哪位医生不知情的家属送来的慰问品 今天还看到师兄的对象给他送臭豆腐，他也一直不敢吃，让对象赶紧带出去，不知道为什么，哈哈哈！

博一 清风学长 回复 **霉霉晓医生：**制作过程有霉。

霉霉晓医生 回复 **博一 清风学长：**哈哈，竟然是这样。

大四儿科 之悦学姐 回复 **博一 清风学长：**但是高温不是能祛霉吗？ 下锅炸了应该就没事了吧，哈哈哈，说得我也突然好想吃臭豆腐了。

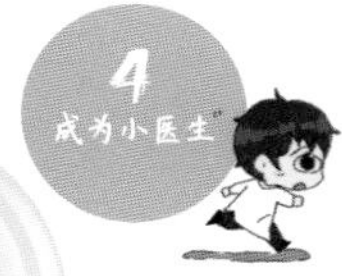

朋友圈

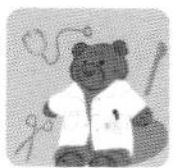

外科小妍

没有人能拒绝小黄鸭，鸭（压）住霉运

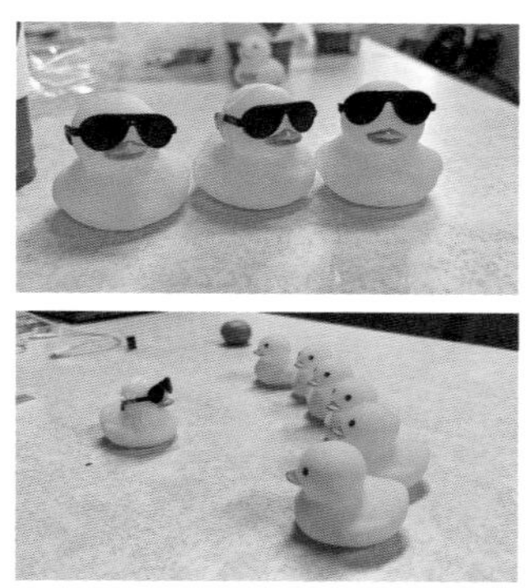

♡ **大四护理 欣怡，Joy，大一营养 思嘉，大三临床八年制 阿铭，医学院 魏老师**

大四护理 欣怡：好可爱！鸭鸭们是在开小会交班吗?

外科小妍 回复 **大四护理 欣怡：**那戴墨镜的肯定是大主任

大五临床五年制 阿杰：今天也要加油“鸭”！

外科小妍 回复 **大五临床五年制 阿杰：**

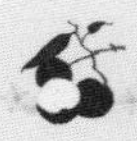

等待转机的冒险家

#我的急诊历险记#

我的急诊实习经历是一次带有强烈玄幻色彩的冒险之旅。

故事要从实习前一周见习的那次CCU的夜班开始。那天我点了一杯杨枝甘露，虽然当晚是个平安夜，但是后面的实习经历让我吃尽了苦头。

朋友圈

第一周在抢救大厅接救护车，是我霉运的开始。一共上了三次班，两次白班一次夜班，白班能毫无事情地坐着的时间不超过2个小时，夜班更是一直忙到凌晨四点才结束。一周时间，我“小霉蛋”的名号就已经在老师和基地学长、学姐间渐渐传开了，以至于后面即使我不在抢救大厅实习了，接救护车的老师一看见我还会气愤地说：“难怪我今天这么忙，原来是见到你了！”

不过事情在我第四次值夜班的时候发生了转机。一起值班的学长给我讲了一个理论：只要吃饱了，霉运就会走。他只要一看见患者来了或者每过一段时间都会叫我吃零食：“同学别停，同学继续吃”。别说，还真管用，那天夜班异常平稳。从此以后，“灾星”变成“福星”，最后两次班都非常顺利，算是成功洗白。

“急诊历险记”已经圆满落幕，感谢所有老师和基地学长、学姐的悉心照顾。我的医学之路才刚刚起步，希望之后的科室能够善待我！

♡ **大四临床五年制（英文班）明风，Joy，大五口腔五年制 文然，大三医学检验技术 阿涛，急诊 小云师姐**

Joy：我只知道ICU是重症监护室的意思，CCU是什么呀

等待转机的冒险家 回复 **Joy：**C代表cardiac，CCU就是冠心病等心脏病患者的重症监护病房。

大四临床五年制（英文班）明风：这方法真不错，就是有点费零食 下次我也试试。

等待转机的冒险家 回复 **大四临床五年制（英文班）明风：**哈哈哈，说不定真有用呢 就是不知道实习结束会长胖多少。

4.4 小医生的机智生活

“医生，我看百度上说……”

“医生，这文献上讲的怎么和你说的不一样啊……”

“医生，你好辛苦啊，以后千万不能让我的孩子学医……”

“医生，你有对象了吗？”

“医生，我明天就出院啦，谢谢你啊！”

更多后续

敬请收看《小医生闯关记》！

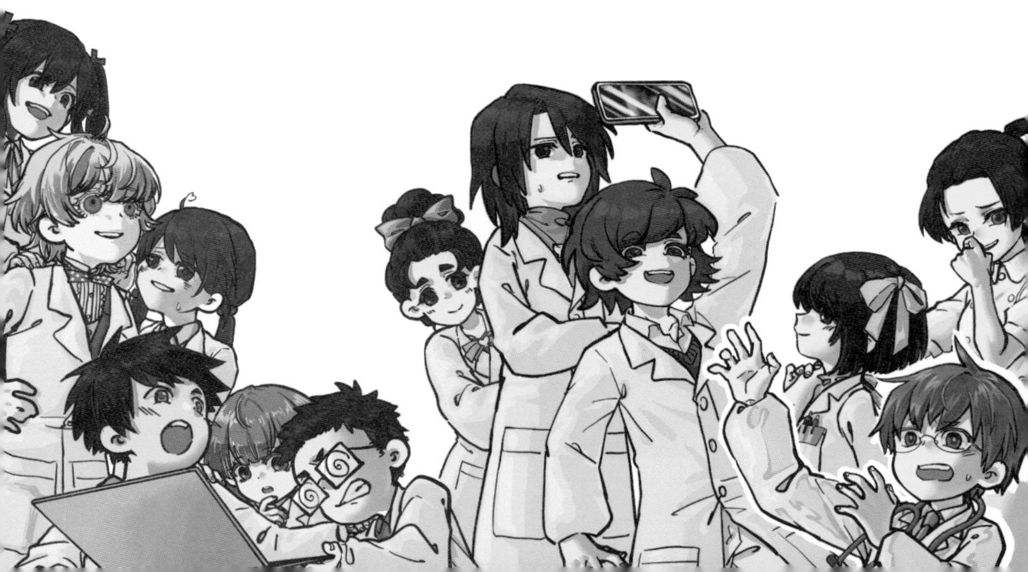

朋友圈 

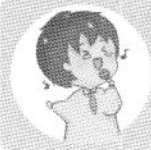

实习小潘

一个普通实习生的白大褂口袋里能放多少东西……

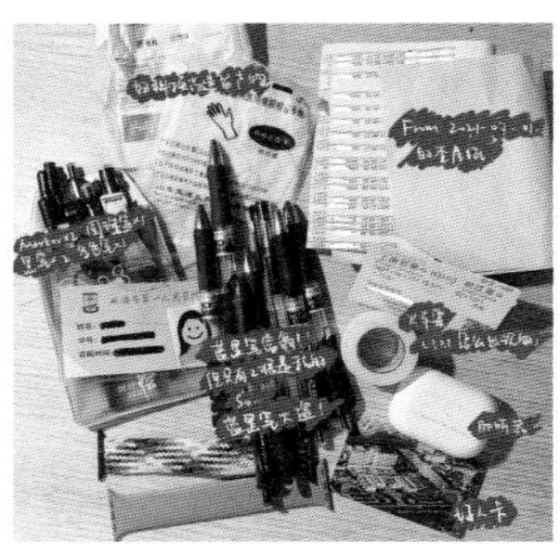

♡ **实习小潘，大七口腔八年制 小邢学长，大五临床八年制 妍妍，博一 晶晶学姐，辅导员 袁老师，实习小组成员 小黄**

实习小组成员 小黄：有这么多笔，再也不怕丢了

大七口腔八年制 小邢学长：还差零嘴大礼包。

大五临床八年制 妍妍：还有免洗洗手液

博一 晶晶学姐：来了外科后必备纱布、胶布、敷贴

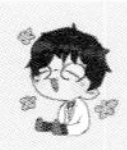

小 y 爱临床

今天小 y 医生为实习小组的成员准备了新的胸牌

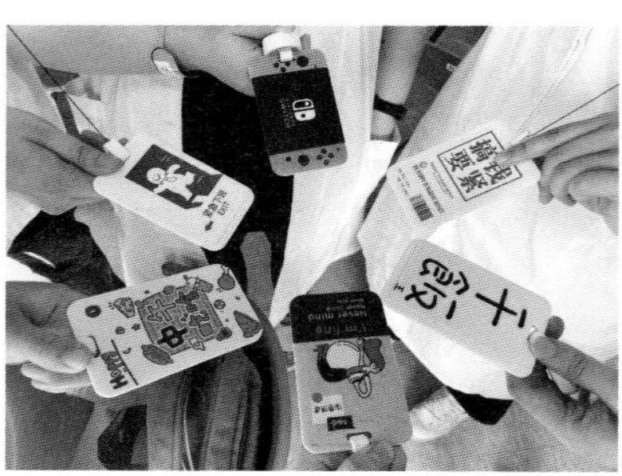

朋友圈

♡ **高中同学 诗璐，实习小组成员 露琪，大五临床八年制 阿桢，老爸，小 y 爱临床，博二（法文班）倩云学姐**

博二（法文班）倩云学姐：我之前收到一个胸牌，超大的“發”，下面一行“paper”（论文）

小y爱临床 回复 **博二（法文班）倩云学姐：**哈哈哈，那可真不错 临床科研两不误，祝学姐多多发“paper”呀

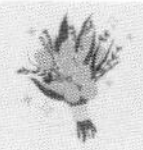

cc（内科急诊生存版）

一张泛黄的纸，不知道帮助了多少人

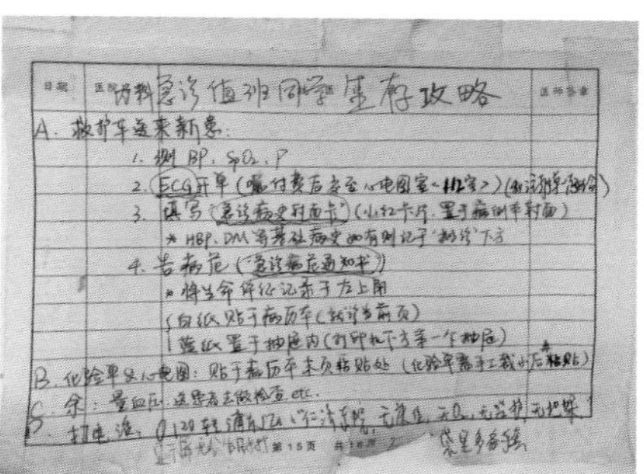

内科急诊值班同学生存攻略

A. 救护车送来新患：

1. 测BP、SpO_2、P
2. ECG开单（嘱付费后至心电图室<112室>）
3. 填写“急诊病史封面卡”（小红卡片，置于病例本封面）
   * HBP、DM等基础病史如有则记于“初诊”下方
4. 告病危（“急诊病危通知书”）
   * 将生命体征记录于左上角
   白纸贴于病历本（新诊当前页）
   蓝纸置于抽屉内（打印机下方第一个抽屉）

B. 化验单及心电图：贴于病历本末页粘贴处（化验单需手工裁剪后粘贴）

C. 余：量血压、送患者去做检查 etc.

D. 打电话：

♡ **cc（内科急诊生存版），大四临床五年制（英文班） 明风，内科规培基地 瑶瑶学姐，急诊内科 小翠老师，老妈**

内科基地 瑶瑶学姐：都是经验的积累 这张纸我在做实习小医生的时候就看到过了，哈哈哈

cc（内科急诊生存版）回复 **内科基地 瑶瑶学姐：**这张饱经风霜的纸说不定是哪位上级医生在当学生时写的呢

朋友圈

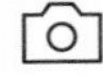

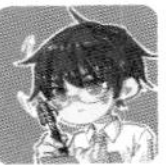

忙碌的凌艺

终于有机会能去心内科的导管室，那是我一直想去观摩的地方。

想去看的理由，颇有些“白月光与朱砂痣”的感觉——我很喜欢心内科，后来又因为担心接受辐射的缘故放弃了，于是便想看看这射线是个怎样的“吃”法。

医生要穿全套铅衣，手术台上医生面前也会有防护板。我试穿了一下铅衣，没有想象中的那么重，但让我穿着铅衣站久一些，我的腰估计要撑不住了。

老师告诉我们哪里是安全区（几乎没有射线），但我依然会有些担心，希望医学能够在这方面有所突破，让医生在日常工作中不要受到这些伤害。

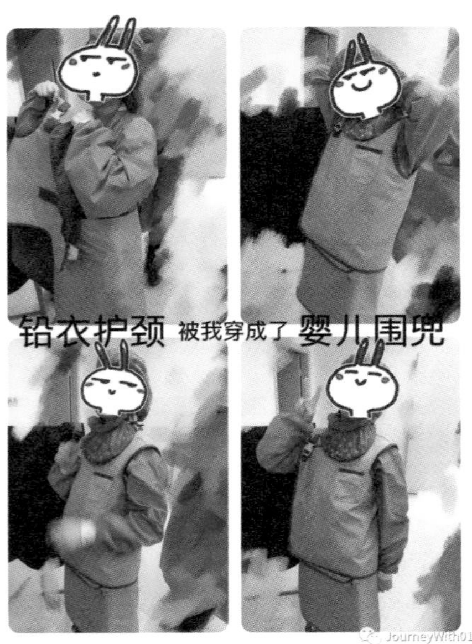

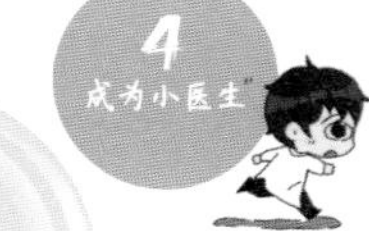

朋友圈

♡ **忙碌的凌艺，大三临床八年制（法文班）米朵，高中同学 小坤，心内科 闫老师，爸爸**

高中同学 小坤：所以为什么心内科会有射线

忙碌的凌艺 回复 **高中同学 小坤：**心内科的冠脉介入手术需要在X射线下进行，所以是有辐射的哦。

高中同学 小坤 回复 **忙碌的凌艺：**原来内科也需要做手术哇

忙碌的凌艺 回复 **高中同学 小坤：**是呀！内科外科打破传统界限，一起努力诊治疾病

高中同学 小坤 回复 **忙碌的凌艺：**看来要当一个好医生还得内外兼修

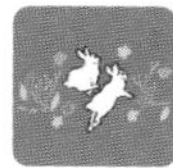

小北鼻观察员 by

今天给一个小朋友做腰椎穿刺
小朋友哭得很厉害
消毒的时候
先抓着我的胸牌
“阿姨把你的牌牌给我，呜呜呜”
又抓着我的红笔
“阿姨把你的笔给我，呜呜呜”
后来看上了小徽章
“阿姨把你的徽徽给我，呜呜呜”

腰椎穿刺快做完了，小朋友挣扎着要见外婆
我说你数到60外婆就出现啦
他就闭着眼睛用哭过的小嗓子从1开始数数

后来腰椎穿刺做完了，我把小胡萝卜徽章给
他外婆

朋友圈

护士姐姐："哎呀这个小朋友每次做腰椎穿刺都要问医生要东西！"

谨以此纪念离岗的小胡萝卜徽章 🥕

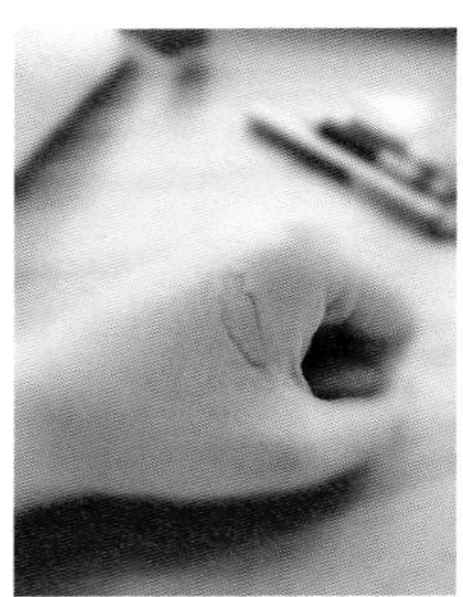

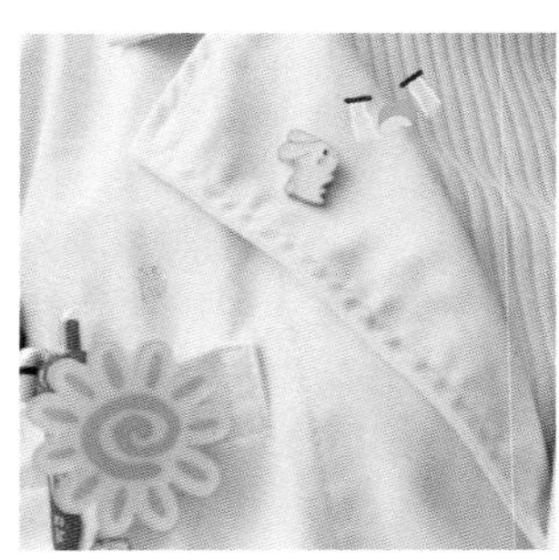

♡ **小北鼻观察员 by，大五临床五年制 凡瑜，大四儿科 琉玥，大三医学检验技术 阿涛，大一营养 思嘉**

大五临床五年制 凡瑜：哈哈哈，被叫阿姨了。

小北鼻观察员 by 回复 **大五临床五年制 凡瑜：**哈哈，被叫多了也就习惯了

大四儿科 琉玥：听起来……儿科有点废小徽章

大三医学检验技术 阿涛：阿姨，我也想要那个胡萝卜

小北鼻观察员 by 回复 **大三医学检验技术 阿涛：**不给你这个大朋友。

大一营养 思嘉：呜呜，太可爱了吧。

小北鼻观察员 by 回复 **大一营养 思嘉：**儿科欢迎你

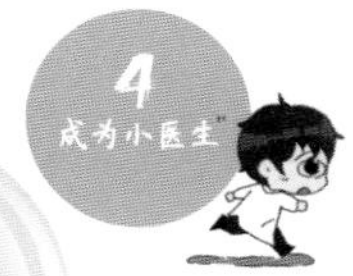

朋友圈

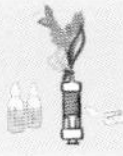

01 在实习

#社区医院实习

[上班前]

老师：今天你去计划免疫科，打疫苗的地方

我：好耶，可以去看小朋友打针

[半小时后]

我：小朋友吓哭的样子，真可爱

[一个半小时后]

我：求求你们，别吵了，救救我的鼓膜吧

我大概是忘了在儿科实习的经历

♡ **01 在实习，大五临床八年制 嘉勉，儿科 许老师，儿科规培基地 雪玲学姐**

儿科规培基地 雪玲学姐：我下班回到家一直幻听到小朋友的哭声

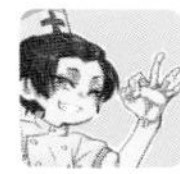

小护士圆圆

分诊时遇到一个外国人

正当我和老师在飞速思考如何用英语问诊的时候

他摸了摸自己的屁股，然后往桌上重重地拍了一下

我们：哦！摔到屁股了。

♡ **小护士圆圆，门诊护士长 胡老师，实习小组成员 小杨**

实习小组成员 小杨：只有肢体语言全球通用

小护士圆圆 回复 **实习小组成员 小杨**：不讲英语的医学英语现场情景教学

朋友圈

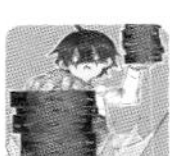

门诊钉子户小张

前信息时代的门诊：医生，我看网上说……

后信息时代的门诊：医生，我查了篇文献……

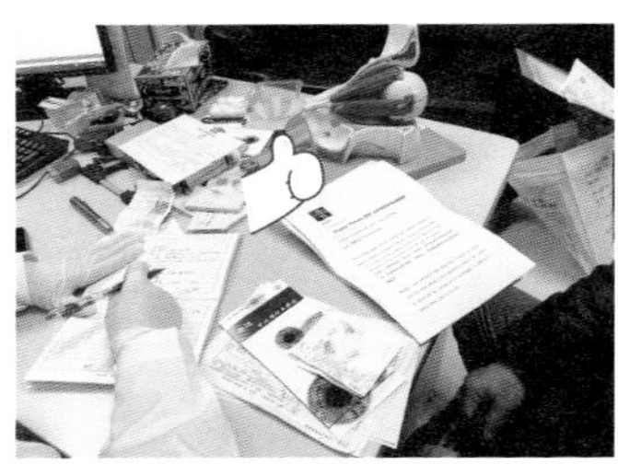

♡ **门诊钉子户小张，大三医学检验技术 阿涛，大五临床八年制 妍妍，博一 肝胆外科 小楠学长，大七口腔八年制 小邢学长，眼科 钟老师，外科规培基地 奕超学长**

大三医学检验技术 阿涛：这个厉害了

门诊钉子户小张 回复 **大三医学检验技术 阿涛：**我一下就支棱起来了。

外科规培基地 奕超学长：还有拿着各种指南来的。

门诊钉子户小张 回复 **外科规培基地 奕超学长：**救命！

博一 肝胆外科 小楠学长：侧面反映国民素质日益提高。

门诊钉子户小张 回复 **博一 肝胆外科 小楠学长：**胸怀大起来了

大七口腔八年制 小邢学长：后信息时代的门诊：陪患者一起读文献

门诊钉子户小张 回复 **大七口腔八年制 小邢学长：**这个患者可能很愿意，但是排在后面的患者该着急了

大五临床八年制 妍妍：最怕和患者说要使用某种药时，患者说起现在最新的xx疗法，然后我们完全不知道。

门诊钉子户小张 回复 **大五临床八年制 妍妍：**又有学习的理由了

眼科 钟老师：问问他影响因子几分的

门诊钉子户小张 回复 **眼科 钟老师：**建议下次把综述写好再带过来

大七口腔八年制 小邢学长 回复 **眼科 钟老师：**看个病能出一篇SCI

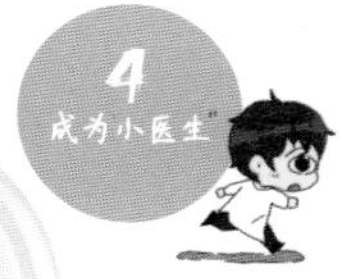

朋友圈 

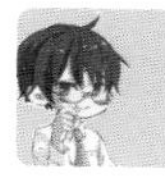

机智的小张医生

#今日眼科门诊聊天技能进阶

小姑娘无实际异常，但总觉得自己眼球突出不美观，坚持想做一个不必要的大手术，在老师的安排下，小张医生把她带到诊室外，面对外观焦虑的小姑娘，生生夸了她十分钟，从五官形状、气质神态、正侧比对、拍照打光、妆容效果全面分析，最后再攻以手术的风险阐述，遂令其清醒“你可以去咨询双眼皮的具体方案，能更安全有效地提高美观程度，但不许再提这个手术了，不然我就生气了噢！”然后她很听话地听取了安全方案，放弃了原先不切实际的幻想，并且表示“哇，你能在交大医学院读研也太厉害了”。

处方：找一个嘴比我更甜的男朋友

♡ **机智的小张医生，大三临床五年制 浩亮，大三临床八年制 宇平，博一 晶晶学姐，大七口腔八年制 小邢学长**

大三临床五年制 浩亮：也太厉害了吧！

大七口腔八年制 小邢学长：划重点，小张医生需要一个女朋友

机智的小张医生 回复 **大七口腔八年制 小邢学长：**哈哈哈，已有女朋友

博一 晶晶学姐：小张医生太会开处方了

机智的小张医生 回复 **博一 晶晶学姐：**

朋友圈

欣欣想当医生

入院谈话签字，老奶奶不会写自己的名字
在我的本本上练习写字 ✍
可可爱爱 😍😍😍

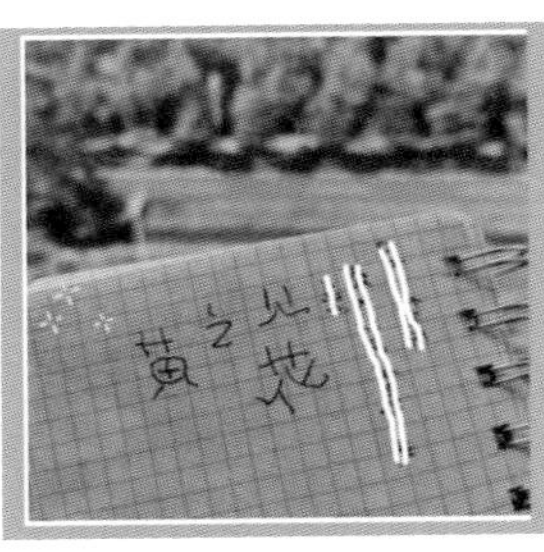

♡ **欣欣想当医生，大五临床八年制 小蔡，消化内科 刘老师，博二（法文班）倩云学姐，大五预防 阿睿**

大五临床八年制 小蔡：好可爱的老奶奶 😮

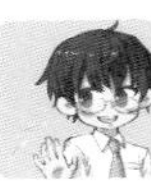

快乐 kk

“医生，这张床的位置风水不好，我要把床横过来放。”
嗯？我还特意去图书馆查了查资料……

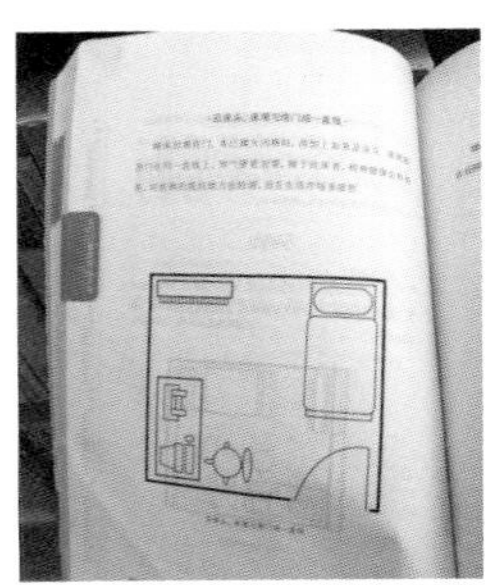

朋友圈

♡ 快乐 kk，大四临床五年制（英文班）明风，高中同学 宽宽，博一 晶晶学姐，博一 肝胆外科 小楠学长

博一 肝胆外科 小楠学长：这竟然还能找到参考文献
博一 晶晶学姐：快叫中医科会诊，请王主任来切磋切磋

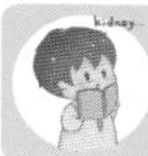

今天小余下班了吗

今天患者家属问了一个非常哲学的问题
患者既往有脑梗，诊断为“脑梗死个人史”
患者家属看到后问我：“确实发生过脑梗，但又没有死，为什么要写脑梗死？”

♡ 今天小余下班了吗，老爸，大六口腔八年制 小李学长，姑姑，大三临床五年制 昭阳

大六口腔八年制 小李学长：人没死，但是局部的细胞死了。
今天小余下班了吗 回复 **大六口腔八年制 小李学长：**这解释没毛病
姑姑：所以是脑－梗死，不是脑梗－死，就像我们说水管堵死了一样是吗？
今天小余下班了吗 回复 **姑姑：**对对，心肌梗“死”也是同理

朋友圈

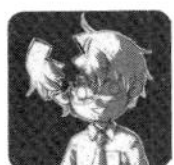

露琪琪琪琪

“医生，PET-CT的中文意思是什么”
“你帮我写下来啊，是派德CT吗”
啊这，难住我了。

PET-CT检查

正电子发射断层-X线计算机断层组合系统（PET-CT）可广泛应用于健康体检和肿瘤诊断、疗效评价与监测，在欧美发达国家，PET-CT已被视为健康 ...

别称： 正电子发射断层-X线计算机断层组合系统

英文名称： positron emission computerized tomography and computer tomography

就诊科室： 核医学科

露琪琪琪琪，实习小组成员 小颜，大五预防 阿睿，研一 胸外科 香香学姐

大五预防 阿睿： 天天挂在嘴边说PET-CT，没想到全称原来这么复杂

露琪琪琪琪 回复 **大五预防 阿睿：** 是呀，其实别说患者了，确实有很多常用医学词汇的简称和缩写，医生有时候都不一定搞得清

研一 胸外科 香香学姐： 不仅是名称的问题，我感觉很多检查患者就算知道了中文名称，也不是很清楚医生开的检查可以查出什么以及为什么一定要做，但是有时间我还是会向患者及家属解释

露琪琪琪琪 回复 **研一 胸外科 香香学姐：** 确实！但是很多时候患者一多就顾不上解释，也会有不少患者做好检查回来发现漏做了一些重要的检查，导致缺少很多关键的信息，耽误更多时间

朋友圈

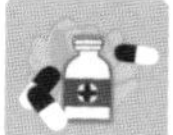

童童小医生

#今日破防

给患者换药，有说有笑，忽然——

患者甲：Z医生，我就没见你休息过，每天都能看到你，从早上到晚上，晚上还不睡觉！

（笑容僵住）

家属乙：Z医生，我现在最大的感受就是，以后千万不能让我的小孩学医，实在太辛苦了！

（迅速换好药）

“哈哈哈，你说得真对呀；哈哈哈，药换好了，你好好休息吧。”

童童小医生，大三临床五年制 浩亮，大五临床八年制 阿桢，妈妈，胃肠外科 薛老师

大五临床八年制 阿桢：只好尴尬微笑，然后黯然离场

童童小医生 回复 **大五临床八年制 阿桢：**虽然听起来很不舒服，但想想貌似也无法反驳

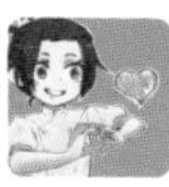

周周不想喝粥

#今日实习见闻

给男患者拔鼻胆管

患者女朋友：医生你温柔一点、慢一点、小心一点哦，XX你好可怜，我好心疼你哦。

我：（虽然快点拔还舒服一点）家属请去外面等着哦。

患者女朋友无动于衷，坚持要站在边上，甚至想制止。

——拔出来时带出一点黏稠的分泌物

患者女朋友忽然大声干呕着跑了出去

朋友圈

♡ **大五临床八年制 妍妍，周周不想喝粥，大三临床五年制 浩亮，大五临床五年制 嘉勉，肝胆外科 叶老师，博二 宁宁学姐**

博二 宁宁学姐：医疗操作时请家属回避，是对患者的保护，也是对家属的保护，这蛮重要的。

周周不想喝粥 回复 **博二 宁宁学姐：**是啊，爱情也需要保护 😁

周周不想喝粥：果然医院才是爱情的考场 🐱

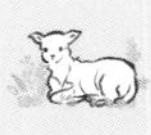

小黄是唯一

精神检查
“说出上海的两个区”
“浦东区 浦西区”

上海市 · 精神卫生中心

♡ **大三临床五年制 浩亮，实习小组成员 小潘，Joy，精神科 沈老师**

实习小组成员 小潘：我觉得回答没什么问题，哈哈哈。

小黄是唯一 回复 **实习小组成员 小潘：**你也住进来吧 🐱

实习小组成员 小潘 回复 **小黄是唯一：**你能当我的管床医生么，那可以 🐱

小黄是唯一 回复 **实习小组成员 小潘：**那你要自己写病史和病程录哦。

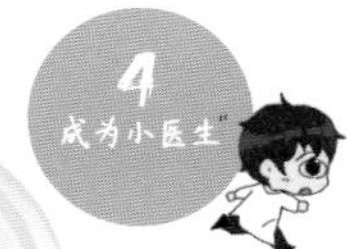

朋友圈

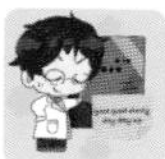

小蔡在实习

老患者很认真地写下：蔡医生说……

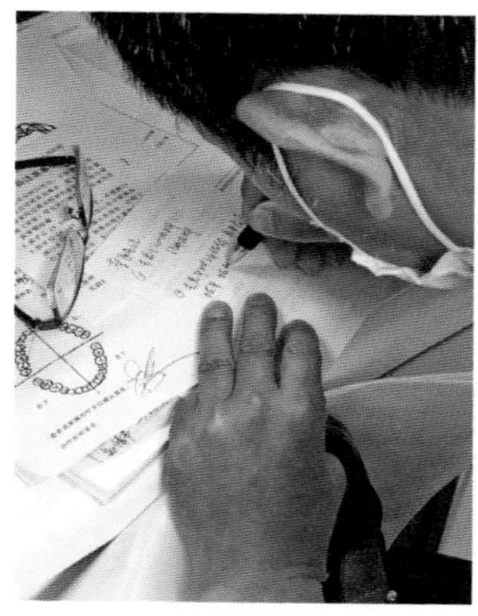

♡ **大七口腔八年制 小邢学长，Joy，老爸，大五口腔五年制 文然，口腔外科 项老师**

大五口腔五年制 文然： 就像当年上课咱们一边听老师讲课，一边认认真真记笔记一样 生怕漏掉重要的内容，只能每个字都记下来，哈哈哈。

小蔡在实习 回复 **大五口腔五年制 文然：** 确实！这就是知识的传递

大七口腔八年制 小邢学长： 小蔡医生棒棒哒

口腔外科 项老师： 这下感受到医生肩上的重担了吧

小蔡在实习 回复 **口外科 项老师：** 嗯嗯，患者会把医生的话当作真理，所以要有责任心呀

朋友圈

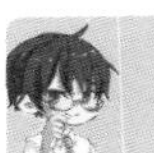

机智的小张医生

受之有愧，感谢患者的认可和师长的帮助。接住意想不到的锦旗那一刻，某种意义上就接住了未来的无限责任。

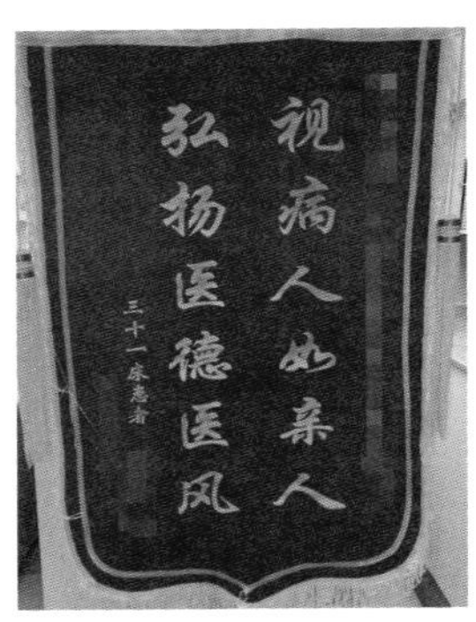

♡ **机智的小张医生，大二临床五年制 娜娜，大三医学检验技术 阿涛，大五口腔五年制 文然，大四临床五年制（英文班）明风，大五临床八年制 小蔡，博一 皓瀚，眼科 钟老师，妇产科 一凡学姐，老爸，姑姑**

大二临床五年制 娜娜：太强了！

大三医学检验技术 阿涛：太强了！

大五口腔五年制 文然：太强了！

大四临床五年制（英文班）明风：太强了！

大五临床八年制 小蔡：太强了！

博一 皓瀚：厉害啊！实习期间就收到了锦旗！

眼科 钟老师：这么快就有锦旗了，小张医生👍👍👍

妇产科 一凡学姐：头条！

老爸：儿子真优秀！继续加油！👍👍

机智的小张医生：感谢各位亲朋好友的祝贺！小张医生会继续努力的😌

朋友圈

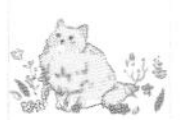

悦悦［愉快］

#儿科值班

跟小朋友在一起就是一直嘴角上扬

① 给一个7岁小男孩做心电图时

我“衣服要撩起来一下哦”

“啊，这是在耍流氓吗？”

我和他妈妈一阵爆笑。

“我的意思是我这样不算耍流氓吗？”

② 虽然比一些小宝宝大了20岁，但我还是姐姐。

下班时碰到要去外面玩的2岁乖宝。

乖宝妈妈：“医生姐姐下班啦！”

“姐姐拜拜！”

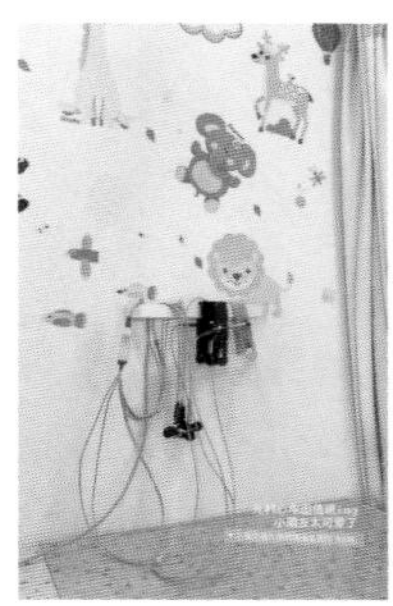

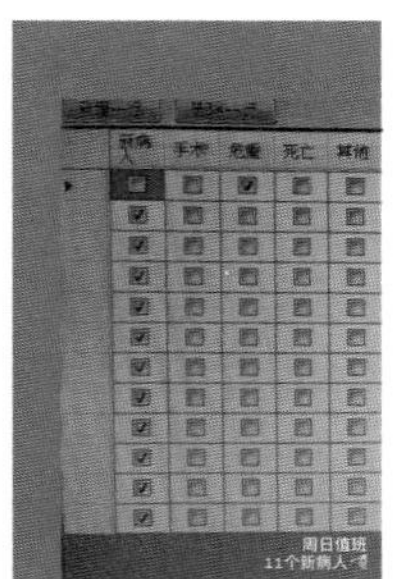

♡ **大四儿科 琉玥，大五临床八年制 妍妍，儿科 许老师，大三临床五年制 浩亮大五儿科 小泠，大五儿科 宇轩**

大四儿科 琉玥： 真是个懂礼貌的小朋友呢。

大五儿科 小泠： 儿科实习体验极佳！每天不管多累，看看小宝宝就立马被治愈！

悦悦［愉快］ 回复 **大五儿科 小泠：** +1！

儿科 许老师： 这么喜欢小朋友要不要选儿科呀

悦悦［愉快］ 回复 **儿科 许老师：** 老师我会认真考虑的

朋友圈

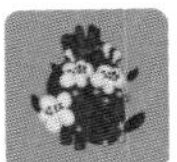

小雅要做"开心"小医生

心电图室
如果有人问我彩虹的颜色是什么
我会脱口而出：红黄绿棕黑紫

♡ **舅妈，高中同学 杉杉，大五临床八年制 妍妍，博一 小迪学姐**

大高中同学 杉杉：红黄绿棕黑紫？是什么

小雅要做"开心"小医生 回复 **高中同学 杉杉：**这是心电图胸导联各个电极的颜色顺序啦

实习小赵

上级请喝奶茶
我点了个绿的柠檬茶
另一个学姐说“这是点了杯胆汁吗？”

♡ **实习小赵，实习小组成员 小潘，博二（法文班） 倩云学姐，Joy，大三医学检验技术 阿涛，博一 晶晶学姐**

实习小组成员 小潘：颜色太像了，就有条件反射了

博二（法文班）倩云学姐：哈哈哈哈，点一杯胆汁还是第一次听说

博一 晶晶学姐：刚刚见习完真的是会“选择性”丧失食欲 我刚刚从消化科出来，就想屏蔽一切和“蛋花汤”相关的东西

实习小赵 回复 **博一 晶晶学姐：**哈哈哈，是因为“蛋花汤样腹泻”吗？

博一 晶晶学姐 回复 **实习小赵：**好了，好了，快别说了

朋友圈

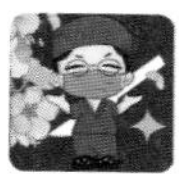

小 y 爱临床

掐指一算，在普外待了正好5周

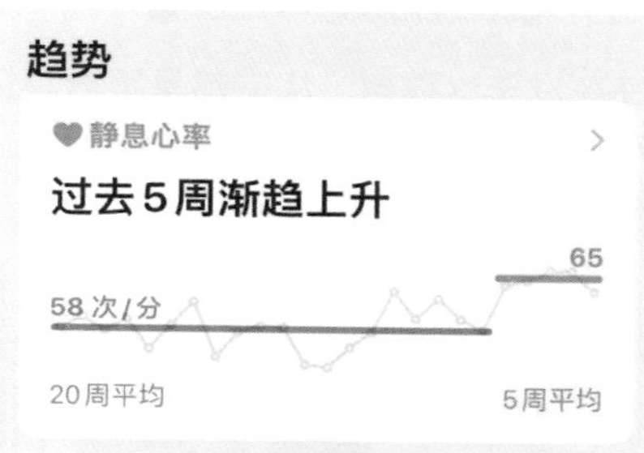

♡ **小y爱临床，胰腺外科 张老师，肝胆外科 叶老师，外科规培基地 薇薇学姐，乳腺外科 童老师，甲乳外科 匡老师，胃肠外科 薛老师，老爸，普外科 钱学长，博二 宁宁学姐**

普外科 钱学长：在普外的5周，看这心率算是肉眼可见地爱上了外科

小y爱临床 回复 **普外科 钱学长：**你说得很对

胰腺外科 张老师：是心动的感觉呀，选外科吧

小y爱临床 回复 **胰腺外科 张老师：**哈哈哈，确实想当外科医生

博二 宁宁学姐：可以做个研究，普外科实习强度对实习小医生心率的影响，一定有显著性差异

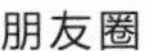

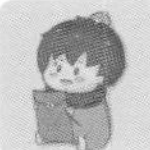

跨年也要值班的菲菲

2022壬寅虎年限定习俗：医院跨年
限定节目：院长亲自发过年红包

不过好在过年这件事，从来都是距离越远，心越近。
牛年最后一次值班也要夜无殊！

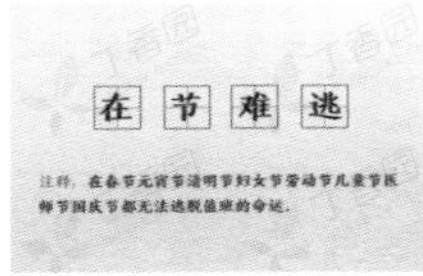

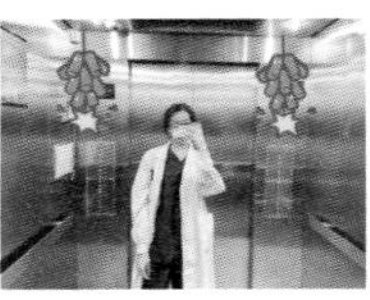

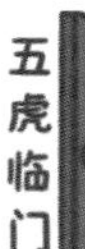

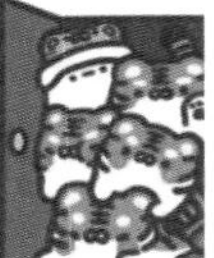

除夕夜的住院部大楼

♡ **跨年也要值班的菲菲，妈妈，Joy，舅妈，辅导员 袁老师，实习小组成员 小贾，博一 晶晶学姐，大三医学检验技术 阿涛，大五口腔五年制 文然，肝胆外科 叶老师，老爸，研一 胸外科 香香学姐**

辅导员 袁老师：菲菲新年快乐呀，值班辛苦啦
妈妈：咱家年夜饭我打包给你送来吧！
跨年也要值班的菲菲 回复 **妈妈：**不用啦！我明天出夜班就回家！
实习小组成员 小贾：辛苦菲菲了，祝夜无殊

4.5 夜班生活plog

鸡鸣破晓

充实的夜班告一段落

Joy已记不清

这一夜

自己与伙伴们做了多少个“仰卧起坐”

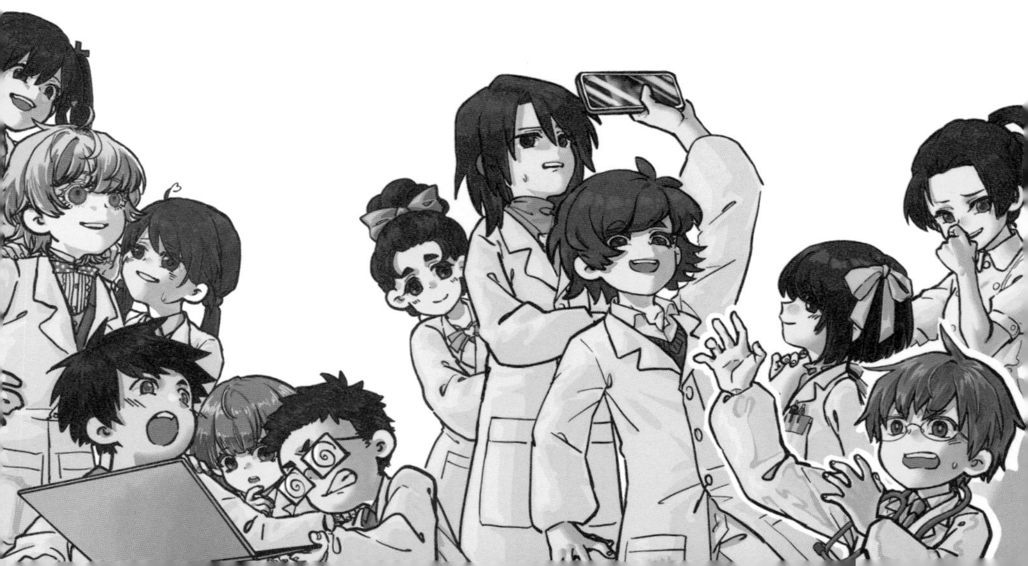

朋友圈

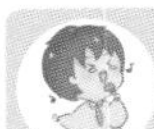

临床小纪

虽然没有看到2022年的第一个日出
但是可以拥有2022年的第一个夜出

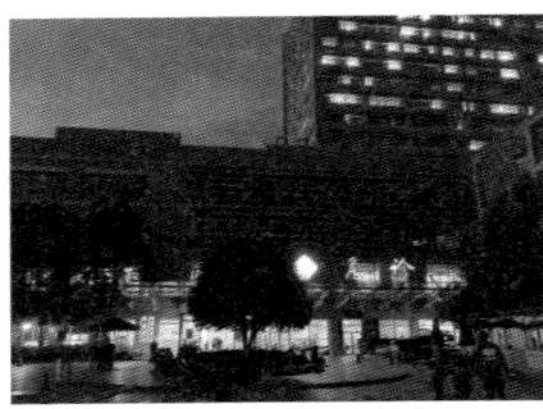

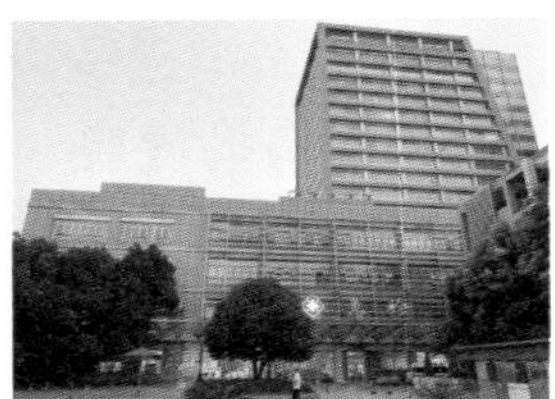

急诊科 晓丹老师，大四临床五年制（英文班） 明风，Joy，大三临床八年制 乐辰，大四护理 欣怡，辅导员 燕子姐姐

大四临床五年制（英文班）明风： 加油bro！

临床小纪 回复 **大四临床五年制（英文班）明风：** 一起加油bro！

辅导员 燕子姐姐： 新的一年也棒棒哒

临床小纪 回复 **辅导员 燕子姐姐：** 谢谢燕子姐姐！新年快乐！

大四护理 欣怡： 你也曾见过凌晨四点的上海吗

临床小纪 回复 **大四护理 欣怡：** 笑死了，哈哈哈

表弟： 夜出是夜晚出来玩的意思吗?

临床小纪 回复 **表弟：** 哪有！夜出是上完夜班从医院出来的意思

朋友圈 

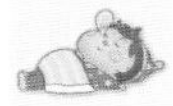

困困小高倒头就睡 zzz

夜班人的夜班plog 👀 👀 👀

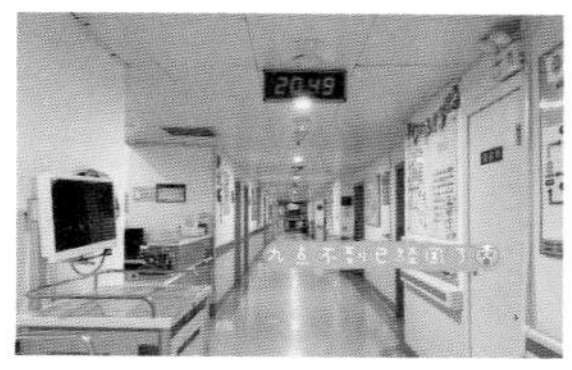

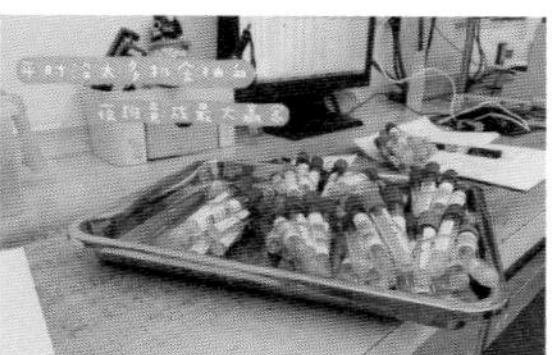

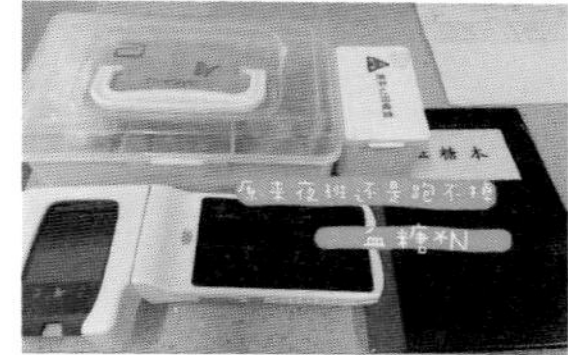

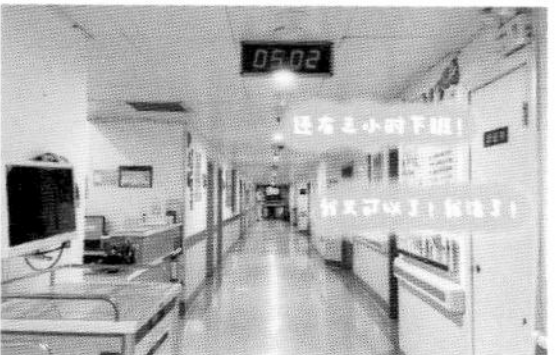

♡ **大四临床五年制 阿雯，大四临床八年制 朗琪，Joy，大五预防 阿睿，大四儿科 琉玥，大五临床五年制 轩颐学长**

困困小高倒头就睡zzz： 终于下班了 😭！！！我要在我亲爱的小床上昏睡三天三夜 😭 😭 😭！

大四临床五年制 阿雯： 是每天都躲不过的测血糖，太真实了

大四儿科 琉玥： 夜班基本配置：咖啡＋茶＋薄荷糖＋我半待机的小脑袋瓜子 😁

朋友圈

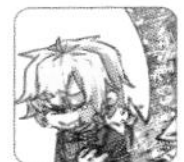

穿白大褂的兔兔

或许轮过外科急诊的同学都知道这个电风扇
为什么外科急诊的第一个夜班就碰上这种事

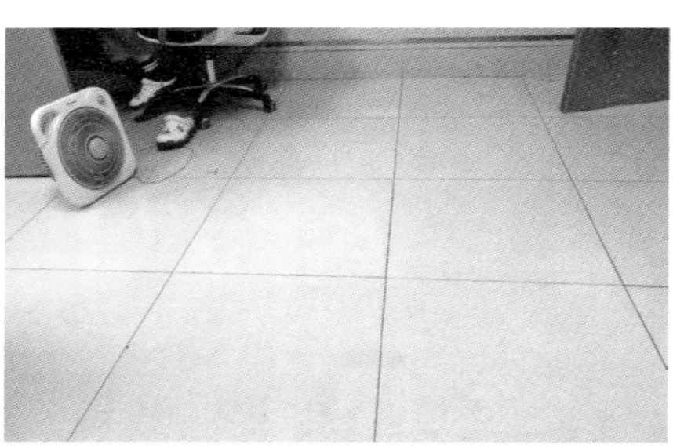

♡ **大五临床八年制 海洋学长，大三临床五年制 昭阳，博一 清风学长，大六口腔八年制 小李学长**

大五临床八年制 海洋学长： 这是在干啥?
大三临床八年制 昭阳： 干啥用的?
大五临床五年制 凡瑜： 吐了?
大五预防 阿睿： 猜测是在放味道
博一 清风学长： 或者在把地吹干
大六口腔八年制 小李学长 回复 **博一 清风学长：** 消毒水打翻了吗?
博一 清风学长 回复 **大六口腔八年制 小李学长：** 我觉得你可以猜得更大胆一点，否则兔兔也不至于发条朋友圈
穿白大褂的兔兔： 就是一些带有特殊气味的未消化完的食物残渣罢了 不过味道倒是其次，就怕不小心踩到滑倒了。

朋友圈

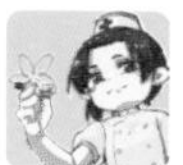

小刘不困 TT

被护士姐姐敲门叫醒初体验

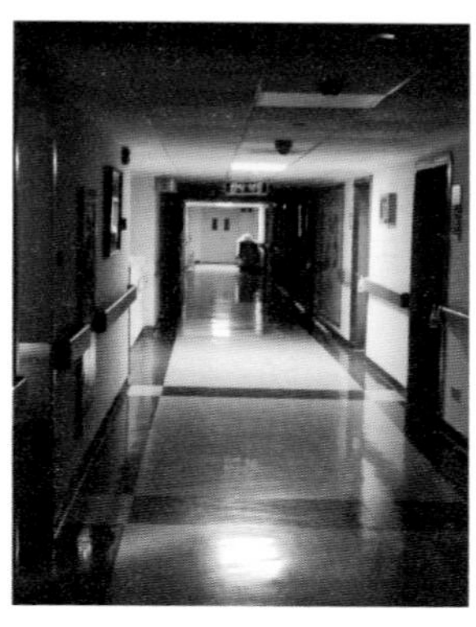

♡ **高中同学 正阳，大五儿科 宇轩，Joy，大五预防 阿睿，大三医学检验技术 阿宇，大五临床五年制 凡瑜**

大六口腔八年制 小李学长：没有被护士姐姐敲门叫醒的实习生活是不完整的

小刘不困 TT 回复 **大六口腔八年制 小李学长：**信女愿吃素一天换夜班顺利 🙏🙏🙏

大五儿科 宇轩：被叫醒的瞬间，啥症状？该咋办？老师在不在？

小刘不困 TT 回复 **大五儿科 宇轩：**夜班哲学三问，哈哈哈

大五预防 阿睿 回复 **大五儿科 宇轩：**哈哈，太真实了！

高中同学 正阳 回复 **小刘不困 TT：**下班好好休息！周末一起聚餐！

小刘不困 TT 回复 **高中同学 正阳：**期待！

朋友圈

穿白大褂的兔兔

#外科急诊

晚上来了个救护车送来的患者，应该是急性梗阻性化脓性胆管炎，Reynolds五联征（腹痛、寒战高热、黄疸外加出现休克和神志障碍），血压70/40mmHg。氧饱和度情况不太好，我打电话给留观要床位，那边说只有吸氧，没有心电监护仪。

老师说，行吧。

之后就是我噩梦一样的夜晚：充当人工心电监护仪，每个小时上楼去量一次生命体征。凌晨3:00之后患者基本稳定了，量血压的任务稍微缓了缓，但我也睡不着了。迷迷糊糊到5:00多，脑子里第一个想法就是那个患者怎么样了，赶紧又跑上去看。

早8:00下班后听小讲课，结束之后跑去外科大楼的胆胰外科，那边正在说昨晚急诊收的重症胆管炎患者——

“老师说急诊没有心电监护仪，让同学晚上给他量血压的，这个同学不会就是你吧！”

嗯，是我。

结束了，终于结束了。

但怎么还有点恋恋不舍呢。

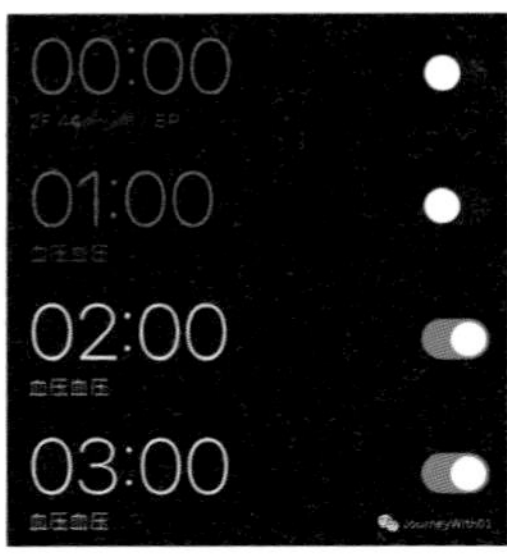

朋友圈

♡ **辅导员 袁老师，大六口腔八年制 小李学长，Joy，大四临床五年制（英文班）明风，大三护理 紫妍，急诊科 宁老师**

辅导员 袁老师：兔兔小医生棒棒哒。

穿白大褂的兔兔：虽然很累，但是超级有成就感。

穿白大褂的兔兔 回复 **辅导员 袁老师：**嘿嘿！小医生会继续加油哒。

大六口腔八年制 小李学长：👍👍👍

大四临床五年制（英文班）明风 回复 **穿白大褂的兔兔：**夸夸我们人工心电监护仪！今天外科老师还特意和我们说了这件事 👍

朋友圈

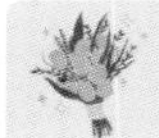

急诊轮转中的小赵同学

晚上的急诊，不那么嘈杂；
全世界都睡着了，我们撑起了希望。

这里灯火通明、人烟辐辏；
时间溜得悄无声息，查完房就到了凌晨。
在这里，时间停滞了，没有昼夜；
而这里，时间又很快，会声势浩大地向你挑衅——
争分夺秒——人，说没，就没了。

患者数量创新高的夜，是被几位高危患者的病情牵着走的夜，是在不负责的家属和好动的患者前对牛弹琴的夜。
想眯一会儿，刚闭眼，就被家属喊醒了；想休息一下，刚喝水，又有新患者被推进来了。
后半夜恍恍惚惚地熬，一被家属喊，立刻转变成神清气爽的模样。

4:45“你醒一醒啊”的哭喊叫醒了所有人，家属们哭着、后悔着；
5:52 整晚隔几分钟看一次的患者不行了，和两位老师一起轮流胸外按压，无果；
6:55 进来还没到一小时，又测了一直线的心电图；
一个没抢救完，又来一个呼吸衰竭，一个担心着急性白血病，另一个又抽搐起来。生命体征测不出，衰竭原因找不到……
“阿爸！哪能就一点不知道了啦！”
我把心电图机器推到床边，就像是在专门等待死神一般，心里很不是滋味，又很无奈。

朋友圈

送走了四位患者，顶着一颗疲惫到要炸裂的脑袋下班，

不喜欢睡觉的人儿仿佛找到了睡眠幸福感的真谛。

出生22年来第一个真正意义上的通宵，竟是这样又饿又累但极其难过的急诊夜班！

这是我离真正的“医生”角色最近的一次啊！

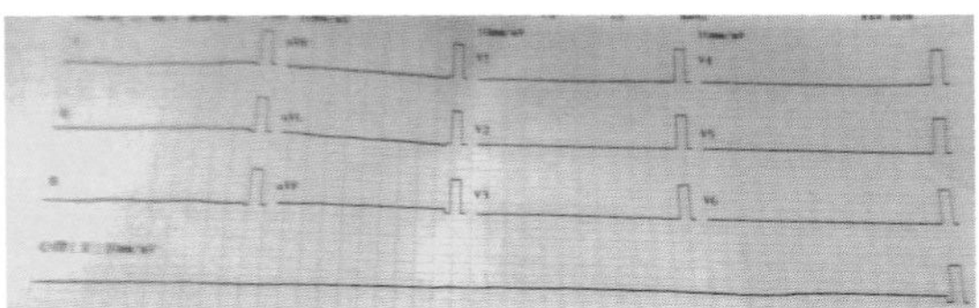

大四护理 欣怡，大六口腔八年制 小李学长，Joy，大五临床八年制（法文班） 灵儿，大五预防 阿睿，博一 清风学长，大五临床五年制 轩颐学长，急诊科 晓丹老师，大四临床五年制（英文班） 明风，高中同学 阿翔，大四临床五年制 阿雯

大六口腔医学八年制 小李学长：

大五预防 阿睿：字里行间体会到了做医生的艰辛

大四护理 欣怡：值完班要好好休息哦！

朋友圈

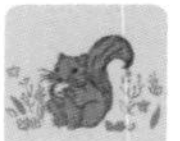

和最后一次夜班说拜拜的悦悦

#寒潮 · 胆胰外科出科 · 最后一次夜班

人真的是一种很脆弱的生物。我常有种剥离感，哪怕患者的指标一升一降，哪怕告知了病重，只要患者的当下仍在和我正常对话，我总是不愿意相信他在衰亡的这条路上走着。

在胆胰外科的三次夜班，每次各有各的惊险，重症胰腺炎、脓毒症 + 心力衰竭、肝衰竭 + 房颤，每次都让我猛地察觉到我们所能做的有限和医学的有限，我们在做的属实是一场场博弈。

胆胰外科的许多人都让我有些不舍。那些相信着我、体谅着我的患者家属，每每都让我因为帮不上忙而感到愧疚。

我们并不总能像图里的医生那样等到朝霞。

最后一次夜班
Fingers crossed

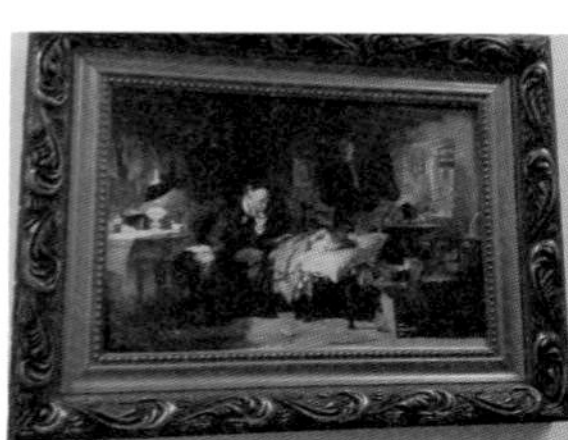

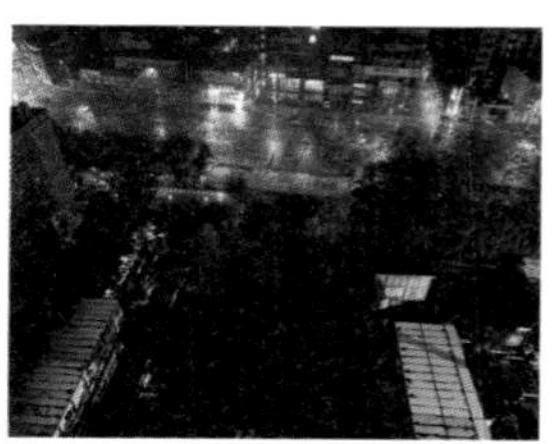

朋友圈

♡ **大五临床五年制 轩颐学长，大二临床八年制 子琪，Joy，大四儿科 琉玥，大五预防 阿睿，大六临床八年制 小迪学姐**

大六临床五年制 小迪学姐： To cure sometimes, to relieve often, to comfort always（有时去治愈，常常去帮助，总是去安慰。）

和最后一次夜班说拜拜的悦悦 回复 **大六临床八年制 小迪学姐：**

大五临床五年制 轩颐学长： 医学研究得越深入，就越发现在疾病面前人类到底有多脆弱。

和最后一次夜班说拜拜的悦悦 回复 **大五临床五年制 轩颐学长：** 人们总是感觉死亡离自己都很远，然而在医院里，生命的逝去仿佛是肉眼可见的

朋友圈

下一站内科！

#在妇产科的最后一天以及最后一个夜班

学姐说，最后一个班往往都很忙碌。从昨天的事实来看，确实如此。

在产科的最后一夜，第一次跟了做到凌晨的手术，第一次体验产科老师连做*n*台剖宫产的感受，第一次有机会充当“洗手护士”，第一次在产科睡上正经的床

离开妇科的时候，写了长长的日记，记录那些令人难忘的患者；离开产科的这个夜，我只期待每个妈妈都能被温柔呵护，每个宝宝都能被爱包围，每个人都能一生平安。

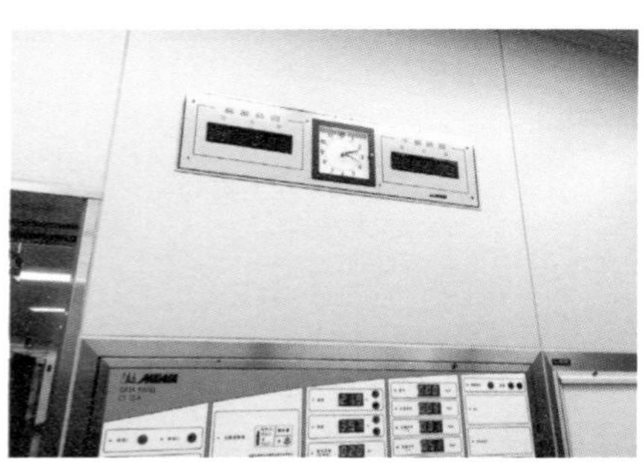

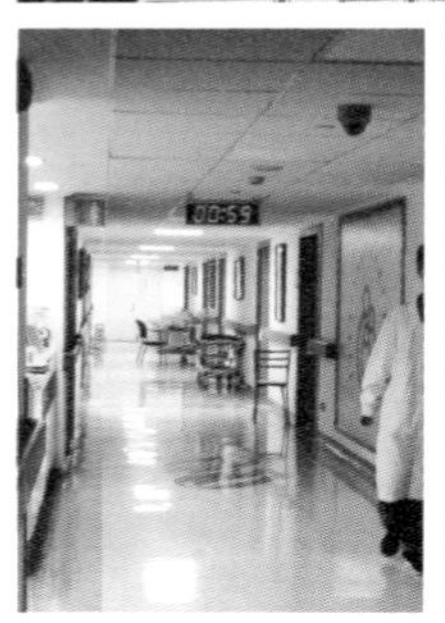

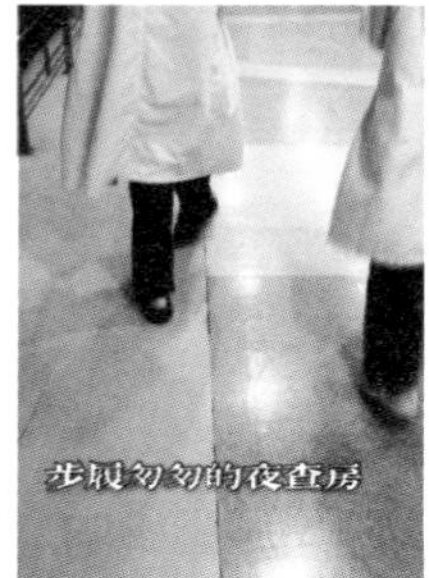

步履匆匆的夜查房

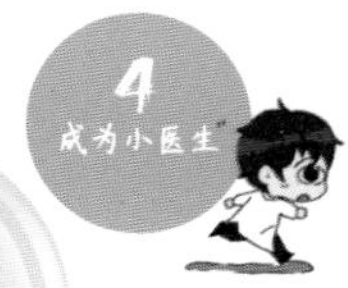

朋友圈

♡ **妇产科 林老师，大四临床五年制 阿雯，Joy，大三医学检验技术 阿涛，妇产科 一凡学姐，博二（法文班）倩云学姐**

妇产科 林老师：棒棒的小医生，恭喜出科，祝未来一切顺利！

下一站内科！ 回复 **妇产科 林老师：**谢谢老师的鼓励！在妇产科真的学到了好多好多。也祝老师新的一年一切顺利！我还会回来蹭饭的，哈哈！

今天是幸运的01 回复 **下一站内科！**：快看我朋友圈！

下一站内科！ 回复 **今天是幸运的01：**是谁羡慕了我不说

妇产科 一凡学姐：最后一个妇产科超值“经验包”，学妹加油！

下一站内科！ 回复 **妇产科 一凡学姐：**谢谢学姐，超级感谢学姐这段时间的照顾！也祝学姐未来一切顺利

朋友圈

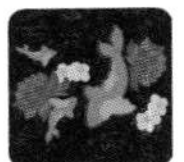

今天是幸运的 01

#急诊夜班夜无殊 ✌️

2021/6/24 急诊病房交班
昨日入院 0 人，出院 3 人，目前病房总人数 27 人

昨日病房无新病人、无特殊交班。

♡ **下一站内科！，大五临床八年制 海洋学长，妇产科 一凡学姐，Joy，博一 清风学长，大五临床五年制 轩颐学长**

博二（法文班）倩云学姐：截图了，下次值班前先拜一拜这条朋友圈🙏🙏🙏

大五临床八年制 海洋学长：太幸运了！

博一 清风学长：很压得住了

妇产科 一凡学姐：这么爽

大五临床五年制 轩颐学长：难得的好运

今天是幸运的01 回复 **大五临床五年制 轩颐学长：**哈哈，终于转运啦

今天是幸运的01 回复 **博二（法文班）倩云学姐：**好有道理，下次我也先拜一拜，哈哈

4.6 初见人间世

厚重的门徐徐而开

通往没有童话的世界

重生的喜悦，死亡的悲痛

世间冷暖，人情感动

淬炼生命之歌

医院里

Joy初窥人间世一隅

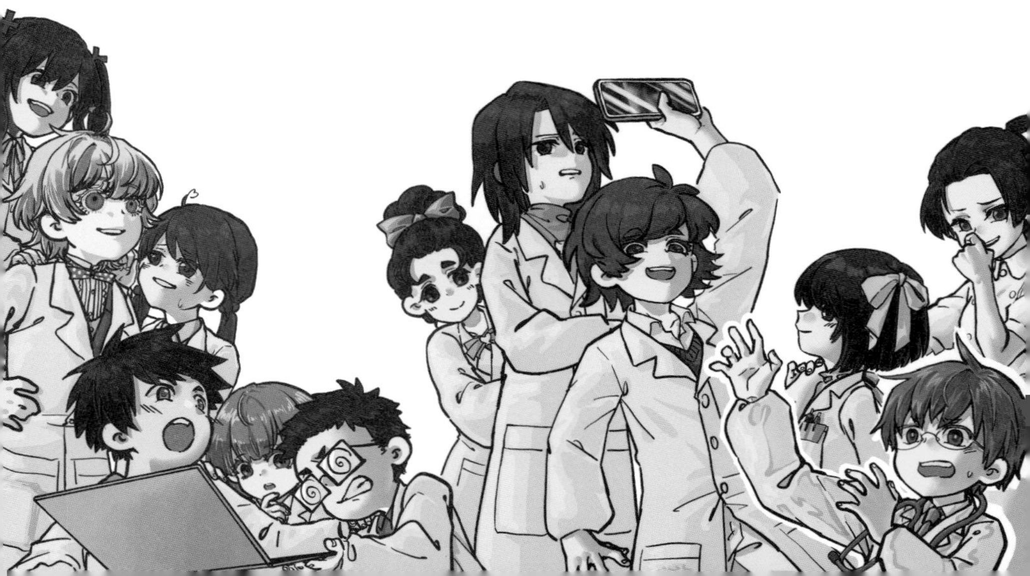

朋友圈

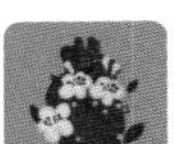

见人世间

急诊抢救室
一个回答你为什么总感觉病房看到的患者不典型的地方
内科急症的大杂烩
两周内接两百辆救护车
拉最多的死亡心电图
身处最嘈杂的就诊环境
熬最深的通宵
见证交织错落各不相同的人生

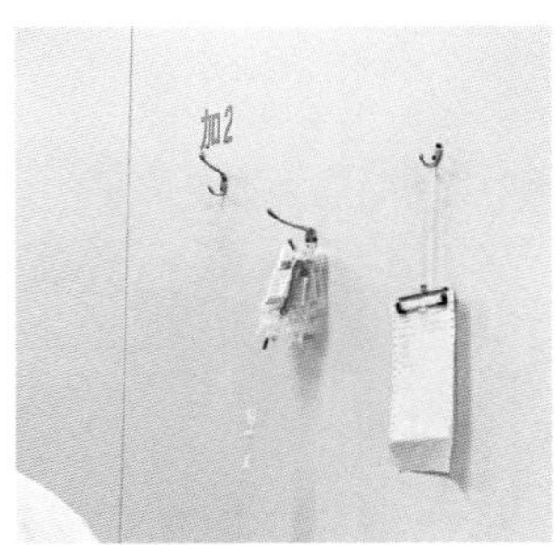

♡ **大四护理 欣怡，大五口腔五年制 文然，大五预防 阿睿，大五临床八年制（法文班）灵儿，Joy，博一 外科 平平学长**

博一 外科 平平学长：只有在真正走上临床后，才会越发深刻体会到什么叫“患者不是按照书本生病的”

大五临床八年制（法文班）灵儿：在急诊室见人世间

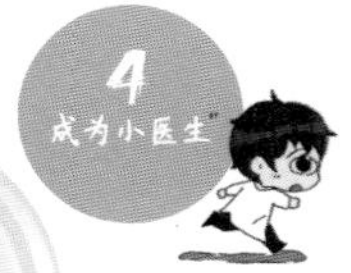

朋友圈

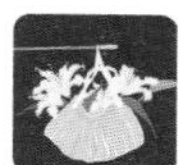

东莨菪碱

#医院的白墙比教堂的神父听过更多令人心碎的祷告

放弃抢救颤抖着签字的手和通红的眼睛。老太太拿不住的笔签下歪歪扭扭的“委托患者关系——夫妻”，身为七尺壮汉的我谈话后也背过头偷偷抹泪。

还有神志不清却抓着我的手一直嘟囔着要回家的老奶奶和略有好转就急着回家却又立马被急救入院的老爷子……

他们都只惦记着回一次家呀！

但这眼泪不属于你。

你表情冷静地点点头，旋即转身又投入另一个急诊患者的抢救中。

深夜的医院值班室

♡ **大四临床五年制（英文班）明风，大五临床八年制 海洋学长，内科 国瑞老师，大三预防 耀华，大三营养 阿宇，急诊科 陈陈老师**

大四临床五年制（英文班）明风：很真实又很戳心

东莨菪碱 回复 **大四临床五年制（英文班）明风：**一次次躲在角落咬牙擦掉眼泪，要变得更坚强更可靠才行呀！

大三营养 阿宇：想起自己当年生病在急诊的时候，爸爸妈妈说等我病好了就回家。

东莨菪碱 回复 **大三营养 阿宇：**

朋友圈

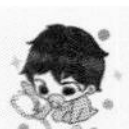

小杨小杨向前冲

还在地铁上的时候，同学发微信叫我来捞娃，下了地铁一路小跑换好衣服去产房。

保安大叔：咋这么急？

我：楼上产房里快生了。

黄老师：你跑得还挺快。

我：提前准备练习一下，几年后自己太太要生产了，我也要这么一路快跑跑来接孩子。

等开宫口的间隙出去上了个厕所，被四五个产妇和准爸爸围着问“生了吗？”“男孩女孩？”“几斤几两？”

生孩子这么光荣且艰巨的任务，我帮不上忙，就站在孕妇旁边，给她递红牛喝，给她拆面包吃。虽然产程真的好漫长，最后宝宝还是很努力地在母亲节这天蹦出来了！没有拖到第二天！鼓鼓掌！母亲节出生肯定很有纪念意义吧！等以后孩子长大，就可以和他说，妈妈当年在母亲节这天受了多大的苦才把你生出来！

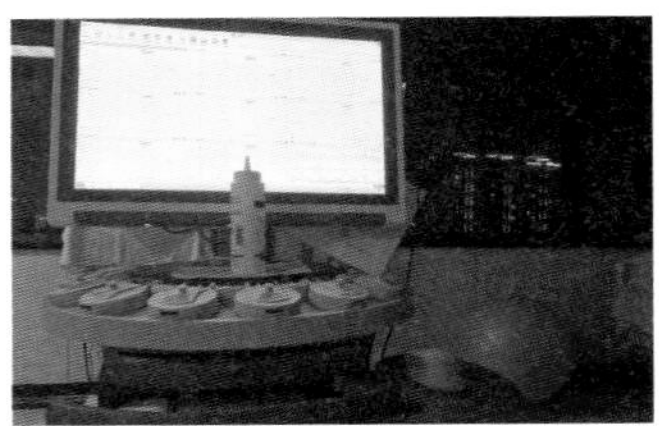

♡ **大五临床八年制 小蔡，Joy，大四儿科 琉玥，博二（法文班）倩云学姐，医学院 程老师，博一 晶晶学姐**

大五临床八年级 小蔡：在妇产科轮转最有成就感的瞬间！宝宝和妈妈平平安安顺顺利利相见！

医学院 程老师：小杨医生预演得很到位

Joy：妈妈真的好伟大！小宝宝真的好可爱！

博一 晶晶学姐：下次科室团建的100米赛跑就交给学弟了

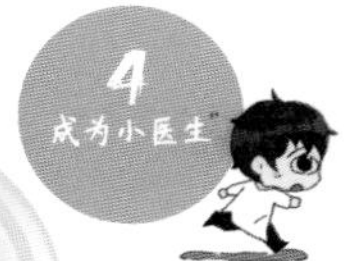

朋友圈

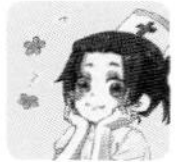

瑾

在妇产科见证爱情和接生
直接把我感动哭了
现在的麻药真的好有效
顺产局部麻醉居然一点都不痛
产妇生得很愉快，也不疼
而且没有想象中的那种血腥
更多的是激动
比如我，就激动地哭了

好可爱的小宝宝，小脑袋冒出来
然后身体一下子就挤出来了，脐带真的好长
女性真的好棒
生命真的神奇伟大
产妇在剪掉脐带的时候饱含热泪
丈夫一直摸着妻子的脸，说宝宝加油，宝宝不哭
而且一直也没有放开妻子的手
等顺产完了，手术全部结束了
然后再去看小宝宝
第一时间拍照片和产妇一起看
产妇说腿麻了，丈夫就一直帮她揉腿
我20多分钟后去看，丈夫还在揉腿

“恐生”的我瞬间被治愈了
说实话，医学真的很进步了
爱情也是

♡ **大四临床五年制 代代，研二 妇产科 芳芳学姐，大四护理 欣怡，大四儿科 琉玥，大五临床五年制 轩颐学长**

大四临床五年制 代代： 前两天我们也有幸观摩了一次接生，妈妈真的太伟大了，呜呜呜！！！
大四预防 涵涵： 这个新手爸爸也好棒！在朋友圈见证了爱情的力量！

朋友圈

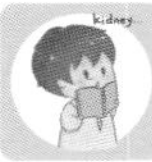

小李小李顺顺利利

#今年的最后一个班

给一个孕妇姐姐做检查
小宝宝动了一下
我："宝宝肯定在说：不要碰我！"
孕妇姐姐："他是在说终于有人陪我玩啦！"

昨天在产房有个孕妇姐姐对我说
"有你在，我感觉安心很多。"
让我想到
在肛肠科遇到的一个术后的患者
他一直给我讲他术前术后的情况和感受
"我知道你也在学习，我多讲一些，你就能多学一些。"

还有泌尿外第一次插导尿管的患者对我说
"没关系，都有第一次，你慢慢来"

就像人生中有很多回想起来会自动加上温暖滤镜的时刻。
在成为医生这条路上有许多这样的时刻，相信在未来也仍然会闪闪发光的。

♡ **大五儿科 海华，大四临床五年制（英文班）明风，Joy，研二护理 睿瑜，妇产科 洁洁老师，大三临床八年制 乐辰，辅导员 郑老师，妈妈**

大五儿科 海华：好天使的妈妈！
小李小李顺顺利利 回复 **大五儿科 海华：**感谢每一个遇到的天使！
辅导员 郑老师：好温暖的患者～小李医生要加油哦！

朋友圈

小李小李顺顺利利 回复 **辅导员 郑老师：** 谢谢小郑姐姐的鼓励呀🌞🌞🌞

大四临床五年制（英文班）明风： 我上次在呼吸科遇到一个老先生，人也超级好！！怕自己有什么遗漏，还特意拿出提前一天写好的小笔记给我看，和我说了很多用药前后的感受，还让我不要着急慢慢问，想问什么都可以🤓

小李小李顺顺利利 回复 **大四临床五年制（英文班）明风：** 每次遇到这种患者，我觉得又有动力可以多上几个夜班了～

朋友圈

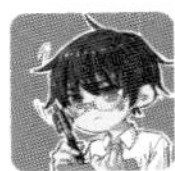

Dr. Ocean

第一次值全天的班，其实可以早离开，但我预感会有什么事情值得等待。

傍晚因为腹痛从内科转到产科的患者，孕27周，肋缘下疼痛、胸闷，症状高度提示消化系统问题，淀粉酶、脂肪酶正常，情况严重到甚至叫超声科医生连夜从家里赶来，我申请陪她去做B超。在做B超途中跟患者详谈，问出她自己没说出的话：熬夜一月余，作息不规律，下午腹泻一次稀薄绿色大便，前几天与老公吵架。似乎更接近妊娠合并急性胆囊炎的诊断了！但最后B超只提示胆囊壁毛糙，的确疼痛性质也不符。半夜发消息去骚扰消化科的老师，胆囊炎？胃肠炎？依然暂时不能明确。比起书本知识，真实的临床复杂太多太多。

这时又接到急诊电话，出院的产妇突发胸背剧痛，所有值班医生都赶紧过去，心内、消化、产科的医生都来，血压降低、面容苍白，严重怀疑急性胰腺炎，情况危急。CT做出来却又没有明显提示，刚才危急的患者居然疼痛消失了，CT提示的脐疝又与临床症状不符……留观，等进一步检验结果，一切又是未知数。默默观摩急诊的大场面，一会儿又推进来一个抢救患者，我们要走的时候再来一个急性胰腺炎……夜甚殊，命可贵。

回到产科病房。走的时候，看到产房门口蹲着一个小男孩，我知道她的妈妈因为宫缩刚送进去，爸爸去交材料了。我忍不住走过去蹲下来，“小朋友，你来旁边坐吧？别蹲在这里呀。”他摇摇头。“你一个人在这里怕不怕呀？”他也礼貌地摇摇头，显露那种男孩子的勇敢，尽管看起来只有

朋友圈

五六岁。“你知道妈妈在里面干什么吗？”他看着我，笑着点点头，我说，“你要有一个小弟弟/小妹妹咯”他很开心地认同我的话，认真地点头，笑得很可爱。

“勇敢的好孩子！”这话想来我会觉得有些尴尬，但当时的我忍不住对他这样说。漆黑的长廊里，这位小朋友值得这样的点赞。他的妈妈其实刚收进来，Rh阴性血、瘢痕子宫，开始规律宫缩，准备剖宫产，但是时间紧迫，来不及备血，手术是背负着一定风险的。

不过，我想医生们都会和这个小男孩一样，不怕。有的生命在受苦，有的生命在垂危，我们依然迎接生命的如期而至。

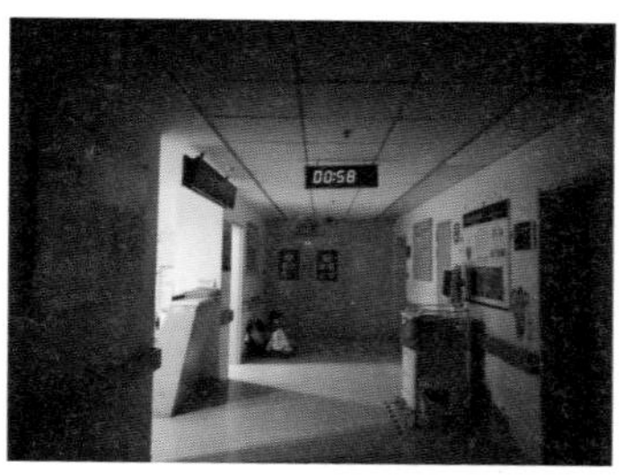

上海市 · 深夜的产房门外

♡ **大五临床八年制 小蔡，妇产科 一凡学姐，Joy，心内科 阿辉学长，大五临床五年制 凡瑜，辅导员 段老师，妇产科 仲老师，医学院 魏老师，博二 宁宁学姐**

博二 宁宁学姐：我仿佛在看你主演的《机智的医生生活》

Dr. Ocean 回复 **博二 宁宁学姐：**原来真实的临床生活每天都是电视剧

朋友圈

雅轩（宛平南路版）

“医生你不用担心我，我不会想死的。我每两周能吃一顿红烧肉，每周二还可以吃咸肉，我不会想死的。”

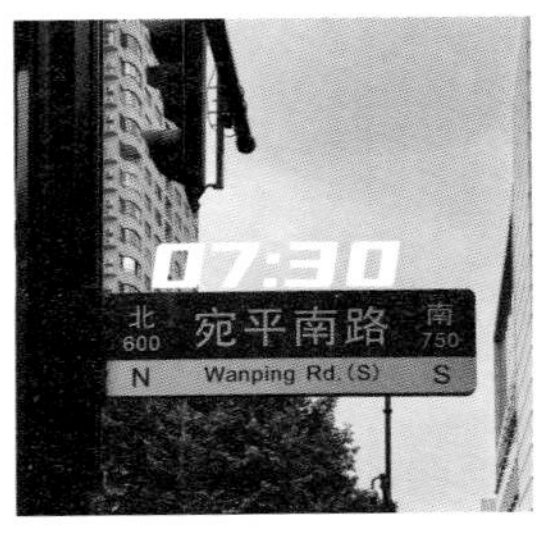

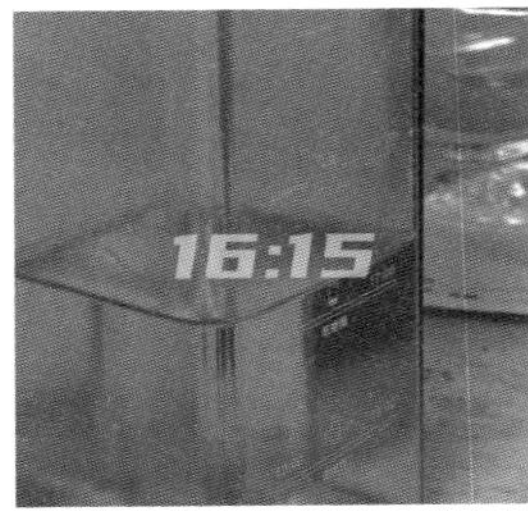

上海市 · 上海市精神卫生中心

♡ **大四临床八年级 朗琪，Joy，大五预防 阿睿，大三临床五年制 浩亮**

Joy：突然觉得这几句话好像一首诗

雅轩（宛平南路版）回复 **Joy：**那一定是一首生命的诗。

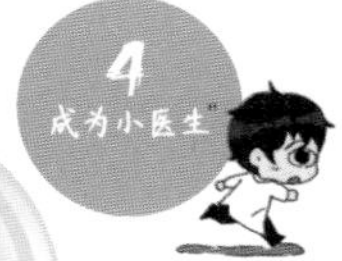

朋友圈

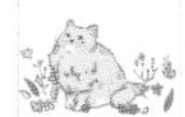

夜班平安 🍎

与之后要在急诊实习轮转的同学共勉：

#儿外科故事

一个6岁的小女孩，肝移植术后，并发肠穿孔，之前手术已经补了四个地方并且切了30 cm的小肠，这次又并发全小肠坏死，白细胞和血小板都少得可怜，再加上整个小肠几乎没有一段是好的，根本没有一段小肠能用，手术禁忌证远大于手术指征，即使手术也无济于事，还很可能会直接将孩子推向死亡的深渊。

第一眼在PICU看到这个孩子，一双水灵灵的大眼睛格外惹人怜爱，如果她能健康地长大，以后肯定很漂亮吧。即便经过一次又一次的治疗，她的皮肤看起来已经暗沉干瘪，瘦弱的四肢，稀疏的头发，以及因为肠梗阻而高高隆起的肚子，还有手脚遍布的补液通路，让她呈现出一副虚弱的病态，但当我走近她时，她瞪着她的大眼睛，嘟噜着她有些干燥的小嘴，一脸委屈跟我说："我想喝水，我想喝水。"

如果真的能让她喝水该有多好，但我们都知道肠梗阻要禁食禁饮，我只能轻轻地安慰她："小朋友，我们再忍一忍好不好，加油，你是最棒的！"

"我不要！我不要！"她扭动着自己的四肢，仿佛在挣脱着什么，似乎是扎在她身上的一个个针头，或是命运之神给她幼小的身躯铐上的沉重枷锁。"我不要躺在病床上，我不要打针，我不要吃药，我不要做手术，我不要就这样死去……"

小女孩的父母陆续到了，母亲红着眼睛进来，似乎已做好了准备接受即将面对的一切，普外科医生（我的带教老师）先向患者家属表达了手术风

朋友圈

险很大，很有可能无功而返，并有加速死亡的可能性。内科医生随后补充了一些保守治疗的事项，并说明由于病情的严重性，需要随时做好病情突然恶化的准备，即使目前小女孩神志清醒。

该到家属做决定的时候了，究竟要不要做手术，母亲显然还没有从得知噩耗的悲伤情绪中缓过来，她边抹着眼泪边说："医生你们一定要救救她，她就是我的全部，我今年38岁了，从来没考虑过生二胎，我就希望她好好活着，我宁愿自己痛也不要她痛，老天为什么要这么对她。她很懂事的，她说医院里的叔叔阿姨都对她很好，给她糖吃，陪她玩，都很辛苦，她还要我写感谢信给医院的叔叔阿姨。"眼泪已经在眼眶里打转，我强忍着不让眼泪流下来。那么可爱的小姑娘，为什么要接受这么残忍的折磨，她只是个6岁的孩子啊！还有那么爱她的父母，本应该享受着陪伴孩子一起成长的欢乐时光，可天不遂人愿，现在甚至还要夺去他们唯一的骨肉。

最终，冷静的父亲艰难地做出了放弃手术治疗的决定。

家属还告诉我们，他们是回族人，信奉伊斯兰教，人死后不能火化要直接入土为安，而根据国家规定，凡患者在医院内因抢救无效死亡的，必须放入太平间然后火化。就这样，她的父母决定，租一辆民营救护车，在小女孩生命的最后时刻，陪在她的身边，让她再看一眼回家路上沿途的美景，冬日的暖阳虽然在严寒之下不再让人感到温暖，但它永远在那儿，永远守护着这片土地，守护着生活在这片土地上的人们，以及那些渐渐远去的灵魂。愿天堂不再有疾病和痛苦吧。

12月16日

朋友圈

♡ **大三医学检验技术 阿涛，大五儿科 白羽，博一 皓瀚，Joy，大三临床八年制 宇平，大一营养 思嘉，大五临床五年制 轩颐学长**

大五儿科 白羽：在儿科最见不得这样的场景💔 明明孩子们都还这么小，都还是家里的希望，却……

夜班平安🍎 回复 **大五儿科 白羽：**所以我们才更要把生死离别的悲伤化作动力，去力所能及地帮助更多的孩子们呀！

大五儿科 白羽 回复 **夜班平安🍎：**嗯嗯，共勉！

朋友圈

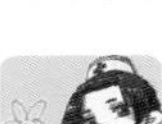

送你一朵小红花

#儿外科实习

“送你一朵小红花，开在你昨天新长的枝丫。”

腭裂修复术后嘴唇有点不对称的娃娃
在妈妈的怀里，大眼睛直眨巴
妈妈一遍又一遍地问还能不能补救
“我只希望她长大之后不要埋怨我”

妈妈说：宝宝不怕，我们去找太阳好不好
那是一个等待装化疗泵的宝宝
宝宝说：妈妈你看，那里有太阳
便用手去抓那道光束，说那里亮晶晶，好暖和

“我们珍惜每一刻，我们很少说话，但常常微笑。”
愿他们能战胜疾病，享受阳光
像周围的孩子一样争取到小红花之后笑得灿烂

♡ **大五儿科 海华，大四临床八年制 朗琪，大四儿科 琉玥，大五临床五年制 凡瑜**

大五临床五年制 凡瑜： 唉，年龄大了就看不得这种画面

大五儿科 海华： 想起之前老师说的一句话，“我们拯救的是100%的未来！”

送你一朵小红花 回复 **大五儿科 海华：** 是的！希望未来小朋友们都能健康快乐地长大呀

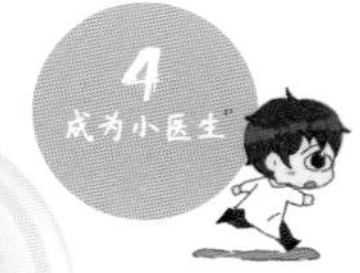

朋友圈

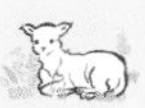

沁沁

在一个小朋友周岁生日的前一天，告诉他的爸爸妈妈，小朋友大概率得的是DMD（杜氏肌营养不良，一种先天性遗传病）

不是第一次见DMD患者，在遗传课上认认真真学过这个病，老师也特地让我们见过DMD的患者。

这个小朋友从一开始就在我的床位上，写入院病史、每天的病程和医嘱，看到他肌酸激酶和CK-MB指标升高的时候，还特地问过主任老师，考不考虑心肌炎可能。

本来只是由于肺炎住院的，快出院了。
神经科老师来会诊，一看肌酸激酶数值两万多，看着我们就来了一句。
“本来人家到5岁才会诊断出来的病，你们在他1岁就发现了，让患儿家属要多痛苦好几年。”

新发的白血病诊断参与过。
新发的淋巴瘤诊断参与过。
先天性肌病的诊断是第一次见到。
不全是因为诊断出了一个罕见病难过。
但这病早诊断出来也没意义，没法给予治疗，只是让家属早难过几年、多难过几年罢了。

很可爱的小朋友，很好沟通的家属。
大概是造化弄人。

♡ **大四儿科 琉玥，博一肝胆外科 小楠学长，大六口腔八年制 小李学长，护士姐姐 圆圆，大五临床八年制（法文班）灵儿，辅导员 燕子姐姐**

辅导员 燕子姐姐：
沁沁：第一次体验到医学的无力感，也会偷偷在心里埋怨老天爷，为什么要把这样的不幸降临在这样可爱的小宝宝身上。
大五临床八年制（法文班）灵儿 回复 **沁沁：**所以我们不断尝试攻克医学难题，不断打破、更新现有的治疗指南，为的就是不再让无力感重现在不同的生命中

朋友圈

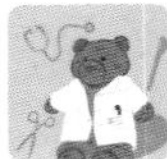

是小周医生呀

今天停病危通知，明天转心内科。
PICU和心外科的老师们
争分夺秒从死神手里夺回了这条生命
那天晚上几乎哭晕在科室门口的妈妈
变成了今天下午说不完谢谢的妈妈
这十多天，也许拯救了一个家庭
再见啦，姑娘，愿你健康平安地长大

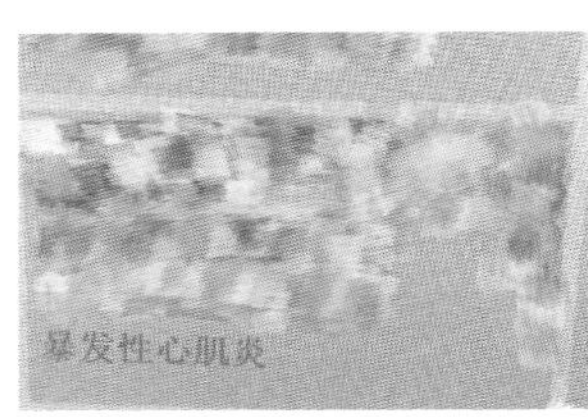

♡ **研一 心外科 阿源学长，大四临床八年制 朗琪，Joy，大五预防 阿睿，大四护理 欣怡，大五临床五年制 轩颐学长**

是小周医生呀：今天还有高兴的事——给家长打电话，小宝宝的妈妈说你们把我的孩子照顾得太好了，不管孩子的病以后怎么样，都十分感谢你们。

研一 心外科 阿源学长：这样的反馈好让人感动！

是小周医生呀 回复 **研一 心外科 阿源学长：**真的！听到的时候超级感动

大五临床五年制 轩颐学长：小周医生超级棒~

是小周医生呀 回复 **大五临床五年制 轩颐学长：**谢谢！大家一起加油

大四护理 欣怡：小周医生真的好棒！也希望每一个小天使都能平安快乐地长大

是小周医生呀 回复 **大四护理 欣怡：**真的很希望每一个小朋友都能平平安安的

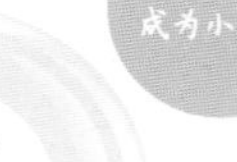

朋友圈

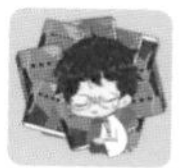

小韩如获新生

今天和同学穿着统一服装和白大褂到医院门诊处发放患者满意度的问卷调查，顺利完成任务。

从一开始被患者质疑、拒绝、驱赶，到患者微笑着点头、接受、配合，委屈很多，成就感也不少。给我留下印象最深的有两位患者。

第一位确切来说是患者家属，中年女性，和小男孩双双坐在休息区刷着手机。
我抱着问卷，轻轻走过去，笑着说：
“您好，我是上海……”
“走开！不要跟我讲话！烦人！”
怒目圆睁，恶狠狠的眼神把我镇住，只好快步走开，不再接近那片区域，也不知那小男孩坐在旁边感受如何。

第二个记忆最深的是位小女孩，带着迷你小口罩，乖乖坐在椅子上玩手机，大概是小学一二年级的学生吧。
在征得旁边老人的同意后，小女孩主动拿起笔帮我填起了问卷(写字的手臂上还插着留置针)，看到不认识的字就奶声奶气地问我是什么意思，每一个“√”都写得轻轻小小，不超出格子半分，专注得可爱。
“好啦，填完啦。”
“嗯呐，还有一个就诊科室没有写噢！”
“我不知道唉，奶奶我们是什么科室呀？”小姑娘转头望向旁边，
老人没说什么，尴尬地对我笑了笑，用很轻的声音对了对口型：

“白血病”

朋友圈

在那一刻我的心里“咯噔”一下，说不出话来。当我颤颤巍巍帮她写上那三个字时，再看着她写的那一个个端正小巧的“√”，真挺不好受的。

♡ **大二临床五年制（法文班）小静，博一 清风学长，大三临床五年制 阿南，医学院 程老师，大四临床八年制 远明，老年科 鸽鸽学姐**

大四临床八年制 远明：

医学院 程老师：

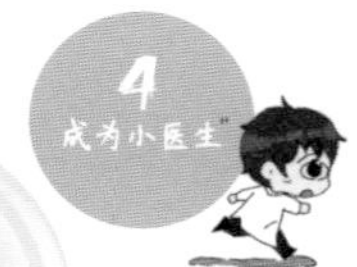

朋友圈

今天是人生第一次见到砒霜的 01

#血液科

急性髓系白血病，M3型，即急性早幼粒细胞白血病（APL）——每个交大医学院学生在学校学习到的第一个疾病。

组里收了个M3的患者，年轻小伙。到急诊的时候已经出现弥散性血管内凝血，情况十分危急：眶周出血成熊猫眼，结膜下也全是血（所有眼白的地方都被红色的血覆盖），全身都在出血，大面积瘀斑遍布。

当时血小板只有2×10^9/L。

抢救之后收入病房，病情慢慢平稳下来，指标也在慢慢好转。

我周日值班那天，大清早一到医院就听前一天值班的老师在和我的上级学姐说这个患者凌晨呕血了，做了急诊CT发现有颅内出血，神志不清、瞳孔对光反射也消失了……

那天早上非常忙，一直在抢救，各种急诊、会诊，最后请麻醉科插管后转去了ICU。

我去药房拿了三氧化二砷——是的，就是砒霜，是治疗M3的药。

药房的老师给了我一个带锁的铁盒，沉甸甸的。

那天我们一起推患者去ICU，患者的妈妈一路上握着儿子的手，唱《世上只有妈妈好》，说："儿子啊，你怎么这么不听话，妈妈就只走开了两天，怎么就这样了呢？"

依稀记得小时候，"白血病"这个词让我闻风丧胆，觉得这个疾病很恐怖，要么一点一点蚕食生命，要么如龙卷风一般直接卷走一切生息，但这些都只是一种抽象的感觉。

朋友圈

只有碰见了，才能感受到白血病到底有多凶险。因为发病者太年轻了，让我更觉得难过和可惜。

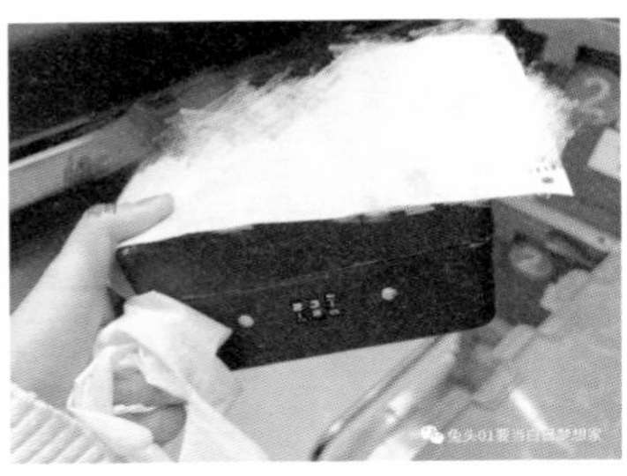

♡ **博一 血液科 阿罗学长，Joy，大三医学检验技术 阿涛，大四护理 阿雷，大五临床五年制 凡瑜**

博一 血液科 阿罗学长：我也还记得我在血液科实习的时候第一次接过这个密码盒的那份沉重感

大三医学检验技术 阿涛：之前老师带我们看血液样本，和我们分析每一个样本的疾病，然而转眼看到患者年龄的时候，真的让人觉得好惋惜

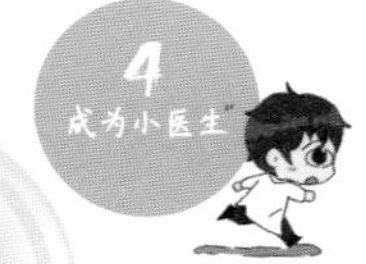

朋友圈

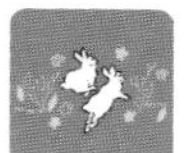

兔兔（实习生版）

学习炎症性肠病（IBD）那么久，如此近距离接触还是很有冲击的，一方面是患者的年龄，另一方面是他们的生活状态。很多年纪和我相仿，甚至比我还小的患者，瘦瘦的身材，躺在病床上，眼里还充满活力。

看见诊断那一栏的空格里空空荡荡的只有两个字母——“UC”（溃疡性结肠炎）或者“CD”（克罗恩病），心里立刻被难过填满——因为无法治愈。17岁，18岁，甚至还没有成年呢，今后的日子那么漫长，疾病复发的时间间隔有多长，是不是要反复住院，药物到底能不能控制……这些他们即将面对的问题会一下子涌进我的脑海。

#病魔的戏弄

上周值班入院的患者，克罗恩病史10年，现病史特别长，这些年因为这个病受了太多苦。10月31日又一次值班，我带他去麻醉科深静脉穿刺，路上他很失落地和我说，他做过几次手术，输过几次血，不知道这个病还要怎么折磨他。“深静脉置管已经做过好多次了，我倒不害怕这个，我就是怕疼。”他躺在麻醉科的床上，平静地对护士说。回病房的路上，他叹口气，说太羡慕我们了。晚上，他便血了，要急诊血管造影。他蔫蔫地坐在床上，看着我们，很配合。

病房里的患者大多是中青年，这种不断复发的病要折磨他们这么久，想想就很难过。十月的最后

朋友圈

一个晚上，我祈求着——病魔啊，请不要再戏弄他们了！

#与病共生活

一直以来，我难以想象IBD患者的生活，只知道他们很痛苦。

可能是学习过程中过于专注疾病，而没有特别去了解医院之外的他们，直到有一天早上查房正好来了一位配药的患者，是个和我差不多大的小姑娘，穿着棉袄坐在病床上看手机，旁边站着一位帅小伙，也在看手机，口罩下方拖了一根管子，连接到不知道是身后的背包里还是棉袄里。我一开始以为这个帅小伙是患者，毕竟他带了根胃管，还感叹他对女朋友真好，让她坐着，自己站在边上……后来才知道坐在病床上的小姑娘才是患者，她也带着胃管，只是我一下子没看见。他们就是这样带着管子正常地生活着。

很多时候大家说要与疾病共生存，但其实更普遍的状态是与疾病共生活。之前一提到IBD，我想到的就是UC的黏液脓血便，或是CD的裂隙状溃疡，脑海中浮现的全是那些病理片子，不是升阶梯、降阶梯治疗，就是英夫利昔单抗或者手术切肠子……我很害怕这种无法治愈的疾病，也一直以为患者都是躺在床上毫无生气，所以当我看见他们能将管子安置得那么好，还能正常生活时，还是有些惊喜的。

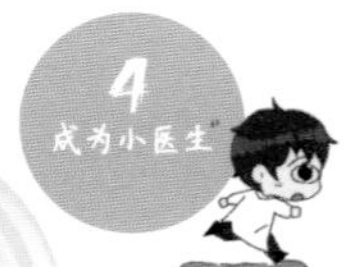

朋友圈

♡ **大四护理 欣怡，大五口腔五年制 文然，大五临床五年制 凡瑜，大一营养 思嘉，大四临床五年制（英文班）明风，大七口腔八年制 小邢学长**

大五临床五年制 凡瑜：记得上次遇到一个患者，他说在他这个年纪还能吃点自己喜欢的，喝点自己爱喝的，已经是莫大的幸福了，真的很感叹😔

兔兔（实习生版）回复 **大五临床五年制 凡瑜：**是啊，健康真的好宝贵！

大一营养 思嘉：IBD是什么病呀，看上去好严重😱

兔兔（实习生版）回复 **大一营养 思嘉：**IBD就是炎症性肠病的英文缩写，会累及患者的回肠、直肠、结肠，但是病因都还尚未阐明，目前也尚无针对病因的治疗方法。症状常反复发作，迁延不愈，患者的生活会受到较大影响，主要包括溃疡性结肠炎（UC）和克罗恩病（CD）。

大一营养 思嘉 回复 **兔兔（实习生版）：**好可怜😢，希望未来医学能快速发展，让这些患者都能得到治愈🙏🙏🙏

朋友圈

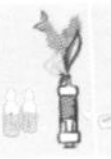

阿信

一句清淡的提问，一个古老的疾病……
“医生，我们要去做什么检查？”
“我们去做个静脉穿刺，这样用有些药的时候就不会痛了，病就可以好得快一点。”

小伙子若有所思，穿着短裤坐在轮椅上准备出发。“找不到长裤了吗？要不盖一个床单过去吧，不要着凉。”

在去麻醉科做深静脉穿刺的路上……（是的，我们是坐车去的）

“医生，我得的是什么病？”
“结核。”

“什么是结核？”
“一种特殊的细菌感染。”

“那我能治好吗？”
“可以的，只要你按时吃药，注意休息，听医生的话。”带着一丝丝的犹豫，我对着这位结核性脑膜炎的小伙子回答道。

一路无言……

穿刺做得很顺利。

回到病房后，小伙子躺在床上，时不时玩玩手机，看看窗外。初冬的晴天就是这样，和煦却又有一丝丝清冷。叶子或摇曳或泛黄，就像生命一样，有些在熠熠生辉，有些在挣扎向前。

人生很短，于沧海桑田；却又很长，于指弹一瞬。其实大可不必纠结眼前的苟且，不必感叹庞然的钢筋水泥，也不必奢求带不去的万贯千金。慢慢去经

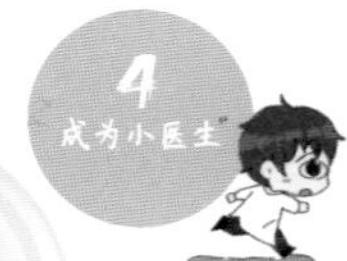

朋友圈

历、体会，便会感叹，情感的细腻入微，世事无常，却又历久弥新。

♡ **辅导员 郑老师，呼吸科 嘉杰老师，大五儿科 白羽，大三预防耀华，大五临床八年制（法文班）灵儿**

辅导员 郑老师：每次读阿信的文字，都有一种对生命以及医学事业的敬畏感  谢谢你分享给我们在这条路上看到的风景！

阿信 回复 **辅导员 郑老师：**感谢郑老师！

朋友圈

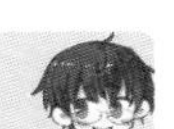

机智的小张医生

本科实习的最后一个值班，写完并交班处理完每天的工作消息，临时起意要纪念性地写一写因日常时间被榨干而很久未更的手账。

因发热检查出肝脓肿的老阿姨，女儿工作忙没法陪在身边，下午六点约了穿刺。没有家属陪同只能由我和师傅推着病床从医院的后门挪到前门去介入科。路上她对手术的恐惧情绪再次流露出，也因为自己“没有家属陪，只有一个人去做手术”的境遇忍不住流泪。一边淋着小雨一边推着病床，但这个时候“总是去安慰”就太重要了，一路俯着身子用平和轻松的语气去安慰她。

到了介入科，意外发现还有些问题需要解决，顾虑自己穿着跟别人不一样的白大褂，也只能赶紧向几位老师嘴巴甜点、手脚勤点地把问题解决，让患者顺利做上CT穿刺引流，再推着病床绕了很远的路回来（这个时候就要插一句，以患者为中心的医院建筑设计很有必要！）。晚上查房，患者和护工阿姨向我的上级医生老师郑重其事地夸奖我，说我温和、耐心和踏实。

凡尔赛地说自己虽然经常被患者表扬，但这样的场面还是让人瞬间非常脸红。或许要成为真正有本领、有作为、有担当的医生还路途漫漫，但一年来与患者相处的临床实习之路走下来，感谢他们的认可与信任，我对追求这项始终“以人为本”的事业逐渐信心满满。

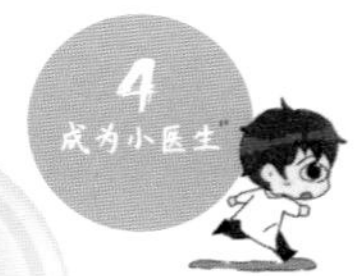

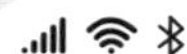

朋友圈

♡ **心内科 阿辉学长，消化科 汪老师，辅导员 唐老师，大五预防阿睿，泌尿外科 宇务学长，大五临床五年制 凡瑜，Joy**

消化科 汪老师：温和、耐心和踏实👍👍👍

机智的小张医生 回复 **消化科 汪老师：**谢谢汪老师的鼓励🌞🌞🌞！小张医生会继续努力哒～

辅导员 唐老师：有温度的卓越医学人才👍👍👍

机智的小张医生 回复 **辅导员 唐老师：**谢谢唐老师！谬赞啦！

大五临床五年制 凡瑜：小张医生好棒！被患者夸赞的时候真心幸福感拉满～

机智的小张医生 回复 **大五临床五年制 凡瑜：**凡瑜也超级棒的！上次2床的阿姨还问我温柔的凡瑜小医生什么时候来呀🤭

朋友圈

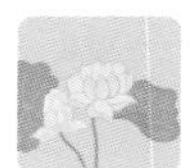

阿信

昏暗的病房，也许是最后的期盼……

这天，我的床位上来了一个面色憔悴的壮年男性，本应是气宇轩昂的年纪，可他的步子却有些沉重。

“最近工作实在是太累了”，语气中似乎有些兴奋地说到，“要不是实在熬不住，我也不会来看病啊，工作上还有好多事情没有处理呢。”

“唉，这里是医院吗？”

“是啊，这里是医院。”我被这略显突兀的提问搞得有点儿错愕，随即翻开小到极易弄丢的住院单，上面写着“爆发性肝炎”。

“你不要看他现在情况还蛮好，爆发性肝炎很凶险的，他在门诊时转氨酶指标已经很高了，如果不做肝移植可能很难挺过来。”带我的进修老师语重心长地说道，“你去给他做个心电图，完善好病史，我去找他家属好好谈谈。”

推心电图机到病床的路上，我不停地问自己，他真的会迅速恶化吗？

来到了他（姑且叫他湫吧，原谅我写了这么多才说他的名字）的床前，“我们做个心电图，这个是入院常规检查，但是这个机器有点儿老旧，麻烦您配合一下”，我略带抱歉地对湫说道。

“没关系，你尽管做！”湫豪放地对我说道，并自觉摆好检查体位。

这是湫最后一次中气十足地对我，不，对这个世界说话。

检验报告陆续回复，湫的病情不容乐观。他不再像刚入院一样中气十足，变得越来越虚弱，还会时不时说一些奇怪的话，或是回忆工作的事情，或是讲着小时候的故事。意识模糊、神志不清，

朋友圈

看起来应该是因为肝功能急剧下降导致出现肝性脑病的症状了。
“你知道自己现在在哪里吗？”主任查房的时候问道，
“emm，应该，好像是，嗯……是医院”言语中，我感受到了湫的大脑在努力思考着回答这个问题；
“那你旁边的人是谁呢？”主任继续问道；
“嗯……哈哈哈……这是我老婆”，湫的笑容好像在说，怎么会问这么简单的问题；
“那现在是上午还是下午呢？”
“emm……这里有点儿暗，我也看不出啊！”
“上午上午”湫的妻子小声提醒到；
“嗯嗯，哈哈哈哈，上午上午”，湫带着不合时宜的笑容回答；
“那我们做个算数题，100减7等于几？”主任继续问道；
“九……九十……九十……九十三”湫有些错愕，艰难地答到；
“那再减7呢？”主任追问道；
“……嗯……”湫的眉毛皱了起来，努力思考的样子让人心疼；
“老婆，这道题好像很简单啊，可是我怎么算不出来？”湫狐疑地问道；“没有，没有”，湫的老婆满是哭腔，“这道题很难，我也算不出”，泪水早已布满她的面庞；
“哦，呵呵，哈哈哈哈。”湫憨憨地笑到。
我的双眼模糊了……想到了前日湫对我说，他的女儿只有8岁。

后面的故事，是进修老师讲给我听的：
那天，湫的爱人绝望地哭泣，问着医生还有没有办法。
“目前只有肝移植可能会救他一命，但肝源不是说有就有，等待肝源过程中的治疗和肝移植本身需

朋友圈

要很多钱……”
病房里仿佛只有湫老婆的哭泣声……
听说湫的老婆放弃了肝移植

过了几天，湫不再知道自己在哪里，不再知道时间……
再后来，湫看着老婆熟悉的面容，说道“我看你很面熟，但想不起你是谁。”
很快，湫昏迷了……
那晚，进修老师彻夜无眠，抢救回了湫，带着些许高兴又无奈地说道“总算挺过了今晚，但不知道能撑到什么时候。”

等我再去翻看病房信息的时候，湫已经不在患者列表里了……
就像秋日的落叶，只有看到的人才会伤心吧……
医院总是灯火通明，忙碌不已。有些人暂时渡过了冥河，有些人成为飘然的落叶，落在了船夫的手上，落到了爱人的心里。
（故事中人名为化名）

*仿佛很遥远却时有发生的疾病——急性肝衰竭
在我国，引起肝衰竭的首要因素是乙型肝炎病毒。肝移植是治疗肝衰竭的有效手段，应掌握恰当时机实施。

♡ **研二 外科 雨晨学长，大五临床八年级 小蔡，Joy，大五预防 阿睿，大四护理 阿雷，博一 晶晶学姐，辅导员 郑老师**

大五临床八年级 小蔡：天哪，这个患者我有印象！我轮转的时候他还在
博一 晶晶学姐：唉，有时候真的只能说人生无常，珍惜现在

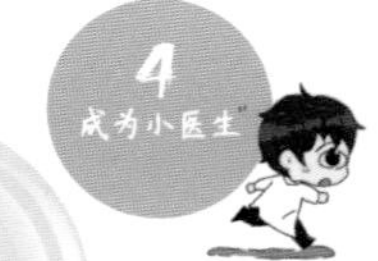

朋友圈

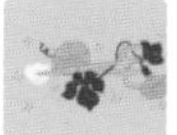

潘潘今天会顺利下班吗

太多的悲喜堆在了这一间间不算大的病房里：肝移植术后的患者睡上了半年里第一次超过4个小时的好觉；开腹后发现是皮革胃、无法手术、只能取完病理标本之后关腹的患者的女儿在办公室里与会诊的中医科老师讨论中药治疗方案；术前超声检查很凶险的患者术中冰冻病理结果显示只是良性病变；在给胰腺MT Whipple 术（一种非常复杂的手术方式）后患者换药的时候，听到他和电话那头的人讲："没事的，你们忙工作，我这只做了个小手术，不用担心。"那个在走廊里走路笔挺、健步如飞的老人家是肝MT；也很难相信那个早查房时和主任有来有回讲话的阿姨因为抑郁症自己捅伤了自己……

所以在医院真的会切实地感受到，在生死面前，所有的荣华富贵或穷困潦倒都是特别虚无的东西。所有人平等地躺在病床上，只是为了多活一段时间，或者是舒服地活一段时间。

前天问病史的时候，一位老人家说："得这些病都是命。"但命运真的很难琢磨。那些生病的人究竟做错了什么？真的好难讲，那些课本上的危险因素和病因——其实很多时候都只能归结于一句："运气不太好"。

所以有的时候又会开始思考一些关于死亡的沉重话题。大一还是大二的伦理课老师抛出过一个问题："你支持安乐死吗？"当时的我固执己见地认为，与其痛苦地活着，不如在自己觉得合适的时间点结束生命。但现在的我好像不这么认为了。

曾经认为活到70岁就足够了的自己突然觉得，自己的想法特别可笑——能这么说的底气在于我距

朋友圈

离70岁还有好长的距离，所以“死亡”对我而言是一个非常遥远且能轻易提起的话题；那些病房里插着一根根引流管、营养管、鼻导管，每天只能躺在床上的患者，却依旧对生命充满了期许。所以活着真好。能够健康地活着，做自己想做的事请，是再幸运不过的事情了。

珍爱生命。祝好。

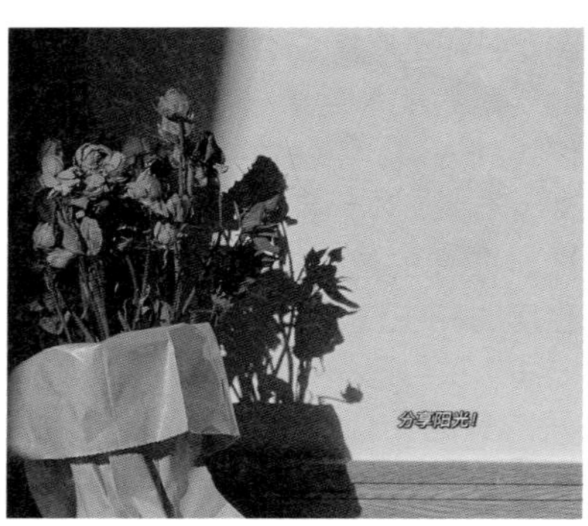

♡ **研一 心外科 阿源学长，大四临床八年级远明，Joy，大五预防 阿睿，大三营养 阿宇，大五临床五年制 轩颐学长，珊珊姐**

珊珊姐：看得心情好沉重 不过话说MT是什么意思呀?

潘潘今天会顺利下班吗 回复 **珊珊姐：**MT是malignant tumor，也就是恶性肿瘤的缩写。在医院里为了不让患者和家属过分担心，有时候也避免一些不必要的纠纷，医护们就会这样隐晦地表达。

珊珊姐 回复 **潘潘今天会顺利下班吗：**原来这句暗语背后是这样的内涵 🙏🙏🙏

大五临床五年制 轩颐学长：小医生的身份让我们看到了许多的人生无常

朋友圈 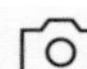

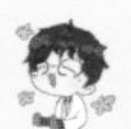

小孙还在实习中

#一个全科打工人泪目的星期五

穿着周整的老先生，口齿和思路都很清晰：
“今天还是来给我爱人开药。”
老师开处方时边感叹边同我解释：
“这个爷爷照顾卧床的老太太二十多年了，
很少有人能坚持下来，照顾得这么好的。”

大概是看向老先生的目光过于炽热，
他跟我讲了几句：
“辛苦是辛苦的，所以我现在锻炼身体，
吃得清淡点，保持健康，能更好地照顾她。
也不给小辈们添麻烦，大家都不容易。”

真的，好好啊！

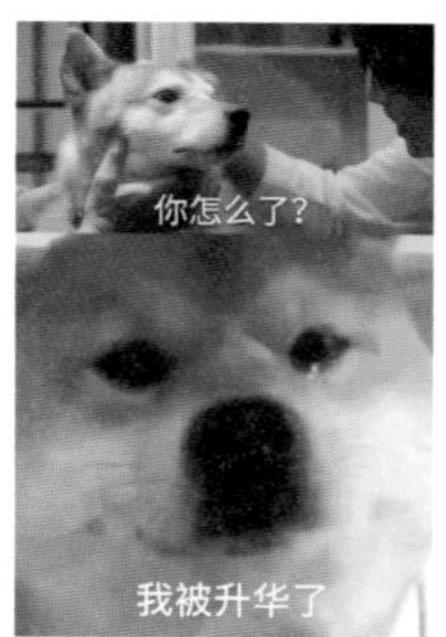

♡ **研一 心外科 阿源学长，大三临床八年制 乐辰，大四护理 欣怡，大五临床五年制 凡瑜**

研一 心外科 阿源学长：有时候经常会被爷爷奶奶的爱情感动

小孙还在实习中 回复 **研一 心外科 阿源学长：**真的，后来老先生还和我聊了几句他和老太太的故事，很美好的感情。

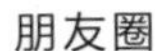

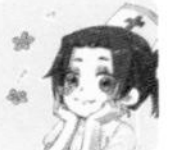

淇淇不是琪琪

今天查房看到一位老太太，问到胃肠减压的情况，我们在系统记录里只能看到总量，她老伴拿出一张纸，上面详细记录了几点引流了多少毫升，还跟我们说虽然下午引流了450+300毫升，但从睡觉醒来到早上只有几十毫升了。

这大概就是神仙爱情吧。

♡ **大三临床八年制 阿铭，大四临床八年制 远明，Joy，大五预防 阿睿，大五儿科 宇轩**

大三临床八年级 阿铭：呜呜，今天已经看到两条神仙爱情朋友圈了

Joy：我被升华了.jpg

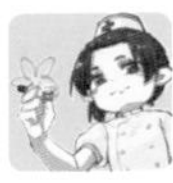

沁沁（实习中回复消息慢）

呜呜呜

#oui à l’hôpital#

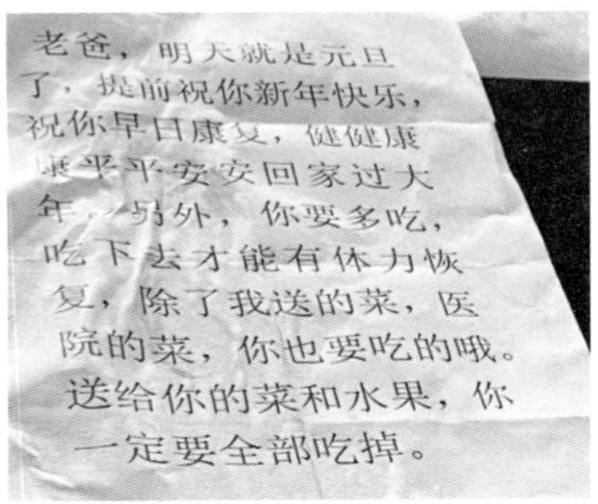

老爸，明天就是元旦了，提前祝你新年快乐，祝你早日康复，健健康康平平安安回家过大年。另外，你要多吃，吃下去才能有体力恢复，除了我送的菜，医院的菜，你也要吃的哦。送给你的菜和水果，你一定要全部吃掉。

上海市 · 上海市肿瘤科病房

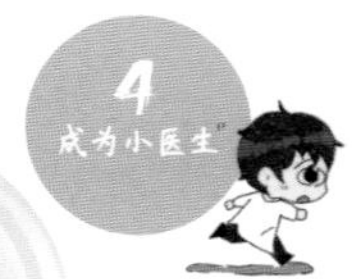

朋友圈

♡ **法语系 可可，Joy，大五预防 阿睿，大三营养 阿宇，大三临床八年制 乐辰，老年科 佳杰老师，辅导员 袁老师**

法语系 可可：法语人DNA动了！每日最期待的医院日记。

沁沁 回复 **法语系 可可：**可可是忠实的医学生朋友圈粉丝

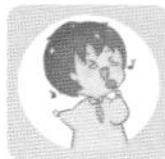

今天是成就感拉满的小张同学

进来的时候只能说单字
出去的时候能自己下床走路
“谢谢你们啊，我可以回家喝喜酒去了。”

2020.12.31
在呼吸科重症病房（ICU）收的第一个患者出院了。

点个奶茶炸鸡庆祝一下

♡ **急诊科 宇晗学姐，大四临床八年级 远明，Joy，大三临床八年制（法文班）米朵，研二 外科 雨晨学长**

大四临床八年级 远明：干杯！人生中超级值得纪念的一天。

今天是成就感拉满的小张同学 回复 **大四临床八年级 远明：**成就感拉满！

朋友圈

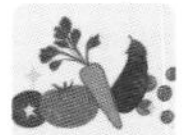

今天中午食堂吃什么

上班第二天：

昨天经历了一点点医患纠纷，今天家属来病房道歉，说昨天老人过于激动了，希望我们理解。结结实实地被家属的真诚感动到了。

老爷爷也进入病房

在我们和家属交流的过程中，他突然腾地站起来，对我们深深鞠躬说“医生对不起，昨天我的态度不好，没有注意礼节，我下次一定注意！”

又一次被感动到。

后面又进来一个医生，那位老爷爷继续鞠躬。

♡ **大二临床五年制 娜娜，大四临床五年制（英文班） 明风，Joy，大四营养 阿宇，大五临床八年制 妍妍**

大四营养 阿宇：所以现在不只关心今天中午食堂吃什么啦？

今天中午食堂吃什么 回复 **大四营养 阿宇**：哼，不要在我严肃的时候逗我！

大四营养 阿宇 回复 **今天中午食堂吃什么**：撤回了一条消息

朋友圈

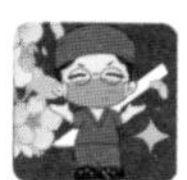

佳佳小医僧

记得一年前在地铁站，看到昏倒的路人和为他做心肺复苏的好心人，我问自己：遇到这样的事，周围没人能帮忙，你敢上吗？

昨天在十字路口等红灯，看到乌压压一群人围着，以为是交通事故，可过去的时候却看见了倒在地上的灰衣老人和焦急做着胸外按压的年轻人，不多的专业知识告诉我：速度太慢了，位置也不对。根本来不及思考，车和钥匙都扔掉，人已经跪在老人旁边，“我是医学生，我来换你！”

周围有什么人、老人长什么样子，甚至这是什么地方，我都没注意，脑子里只有“120、30：2、5cm，两乳头连线中点”，我感觉身体深处在颤抖，只知道用力，快一点，再快一点。

后来警察抬来了担架，我们合力将老人抬上担架，我便晕乎乎地骑车离开。

虽然已经当了四年的“医学生”，却因为专业的原因，对临床知识一知半解，实践操作经验也极少，我更认同自己只是个略懂医学知识的普通人。

这是我第一次接触到没有呼吸、没有脉搏、没有意识、肌肉完全无力的躯体，第一次感觉到手掌下的生命这么脆弱，却又无比希望“生命的顽强”能在这里显灵一次。

踌躇紧张了一整晚，刚刚打电话问医院，人还是走了。

很震撼的生命教育，真的希望每个人都能学好急救知识。爷爷走好。

朋友圈

♡ **辅导员 袁老师，研一 心外科 阿源学长，Joy，大五预防 阿睿，大五临床五年制 凡瑜，医学院 魏老师，大三临床八年制 宇平**

辅导员 袁老师：天呐！佳佳好棒！！你尽了自己最大的努力，尽管人命在天，相信佳佳医生未来一定会做得更好！

佳佳小医僧 回复 **辅导员 袁老师：**谢谢老师！

Joy：心肺复苏的科普真的应该再深入一点、再大众化一点，这是一个真正意义上的救命技能，但是无论如何，今天佳佳完美地回答了一年前的自己👍👍👍

佳佳小医僧 回复 **Joy：**是呀！目睹那样的场景，身为医学生的强烈使命感一下子涌了上来，就觉得我必须要站出来，才对得起这四年的学习和熏陶

4.7 出科日记

出科

是一段故事的结束

也是另一段旅程的开始

Joy回望身后的科室

这是争分夺秒的战场

亦见证了自己的成长

早交班、学查房、写病程、收患者、晚交班

……

“小医生Joy，继续努力！”

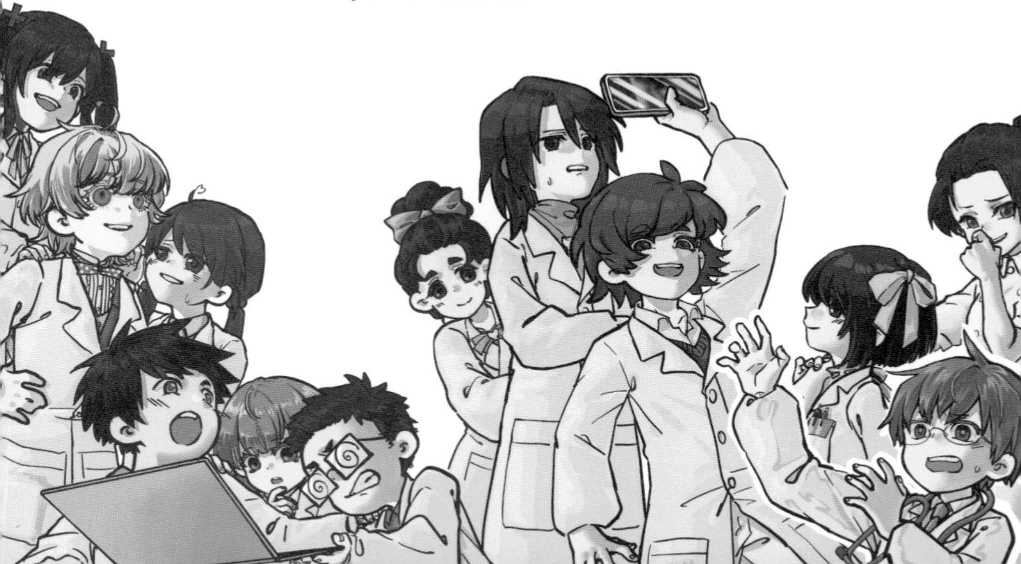

朋友圈

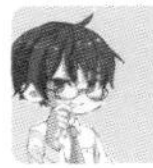

小医生风至

#感染科出科#
两个月披星戴月的生活就这样结束了
古老却又依旧风云变幻的传染病
总是时不时地叨扰我们平静的生活
在这里，每个患者都是一部小说
每天的故事都是一个章节
诉说着——
曾经的欢乐、放纵
现在的难过、后悔
未来的迷茫、无助
彼时也只能多一声叹息，多一点信念
生活可能总是充斥着苦涩
但总会像新年一样，充满欣喜
感谢老师的指导，感恩小伙伴的帮助
愿再见之时，都是更为强大的彼此。

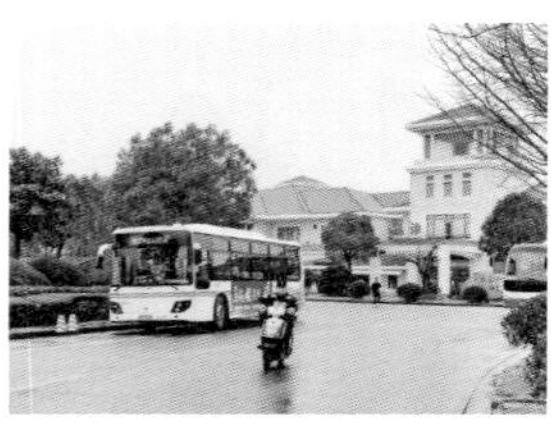

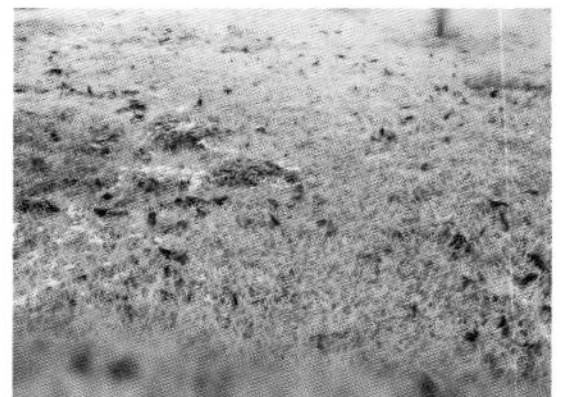

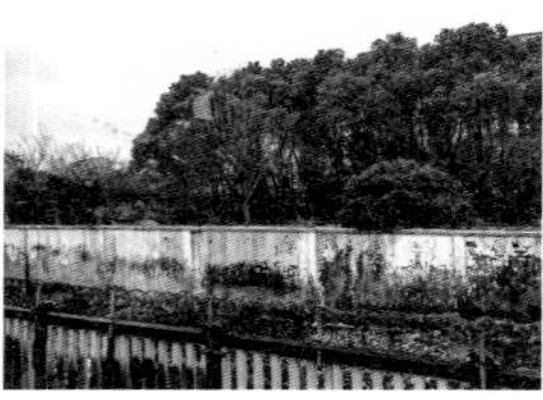

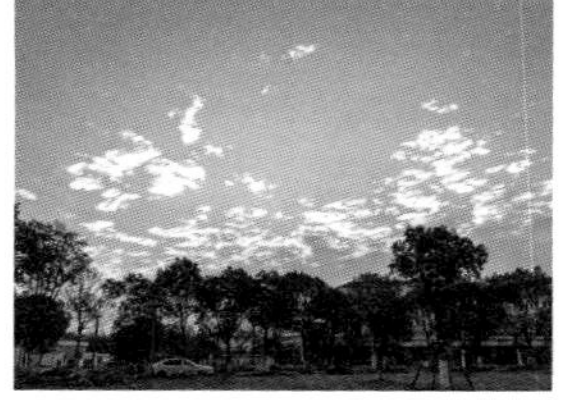

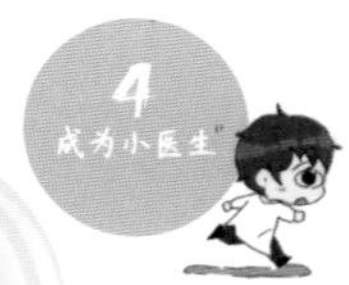

朋友圈

♡ Joy，大二临床五年制 娜娜，高中班主任 姜老师，大四临床五年制（英文班）明风，大三医学检验技术 阿涛，博一 皓瀚，感染科 周老师，内科规培基地 瑶瑶学姐，爸爸，姑姑

Joy：祝贺风至呀，继续加油

大二临床五年制 娜娜：风景也好漂亮呀！

感染科 周老师：风至棒棒哒

朋友圈

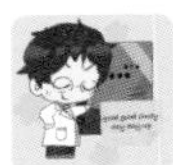

医路前行

#呼吸科出科#

在呼吸科的三周不仅让我见识了各种呼吸系统疾病，还有每周安排满满的教学活动，以及不定期的饮食投喂。

科室特色的出科病例汇报——选择了一位老年慢性咳嗽患者，她带着难以忍受的病痛前来，带来的不只是一个临床疾病，更有老年慢病患者的典型表现：依从性差、怀疑、焦虑、健康管理意识薄弱，从这个患者身上，医学社会学讲的患际关系、康复医学讲的活动受限、医学心理学提到的控制感，以及最重要的——医学的多元复合属性，显现得清晰而深刻。

将指南里里外外研读一遍，请教了不少医生和老师，也只是触碰了慢性咳嗽诊疗的一个皮毛。More can be done, both about cure and comfort.

尽管没能得到非常明确的诊断，但在反复斟酌地用药，并纠正了她既往错误的用药方式后，她的症状缓解了。患者出院的那一天我没在，同事告诉我，她来办公室找了我好几次，特别想要在走之前谢谢这个小医生。

出科的今晚给她打了个电话，一方面想要随访这样一个临床难以确诊的患者的预后，另一方面也想实现自己希望看到她梦魇消散的愿望。她在电话里反复致谢，让人感到只属于医学的温暖力量。

尚且没有治愈的储备和能力，只能感谢老师们的庇荫和支持，让我拥有帮助/安慰的尝试。

最是疑难杂症，最是人情世故，也最求大道至简，其心如初。

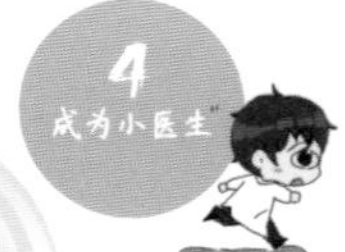

4
成为小医生

朋友圈

Chronic Cough:
To Cure or to Comfort?
慢性咳嗽一例及指南复习

Comfort
1. WHY DO PATIENTS SUFFER?：生物-心理-社会模式
Suffering: More than a symptom /diagnosis

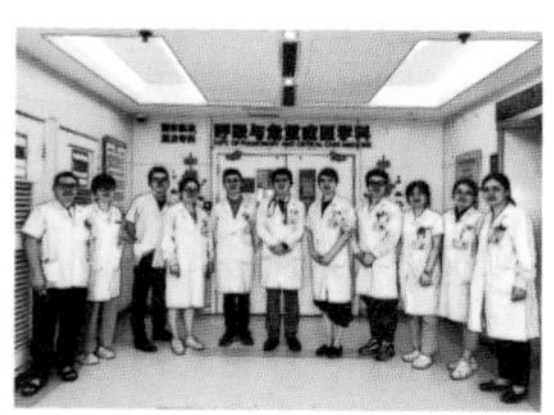

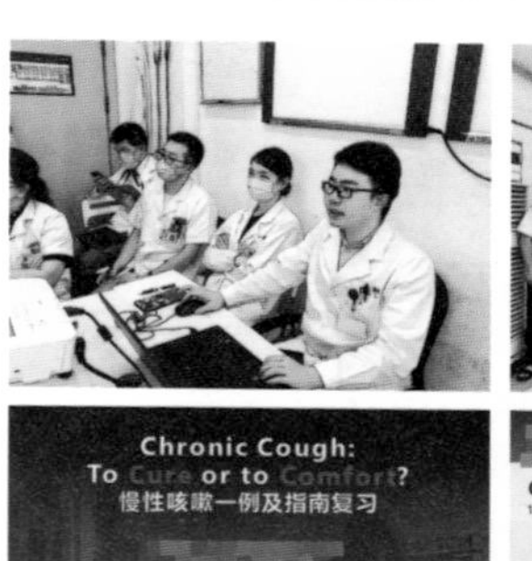

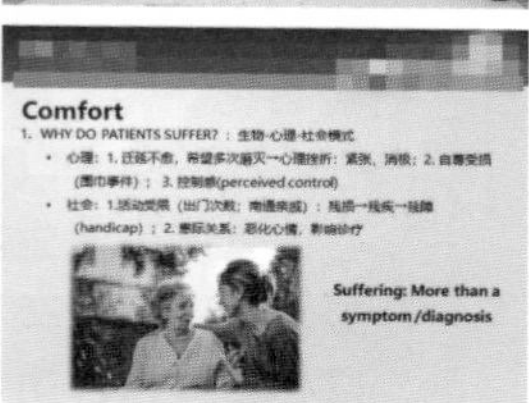

♡ **Joy，大三临床五年制 浩亮，大五临床八年制 妍妍，大三医学检验技术 阿涛，大五儿科 白羽，呼吸科 陈老师，内科规培基地 瑶瑶学姐，老妈，小姨，医学院 程老师**

Joy：作为医务工作者，真的要有时去治愈，常常去帮助，总是去安慰。

医路前行 回复 **Joy：**是呀，除了治疗疾病本身，也许医生和患者心贴心的交流更能体现医学的温度。

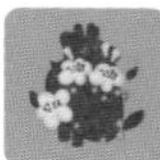

小赖真不赖

#心内出科#

很充实也很有成就感的三周！感觉真正参与了科室的日常工作，暂时成了其中的一份子。虽然很忙，但科室里那种热热闹闹的氛围反而成了每天上班的动力，现在要出科了很不舍。

每天查房，上级老师都很有耐心地给我们讲课，

朋友圈

即便我们经常答不上来，也一直鼓励我们。特别感谢带教小郭老师，因为刚开始实习，我们从一开始什么都不太懂到慢慢开始学习写病程，整理病史，拉心电图，换药，各种状况频发都还要他来为我们善后，在工作之余，他也以学长的身份给我们讲了许多升学和科研的经验心得。

心内科的患者以中老年人群为主，最大的感受是心血管疾病对生活质量的影响真的巨大，心肌很脆弱，损伤一次功能就几乎永久性下降一截，所以心血管事件第一时间抢救可以很大程度上改善预后。在科里见到不少因为错过最佳救治时期而造成不可逆心功能损害的患者，十分可惜。但人们仍然对急性冠脉综合征、急性心律失常等事件不敏感，背后都有血的教训。

以后就算不当心内科医生，但学会识别这些事件并在第一时间抢救，也就不算白来心内实习了！

♡ **妈妈，Joy，医学院 程老师，高中同学 豪智，实习小组成员 小贾，博二 宁宁学姐，大五临床五年制 凡瑜，心内科 闫老师，心内科 阿辉学长**

高中同学 小王： 赖医生

大五临床五年制 凡瑜： 小赖真不赖

心内 小郭医生： 尽管还是喜欢你们叫我郭师兄，但也很开心自己担任带教的第一批“学生”就要昂首挺胸走向临床咯！

小赖真不赖 回复 心内 小郭老师： 嘿嘿，谢谢郭师兄/郭老师！祝你的夜班都平平安安！！

4
成为小医生

朋友圈

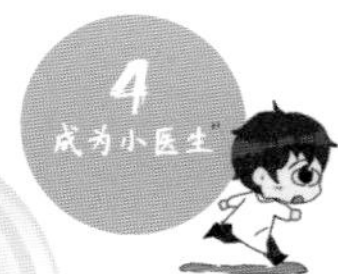

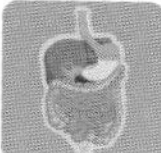

小贾继续冲

#胰腺外出科#

成长速度拉满的三周实习收获太大了！

特别感谢老师们教我的临床思维、各种操作技能和许多知识；老师们带我上了不少手术，感恩！

也非常感谢科里每一位教我使用医嘱系统、一起守夜的护士老师们！

虽然每个值班的日子都遇到各种突发情况，也犯过一些错误，但也学到了更多。

会好好记住在这里忙碌充实而紧张快乐的每分每秒，也会记住所有收到的鼓励、关爱和指导，会记住2021年心率最快、睡得最少但元气最足的难忘时光~

“所以动心忍性，增益其所不能”

打出🌟🌟证明来过，再见啦！

胰腺外科二病区 Pancreatic Surgery II 10F
胰腺外科一病区 Pancreatic Surgery I 9F
心脏外科二病区 Cardiac Surgery II 8F
高血压科病区 Hypertension

♡ **Joy，姑姑，医学院 程老师，大五临床八年制 妍妍，博二 宁宁学姐，大三医学检验技术 阿涛，胰腺外科 金老师，外科规培基地 薇薇学姐，老爸，胰腺外护士长 张老师**

外科规培基地 薇薇学姐： 小贾继续冲

胰腺外科 金老师： 胰腺外科欢迎你常来看看

小贾继续冲 回复 **外科规陪基地 薇薇学姐：** 好嘞

小贾继续冲 回复 **胰腺外科金老师：** 常回家看看，回家看看~~

朋友圈 

小蔡在实习

#自我感觉成长超迅速的5周口外门诊出科啦！#
太喜欢4位带教老师了——老师们超赞！
5周122颗🦷🦷老师教会我超多！
接下来小蔡也会再接再厉继续加油的！

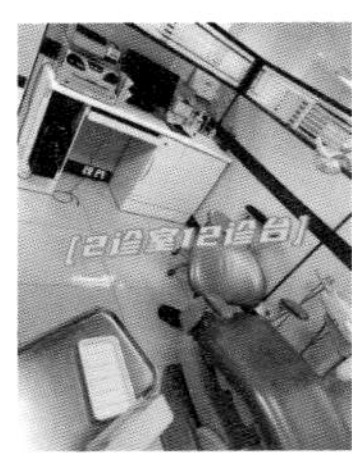

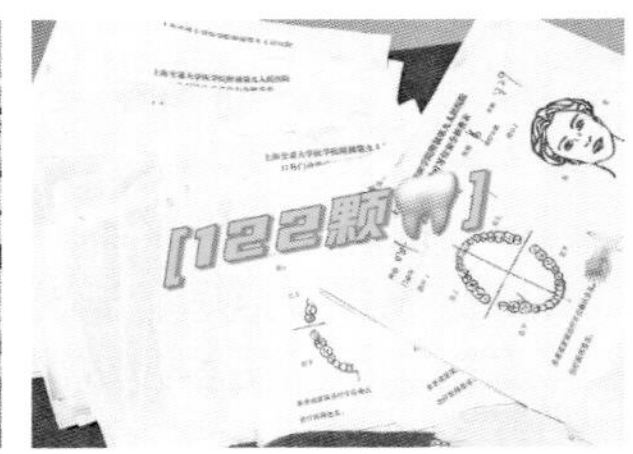

♡ **大五口腔八年制 小郭，口腔科 秀秀老师，口腔科 保老师，口腔科 周老师，口腔科 辉辉老师，大五口腔五年制 文然，Joy，老爸**

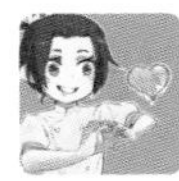

小沈在洗手

#令人“闻风丧胆”的手术室终于出科#
打卡：
✓ 达芬奇手术
✓ 胰腺外手术
✓ 胸外手术
✓ 神外手术
✓ 妇产科手术
✓ 五官科手术
✓ 甲状腺手术
从不知道手术室护士都做些什么
到真正自己上手去做
4周每天7小时以上的站立时间

朋友圈

不断接收老师们输出的各种知识的同时
还需要自己主动学习
并始终抱有一颗强大的内心

手术室，有缘再见啦～

另外：如何用一句话逼疯手术室护士？

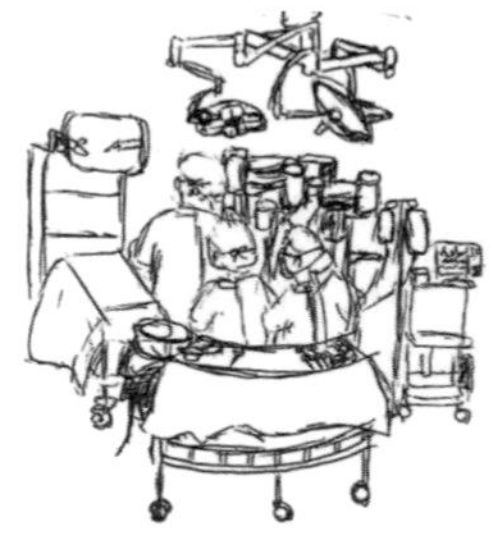

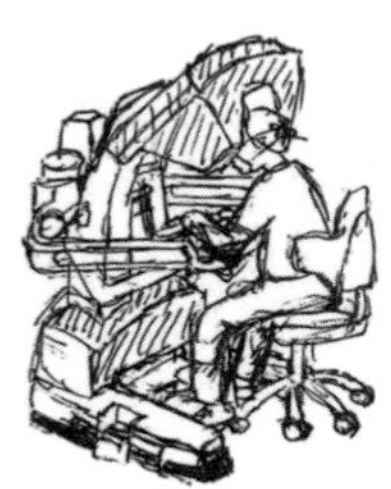

♡ **小沈在洗手，大四护理 阿雷，Joy，手术室护士长 钱老师，母上大人，手术室 蔡老师，胸外科 金老师，妇产科 许老师，大一临床八年制 学弟小彦**

大四护理 阿雷：护士！我掉了个针！！

小沈在洗手 回复 **大四护理 阿雷：**所有护士老师们分分钟趴在地上开始找针 生怕不小心落在患者的肚子里了。

大一临床八年制 学弟小彦：提问！达芬奇手术是什么

小沈在洗手 回复 **大一临床八年制 学弟小彦：**达芬奇手术就是用达芬奇手术机器人进行的外科手术，医生通过操作机械臂可以进行更加微创、更加精准、更加复杂的手术操作。左图就是传统的手术方式，而右图就是用达芬奇机器人做手术的方式。

大一临床八年制 学弟小彦 回复 **小沈在洗手：**哇哦！现代医学的进步 医生还能坐着做手术，应该也会轻松不少。

小沈在洗手 回复 **大一临床八年制 学弟小彦：**是的！

朋友圈

实习小潘

#与快乐的妇产科说拜拜#

在很久以前就被同学们预警："在妇产科真的好累啊！""日行两万步啦！""每天下了班只想睡觉！"

结果去了以后，感觉也不是很累，甚至非常快乐。
每位老师、师兄和师姐都散发着人性美的光辉。
听胎心的时候找到了小时候跳着走地砖的快乐——"看看我今天可不可以一把就听到这个13周宝宝的心跳！"
成为熟练的取白带、换药、听胎心、绑胎监（胎心监护仪）和写病史的打工人。

在这里体会到，医院是一个能够感受人生百态的地方。
会在旁观手术的时候不胜感慨，两个年纪相仿的女孩，躺在相邻的手术室，一边在迎接着新生命的降临，而另一边却在手术之后可能还要和肿瘤科一起讨论哪种治疗方案可以延长生存期。

很少有这样一个地方，大家都带着满满欢喜与期待住在病房里。
那天，我经常去绑胎监的酷妈妈和我说："小医生，我要出院啦！"
前天，曾经在科室里调糖降压的妈妈非常热情地和我打招呼："嗨！我又回来啦！我要进来做手术了！"
今天，她顺利生下了宝宝，我结束了为期两周的产科病房实习。
作为一个不过是绑胎监、听胎心的工具人能够被这些妈妈们记住，真的很感动。

祝好

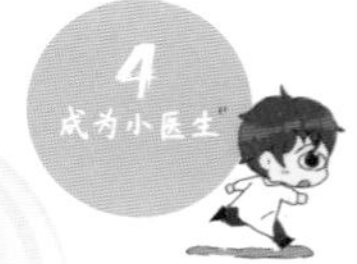

4
成为小医生

朋友圈

谢谢，辛苦啦了，后面我们就要自力更生了
谢谢老师
爱你们，会想你们的

家属
止步
产房门口抱着花
等着妈妈出院的新上任爸爸

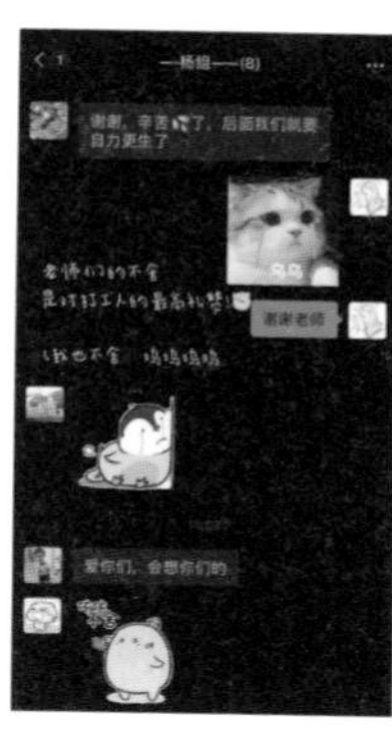

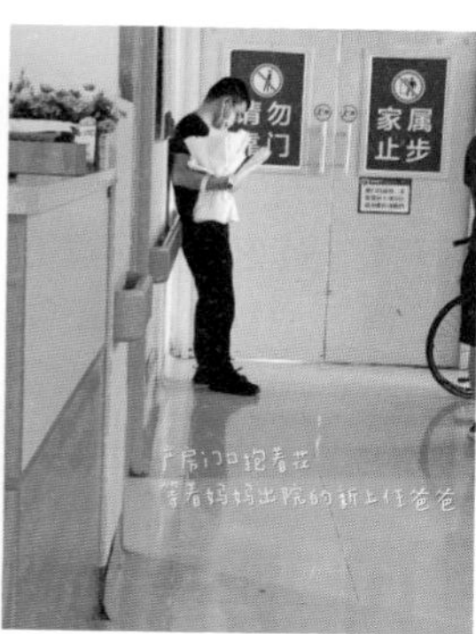

♡ **实习小潘，Joy，妇产科 许老师，妇产科 一凡学姐，大五临床八年制 妍妍，研二 妇产科 芳芳学姐，辅导员 袁老师，实习小组成员 小黄，高中班主任 尹老师**

高中班主任 尹老师：好暖呀

妇产科 许老师：小潘医生真棒

妇产科 一凡学姐：好像很享受的样子，要不要考虑选妇产科呀

朋友圈

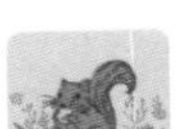

大开眼界的小陈

用节前的 #社区+精卫实习出科，纪念节后返工的第一天

怀念在社区医院两周的神仙日子！8:00上班！但不得不说社区医院现在的服务也很全面，再加上引入了许多便民新设备，非常便捷。

在精神卫生中心实习的两周大开眼界！深感自己对精神病患者的认识还是不够……

✓ 上午进来的时候还非常配合地进行安全检查，下午就开始胡言乱语嚷嚷要离开而被绑上了约束带

✓ 大家胡言乱语的内容看似天马行空，但实际都包含着许多的正能量

✓ 每一个精分的背后似乎都有一个悲惨的家庭/一段悲惨的经历

✓ 每一个厌食症孩子的背后似乎都有一对不善于沟通的父母

✓ 每一个“可以沟通”的患者心里似乎都有一个共同的梦想：做一个正常人

愿大家都能实现自己的梦想！

一直很想问社区门诊的
老师这个能喝吗

儿保诊室缩小版一切！

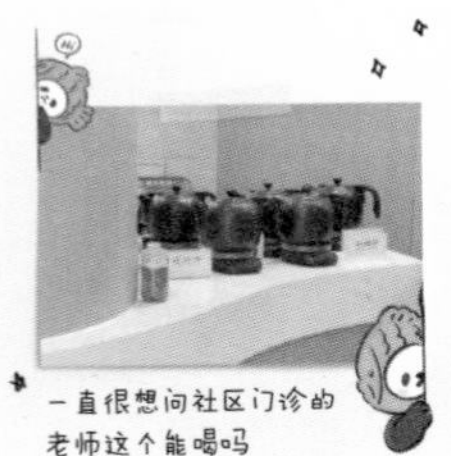

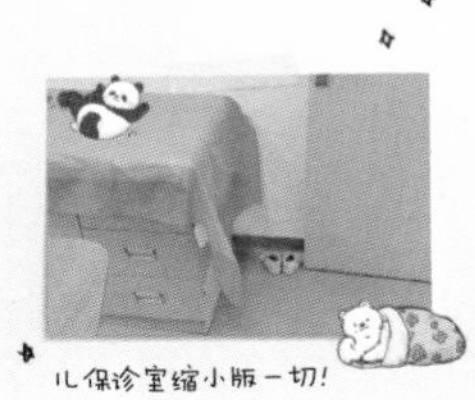

朋友圈

买到了精卫网红八宝饭！
救命！！！甜到齁！！！

nice!
康复训练老师每天拖着
小篮子工作不易
能说会道，能歌善舞，还要会做
各种手工

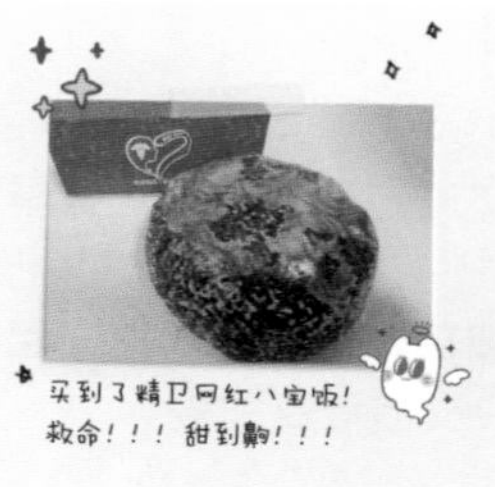

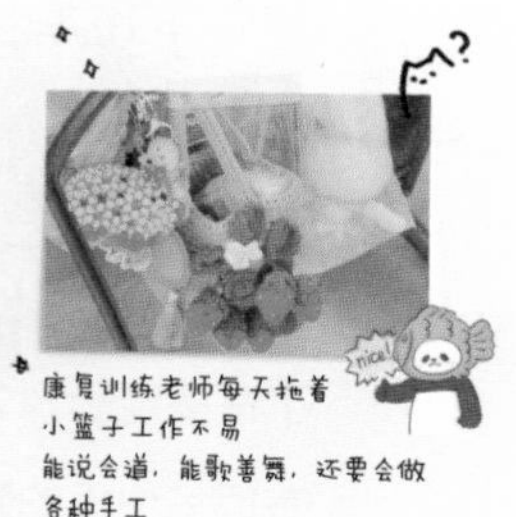

♡ **大开眼界的小陈，精神科 刘老师，大三临床五年制 浩亮，大五临床八年制 阿桢，大四临床五年制（英文班）明风，Joy，高中同学 依然，姑姑，研一 精神科 逸哥**

大三临床五年制 浩亮：好有趣，好期待去精神卫生中心实习

朋友圈

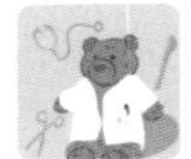

雯晴下班不积极

#儿科出科#

从第一次聆听早交班到最后一次汇报早交班，成长了很多。

遇到的每位老师都真好，厉害认真又温暖，获得了许多经验＆知识＆粮食＆关爱

有很多快乐的瞬间：

比如第一次被叫“医生”，第一次问诊查体＆独立写大病史，第一次哄住三岁小朋友乖乖做心电图，第一个夜班结束看到医院凌晨五点半的太阳，第一次看到入院时虚弱的小朋友蹦蹦跳跳出院，第一次接触新生儿宝宝，还有儿科期间过的“六一”儿童节。

也有一些遗憾：

比如最后一个夜班中体温平稳一周的小朋友体温又开始上升，期待能把疗程上满的患儿和家属每一个体温平稳的日子都既欣慰又战战兢兢如履薄冰；糖尿病小朋友家长心情随着血糖升降起起伏伏。

希望每一个小天使都有健康快乐的童年。

拥有一个好的开始，努力和小伙伴们把热情和认真保持下去

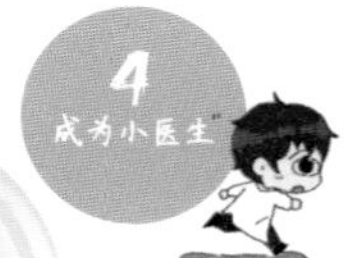

朋友圈

♡ **大五临床八年制 妍妍，大四儿科 琉玥，大三医学检验技术 阿涛，新生儿科 蔡蔡老师，儿科 杨老师，妈妈，Joy，儿科规培基地 亲羽学姐，大五临床八年制（法文班）灵儿**

儿科 杨老师：以后到儿科当医生吧

雯晴下班不积极 回复 **儿科 杨老师：**已经在考虑啦！ 做一个守护小朋友们健康的大医生！

新生儿科 蔡蔡老师：

雯晴下班不积极 回复 **新生儿科 蔡蔡老师：**

朋友圈

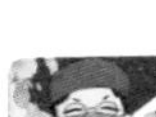

小徐爱上班

#急诊内科出科#

有一种还没完全熟悉就要匆匆离开的感觉。

在这里的每一天都很充实：
早交班、学查房、写病程、收患者、晚交班，最大的感觉就是每天都过得很快，可是一周又过得很漫长。日常感叹：怎么已经15:00了，要去巡病房准备晚交班了。
这3周里第一次插了导尿管、第一次抽了股动脉血气、第一次近距离看了胸腔穿刺引流术。
每天记录的病程看上去很枯燥，但是通过对比同一患者每日的医嘱，可以学到如何根据患者的症状体征调整治疗方法，比如激素减量、补液减少或开放饮食；患者的阳性体征也在渐渐好转，这也算大内科的魅力吧。

有几个患者印象还蛮深刻的：
消化道出血进来发现是胃癌的患者，耳痛面瘫吞咽困难进来发现是垂体瘤的患者，心肌梗死后心力衰竭但状态还不错的老人。
有一个小遗憾就是我没能用患者的名字称呼他们，而是单纯的“XX床”，这样称呼虽然不易出错，但总觉得少了些人文关怀。

非常感谢老师们放手让我们自己去做，虽然只有3周，但是加入急诊大家庭的感觉真的很幸福。
回见！

朋友圈 

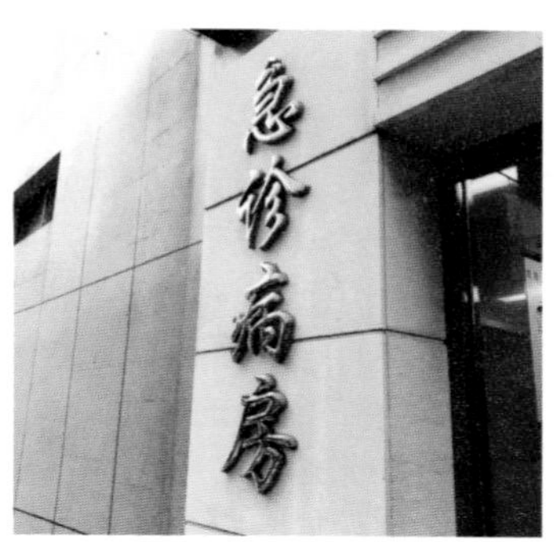

♡ **小徐爱上班，Joy，大五临床八年制 嘉勉，大四临床五年制（英文班）明风，急诊内科 武老师，医学院 魏老师，博二 宁宁学姐，妈妈，老爸，大一临床八年制 学弟小彦**

大一临床八年制 学弟小彦：哇，学姐好厉害！👍

小徐爱上班 回复 **大一临床八年制 学弟小彦：**过奖了，你也会有这一天的！

博二 宁宁学姐：我的老师也告诉我说，最好不要叫“xx床”，可以叫王阿姨、李叔叔，这样会让患者觉得更贴心一些

小徐爱上班 回复 **博二 宁宁学姐：**嗯嗯！学到啦！以后会注意的

朋友圈

周周不想喝粥

#PICU出科#

万万没想到在PICU（儿科重症监护室）最后一个夜班整夜无眠，不过终于熬过了这3个月……

在这扇门后，见证了重生，也经历了死亡。

看过转出时喜极而泣的妈妈的眼泪，也看过在放弃同意书上签字时颤抖的爸爸的手。

所有的经历都是宝贵的财富。

感谢并肩作战的小伙伴们，以及帮助了我3个月的护士姐姐们~

再见，PICU。

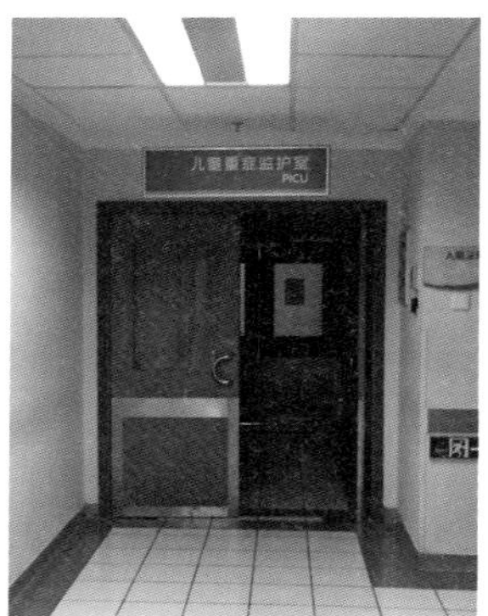

♡ **Joy，儿科 杨老师，PICU 董老师，辅导员 袁老师，大三临床五年制 浩亮，儿科规培基地 雪玲学姐，PICU 护士 茜茜，PICU 护士长 胡老师，大五临床八年制 妍妍**

PICU护士长 胡老师：周周辛苦啦

辅导员 袁老师：周周棒棒哒

朋友圈 

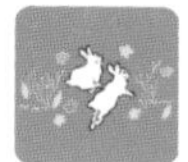

最佳医森小博

最后一个夜班 ✓
实习 ✓

内科楼午后窗边的太阳很舒服
手术室侧门可以看见玻璃小走廊
妇产楼是许多宝宝初次遇见这个世界的地方
儿科楼有一墙一墙的小宝宝涂鸦
干保楼门口总是有很多外卖和奶茶
急诊楼是从未停歇的地方
科教楼见证了许多小白袍的成长

印象最深的
是老师们讲到专业知识的时候
眼睛里的快乐、自信和从容

↑以后也想成为这样的人

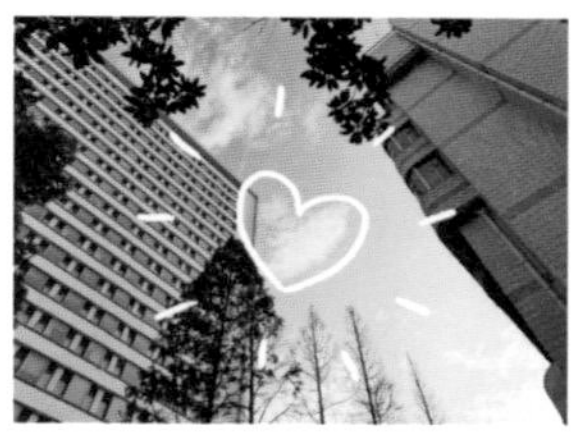

♡ **Joy，大五临床五年制 凡瑜，爸爸，姑姑，大五临床八年制 妍妍，医学院 程老师，大四儿科 琉玥，大三医学检验技术 阿涛，大一营养 思嘉，心内科 闫老师，妇产科 许老师，消化内科 刘老师，胸外科 金老师，胰腺外科 金老师，儿科 杨老师，急诊内科 武老师**

胰腺外科 金老师：祝福
大五临床八年制 妍妍：恭喜！！！
医学院 程老师：辛苦了

回想起第一次穿上白大褂
真正踏进医院、成为一名小医生的那一刻
我的心情激动又忐忑

激动于离儿时的梦想又近了一步
忐忑于即将面对新领域的未知

经过日复一日的锤打和淬炼
我跌跌撞撞、慢慢成长

从不敢打针到一针见血
从悄悄观摩到拿起手术刀
体验了许多“人生第一次”
也勇敢跨越了很多舒适圈

这一路上
有欣喜，有沮丧
有坚定，也有彷徨

一直不变的
是对医生这份职业的尊重和敬仰

希望无论何时
心中都能澎湃着最初的信念和向往
精勤不倦，努力向上
成为自己想要成为的那道光

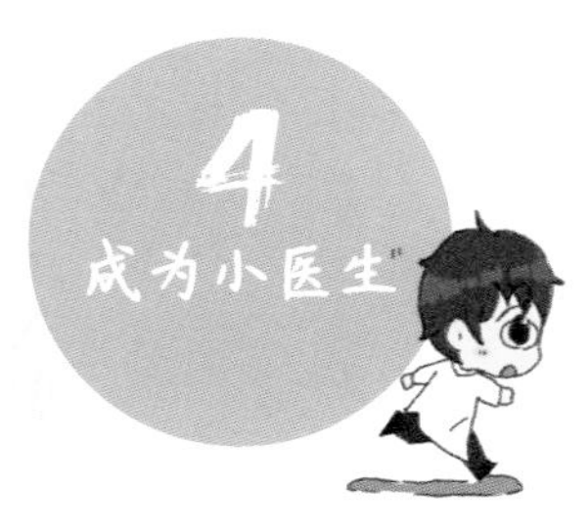

5 白色毕业季

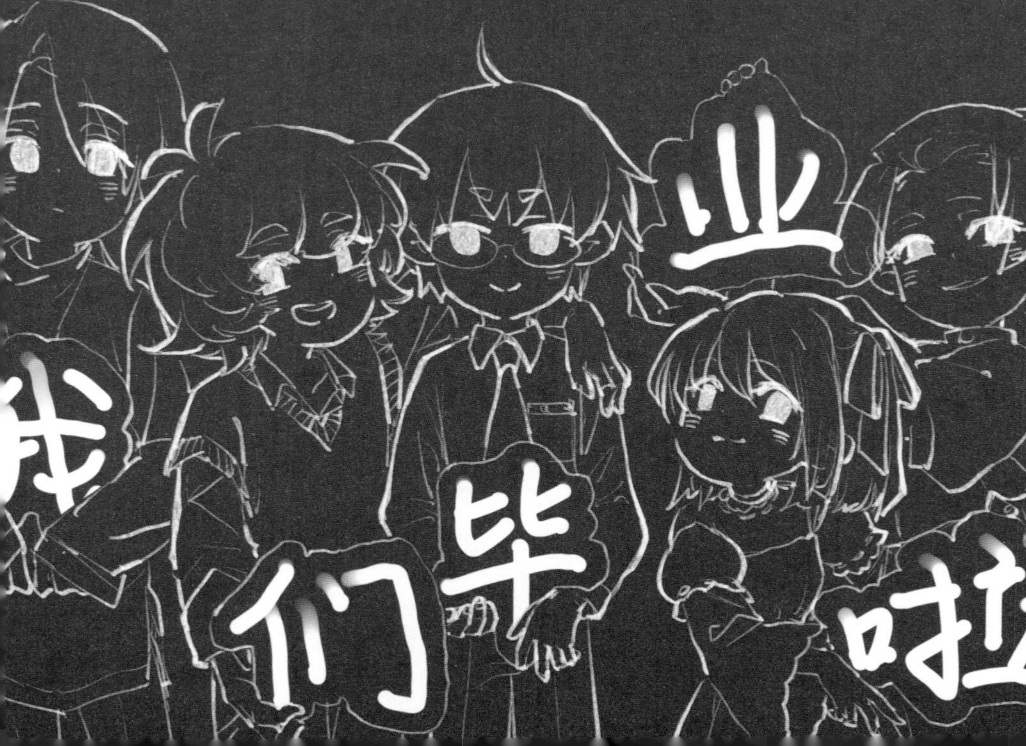

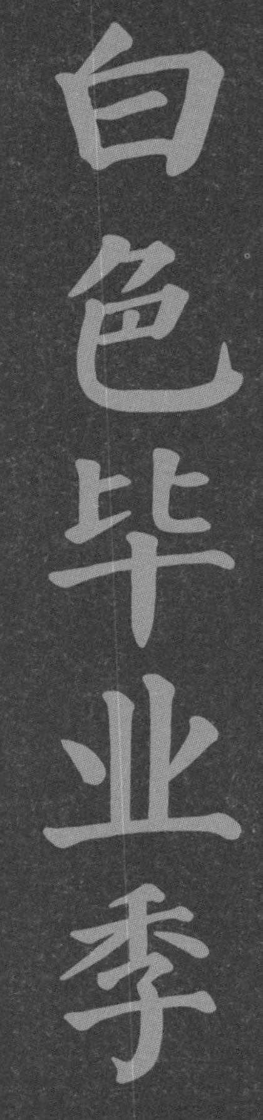

夏天，空气中混合着蝉鸣和汽水的清甜，也混合着几许兴奋或是惆怅——

又是一年毕业季。

今后，小船们将各自拥有不同的航向：有的选择留在学校继续深造，醉心科研；有的走上工作岗位，为服务社会的医疗事业添砖加瓦；有的则去往异国他乡，拄着蛇杖探寻医学科学的真理……无论风把我们吹向何方，我们都将无比感念，曾经在一起共同奋斗过的时光。

最后再看一眼校园吧，凝视那红墙白瓦间承载的厚重历史，聆听紫藤长廊下梧桐叶沙沙作响，闭上眼睛，感受夏日的风拂过脸颊。

最后再留下一些回忆吧！在无数次经过的校门前，穿上学士服与朋友们一起合影；到天天散步的操场上，尽情挥洒一次青春的汗水；在庄重的毕业典礼上，感受拨穗礼时内心的激动……

最后想说的还是感谢，感谢学校为我们提供系统的医学课程、丰富多样的科研项目，让一个个纯洁的医学梦想得以展翅翱翔；感谢师长们的谆谆教诲和倾囊相助，幸得有你们，助我过五关斩六将；感谢一直以来默默关心和支持我的家人朋友，纵使风浪再大，小船也有停泊的怀抱和港湾；还要感谢我自己，纵使当下再难，却也始终坚定白袍理想，坚信未来明亮。

别离之际，骊歌渐起，愿我们在崭新的征程上继续追逐梦想，闪闪发光。

一路，有幸遇见；医路，还会再见。

5.1　有幸相逢，不负遇见

Joy 理了理学士服

“所有人看镜头——1、2、3，茄子！”

咔嚓——

“医路”时光中斑驳陆离的青春

在这一瞬

定格成永恒

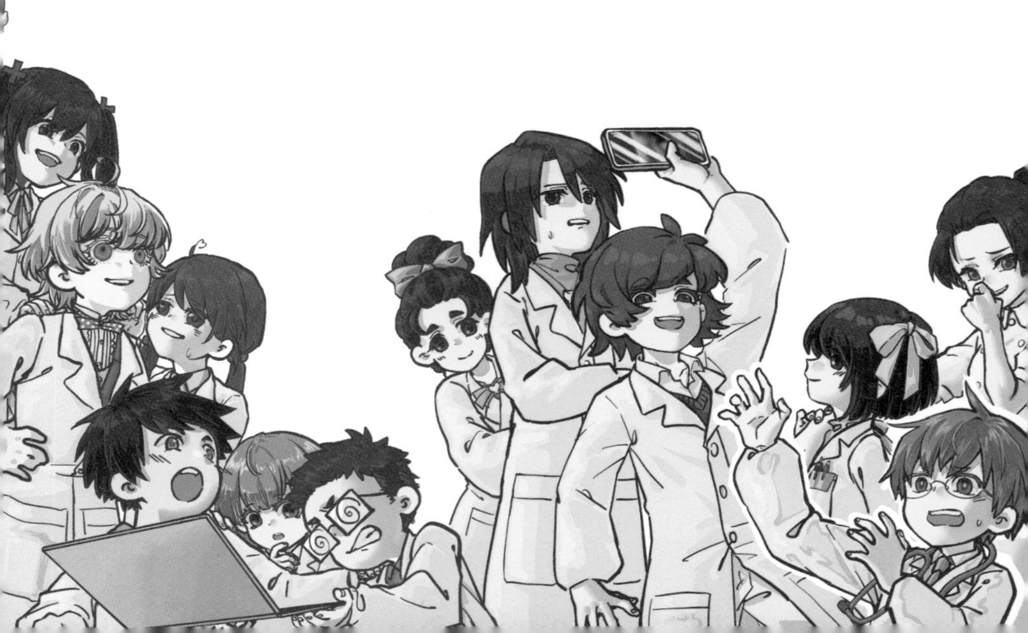

朋友圈

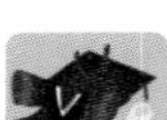

一只小燕子

聚散无常，怀念每个共度的夏天，也相信未来生活里你们依旧在，无尽之夏，献给五年来相依相伴的同学们，感谢相伴。

陈导大制作辛苦辛苦，还有菜鸟演员们的小小努力，希望能留下一点生活的样子，怀念最珍惜的老朋友。

#愿路过四季人间，回眸仍是你笑颜

#愿夜空星河璀璨，各自闪耀绽光芒

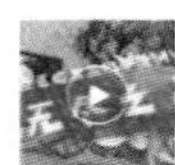

【毕业MV|无尽之夏】致交医2015级临床医学五年制五班全体同学

♡ **妇产科教秘 杨老师，Joy，普外科教秘 于老师，普外 刘师姐，急诊 凌老师**

Joy：太青春了！白衣少年们毕业快乐！

妇产科教秘 杨老师：小朋友们都好有才华呀！祝你们毕业快乐呀！

普外 刘师姐：学弟学妹们仪式感满满！毕业快乐！

普外科教秘 于老师：满屏青春，也让我回想起了我们的“那些年”😁😁

朋友圈

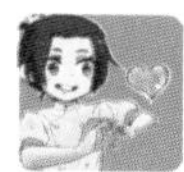

小高小高运气赛高

极限6月一点碎碎念

从6月初就已经写的本专业开题报告
修修改改缝缝补补到6.17终于尘埃落定
看似从6.12放假到6.20
实际上都经历了什么呢

产科老师心疼我们开题报告压力太大
帮我们把11日的出科考挪到了13日
于是12日极限复习加出科作业
接着13日又是出科各项考试
到17日前开题报告改了一稿又一稿
PPT调了一次又一次
以为6月的事情已经够多了
然而6.17~6.20这几天仍然不能好好睡觉
辅修的两场期末+一门大作业+开题报告
让我又失去了睡眠
为什么会有人两个学位的开题报告和期末考试撞在一起？！

老师们都很好很好
毕业设计导师看我还要写辅修开题报告
和我说实验设计的完善等7月再说
怕来不及交辅修的开题报告
于是提前和辅修课老师解释
问他能不能到截止日期前再交给他
老师毫不犹豫地告诉我“先忙最要紧的”
那一天真的被这句话感动
最近时常会有快要坚持不下去了的想法
但因为身边的这些温暖
好像熬一熬也没事了

朋友圈

感谢指导老师的帮助和大力支持！
也感谢我有一个时间线完全同步的室友和我一起奋斗（这话为什么听起来那么欠揍）

天已经中午了……邮件也发掉了……
可以好好睡了……

天亮了
可以，没有问题，不用担心。
太谢谢您了！感谢谅解！
不客气，先忙最紧要的。辅修不会有大问题。
蹲个
奇迹发生
发生了！！！

终于结束了！！！
上海交通大学
SHANGHAI JIAO TONG UNIVERSITY
本科生毕业设计（论文）开题报告

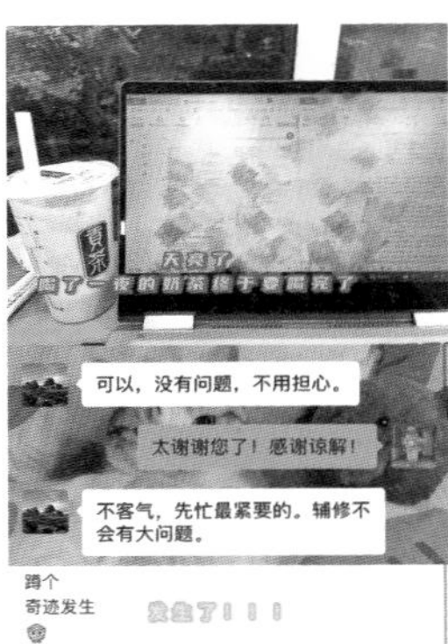

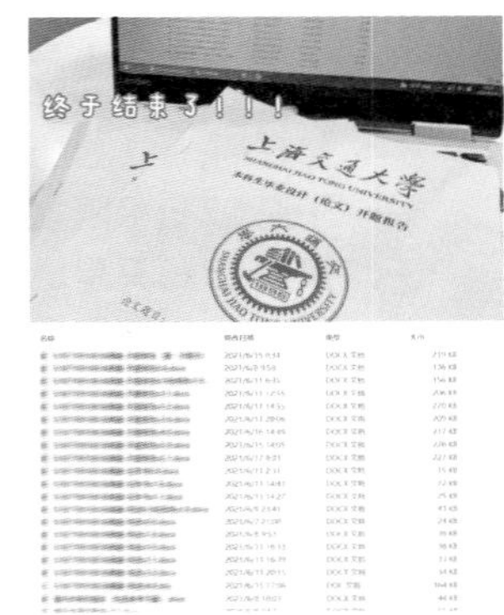

♡ **Joy，妇产科 林老师，产科护士站 常老师，大五口腔五年制 文然，大四护理 欣怡，妇产科 一凡学姐**

Joy：抱抱师姐，终于可以在繁忙的毕业事务中喘口气了。
产科护士站 常老师：哎呀，妹妹最近这么辛苦！怪不得发现你最近来实习都有点体力不支的感觉，明天来护士站姐姐请你吃蛋糕！
小高小高运气赛高 回复 **产科护士站 常老师：**谢谢常姐 🙏🙏🙏
妇产科 一凡学姐：学妹好好休息～学习生活中有什么困难记得和学姐们说哦
小高小高运气赛高 回复 **妇产科 一凡学姐：**感动！！！谢谢学姐！！在妇产科实习已经备受关照啦！

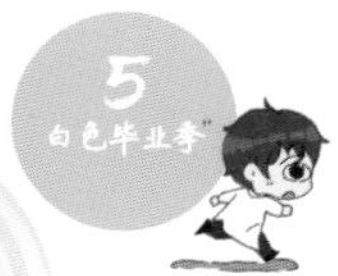

朋友圈

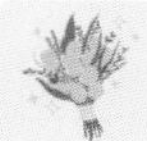

想要成为闪闪发光的小医生

感谢你们带给我熠熠闪光的友谊与回忆！
毕业快乐！
愿大家都能够成为勇敢而闪闪发光的青年！

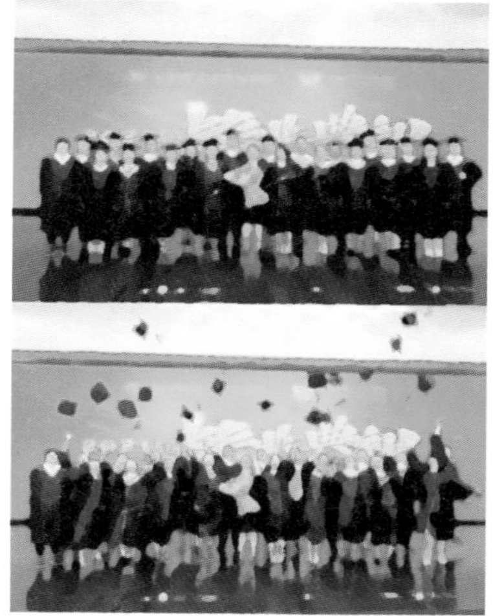

♡ **Joy，妇产科教秘 杨老师，辅导员 唐老师，心内科 阿辉学长，急诊 凌老师，大五预防 阿睿，大五临床五年制 凡瑜，大五口腔五年制 文然，大五儿科 海华**

妇产科教秘 杨老师： 满屏青春感！
辅导员 唐老师： 孩子们毕业快乐，祝你们前程似锦！
辅导员 唐老师： 孩子们有遗失帽子的吗？会场捡到几顶学士帽，可以来2楼办公室认领。
大五预防 阿睿： 愿君永锦绣，前路伴长虹！
大五临床五年制 凡瑜 回复 **辅导员 唐老师：** 老师，我帽子没找到
大五口腔五年制 文然 回复 **辅导员 唐老师：** 老师，我来了
大五儿科 海华 回复 **辅导员 唐老师：** 俺也来了

朋友圈

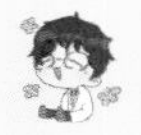

BOBO 今天毕业了

这五年
是一段会好好珍藏并不断给我力量的时光

很幸运也很感谢遇见的所有
温暖、可爱、天真、勇敢的人

感谢所有的陪伴、帮助与鼓励
也感谢有好好努力的自己

希望未来不忘初心
世界可爱
要天天开心哦

毕业快乐

2021 年夏，摄于毕业旅行的海滩

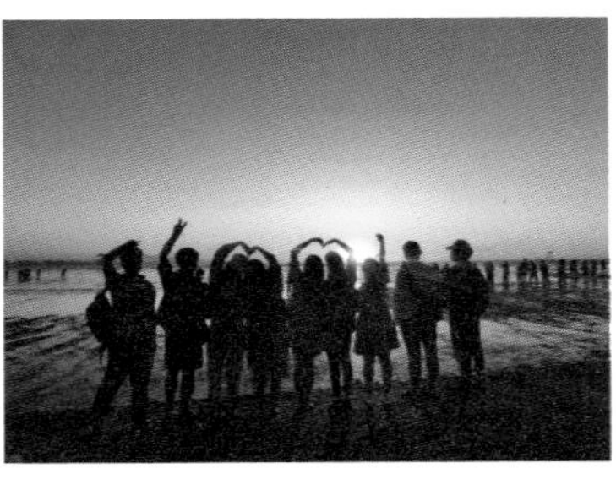

♡ **Joy，大五临床五年制 莺莺，儿科 文静师姐，博一 血液科 阿罗学长，大五临床五年制 凡瑜，大五临床五年制 柳依**

大五临床五年制 莺莺：这五年，谢谢关照！未来五年，请多关照！

大五临床五年制 凡瑜：十年同学预订！

BOBO 今天毕业了 回复 **大五临床五年制 凡瑜：**还少算了三年规培

大五临床五年制 凡瑜 回复 **BOBO 今天毕业了：**十三年同学预订

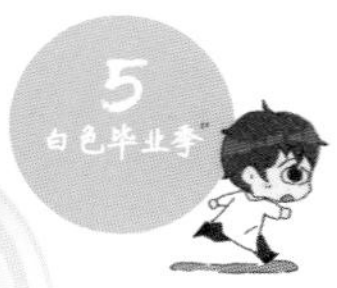

朋友圈

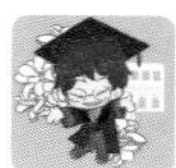

芊芊

感谢一路相伴的你们

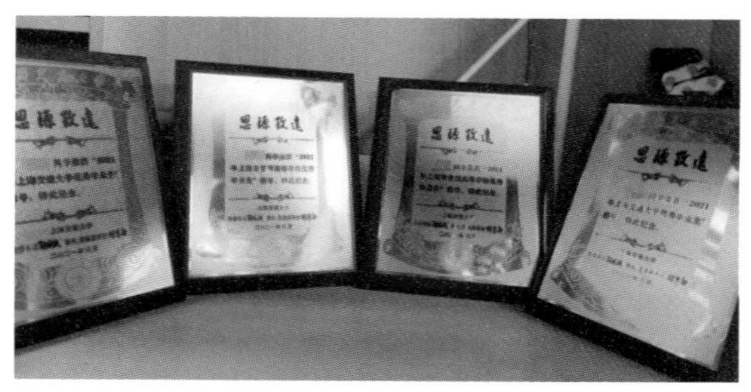

♡ **Joy，大五临床五年制 莺莺，儿科 许老师，大五儿科 白羽，大五儿科 海华，大二口腔八年制 小韩学妹，大一营养 思嘉，宿管瞿阿姨**

宿管瞿阿姨：孩子们记得常回家看看😁！未来都是顶呱呱的大医生👍 你们寝室不仅个个学业优秀，卫生也保持得非常棒！阿姨可喜欢你们了！🌹🌹🌹

芊芊 回复 **宿管瞿阿姨：**好的！谢谢瞿阿姨对我们的照顾，有一年寒假没回家，是您的那盘荠菜饺子让我感受到家的温暖！

大五临床五年制 莺莺 回复 **宿管瞿阿姨：**是呀是呀，瞿阿姨还帮我缝过白大褂的扣子呢！谢谢您对我们的照顾！

宿管瞿阿姨 回复 **大五临床五年制 莺莺：**你们马上就是手艺精湛的外科专家，缝线的本领肯定比阿姨好！😜

大二口腔八年制 小韩学妹：学姐你们寝室太厉害了！向你们学习！

朋友圈

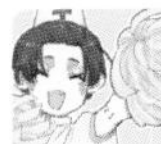

小张小张遇事不慌

毕业

感谢你们一路相伴
一起上课，一起背书，一起熬夜
一起哭，一起笑，一起闹

感谢每个失落时分都有你们的拥抱
感谢每次撒娇或是任性都有你们朝我笑

画上逗号，未完待续……

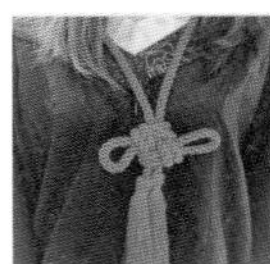
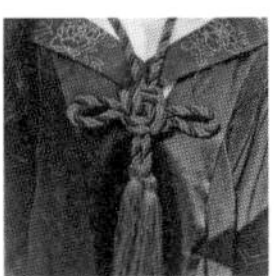
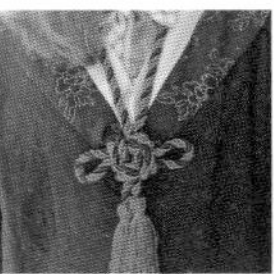
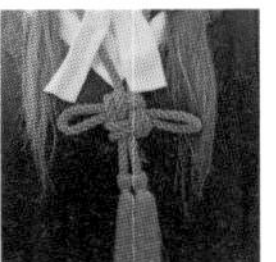

♡ **大五儿科 白羽，Joy，大五儿科 海华，大五临床五年制 莺莺，辅导员 唐老师，宿管瞿阿姨，大三医学检验技术 阿涛**

大五儿科 小倪：呜呜呜，还好有你！让习惯赖床的我五年来从没迟到过

小张小张遇事不慌 回复 **大五儿科 小倪：**每日必做：出门前叫小倪起床

大五儿科 海华 回复 **大五儿科 小倪：**每日必做：帮踩点进教室的小倪占座

大五儿科 白羽 回复 **大五儿科 小倪：**每日必做：帮来不及买早饭的小倪带早饭；小倪每日报恩：整理分享自己的课程笔记

大五儿科 小倪 回复 **大五儿科 白羽：**那一整个寝室总不能就我什么也不干吧

朋友圈 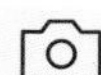

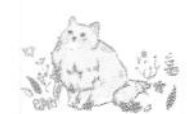

娃娃子

是说再见的时候了，
感谢一路的陪伴与鼓励，
让我成长为今天的自己！
非常幸运能和你们相知相识，
青春不老，我们不散，
未来可期，来日方长！

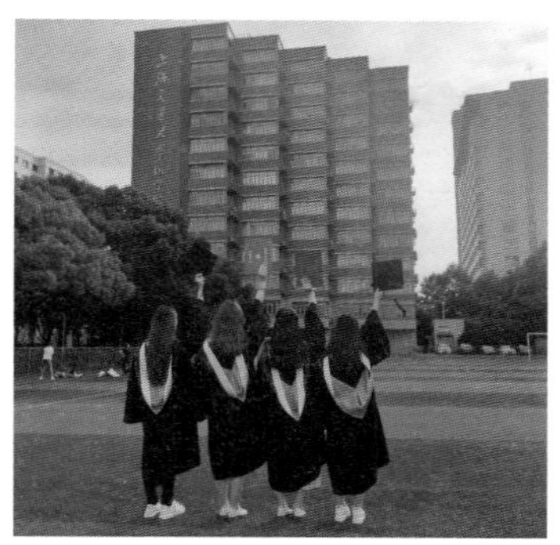

♡ **Joy，大四临床五年制（英文班） 明风，大二医学检验技术 思琪，辅导员 唐老师，宿管瞿阿姨，小张小张遇事不慌，大五临床五年制 柳依，大三临床五年制 浩亮**

朋友圈

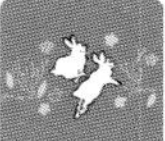

一朵小雪花

为何要在
毕业纪念板前
行色匆匆

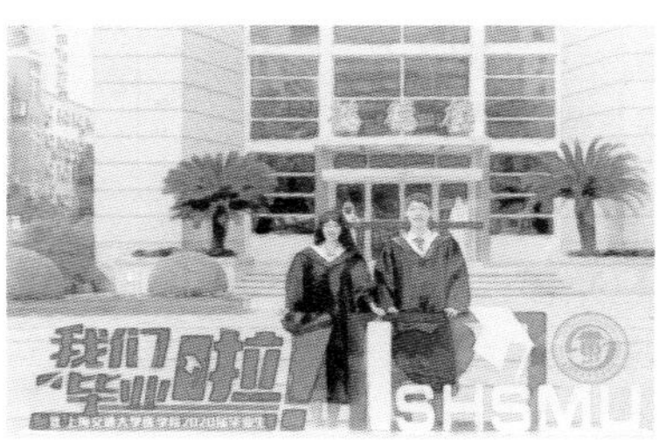

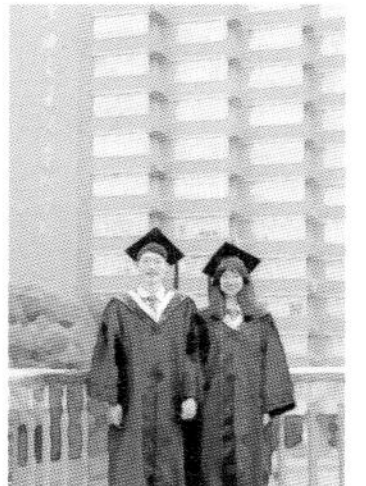

♡ **辅导员 郑老师，整外 仲医生，大五临床五年制 凡瑜，大四护理 阿雷，大四临床八年制 远明，Joy，眼科 赵师姐**

辅导员 郑老师：祝你们从白袍到白头！
Joy：从白袍到白头！
大五临床五年制 凡瑜：从白袍到白头！

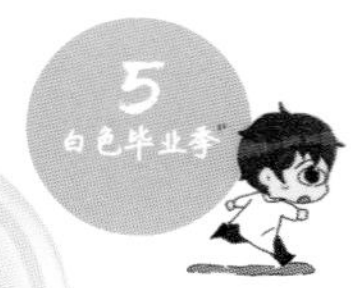

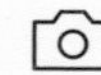

朋友圈

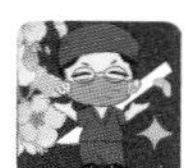

小余不吃鱼

< 毕业快乐 >

“时光的河入海流
终于我们分头走
没有哪个港口是永远的停留
脑海之中有一个凤凰花开的路口
有我最珍惜的朋友”

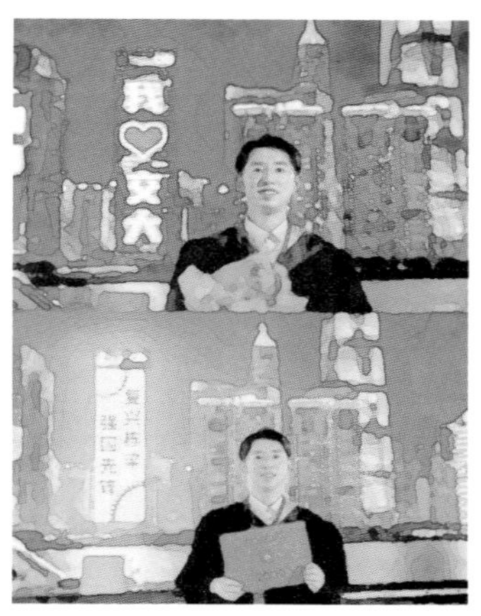

♡ **大三临床五年制 浩亮，大五临床五年制 柳依，大三医学检验技术 阿涛，大六口腔八年制 小李学长**

大三临床五年制 浩亮：学长毕业快乐！！外滩也太有牌面了

小余不吃鱼 回复 **大三临床五年制 浩亮：**谢谢学弟！等你毕业也可以来外滩合影 再坚持两年

大五临床五年制 柳依：五年同窗，毕业同乐，虽然还要继续做三年同学

小余不吃鱼 回复 大五临床五年制 柳依：哈哈哈，继续一起加油吧！

朋友圈

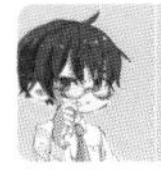

立志奋斗的吕医生

√人生成就：穿着学位服和初中、高中、大学的老师们合影

这辈子最幸运的是能遇到这么多好老师，关心我、鼓励我、纵容我的顽皮。从初中开始就在"老师，我不行的""不，你能行！"的循环往复中一路升学，到现在20年整的求学生涯终于暂告一段落了吧。

那么，就继续为祖国的医疗卫生事业奋斗(80年)吧！

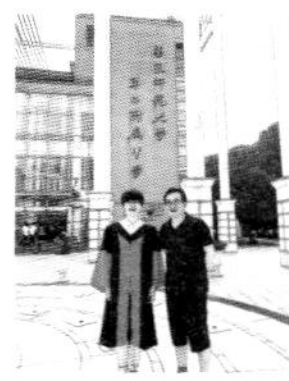

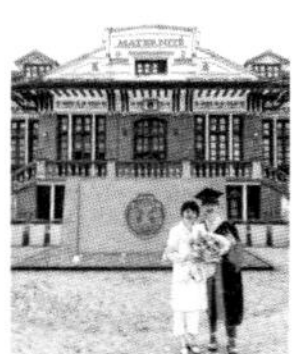

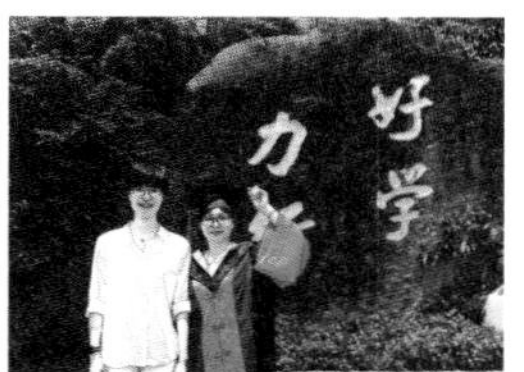

♡ **辅导员 袁老师，Joy，超声科 育凝，大五临床五年制 莺莺，博一 皓瀚，研二 护理 睿瑜，消化内科 钟学长，高中室友 斌斌**

辅导员 袁老师： 为祖国的医疗卫生事业奋斗👍👍👍

Joy： 为祖国的医疗卫生事业奋斗+1👍👍👍

高中室友 斌斌： 终于毕业了？！本上班族已经工作4年了🐱

5.2 毕业致谢

回忆在脑海中缓慢铺陈

万般滋味涌上心间

Joy 郑重敲下论文致谢里的每一个名字

这是他吉光片羽般的青春里

永不泯灭的熠熠星光

有些感谢蕴含在论文致谢的字里行间

而有的感谢不只写在纸上

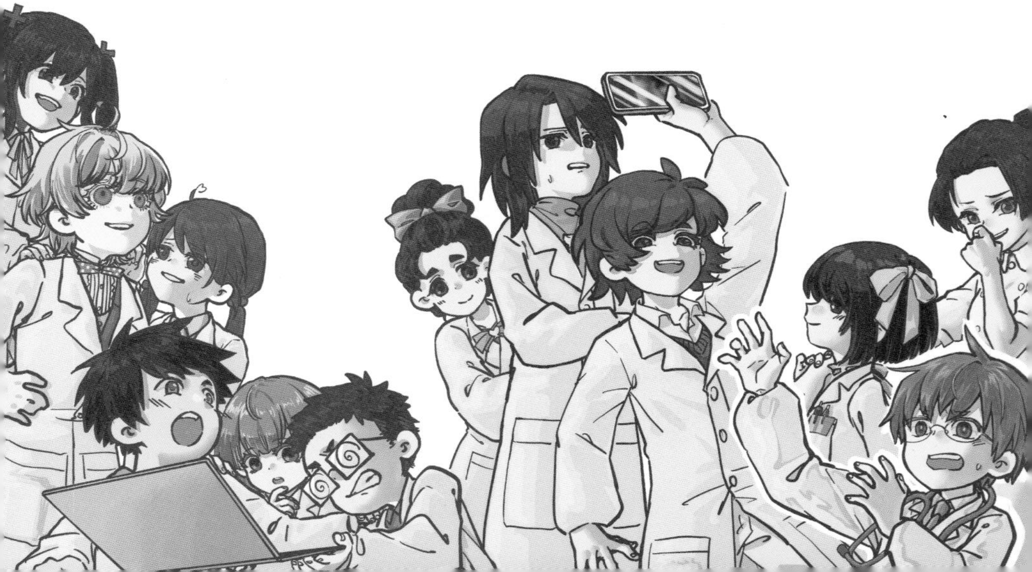

朋友圈

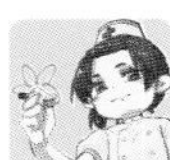

肝外小医生冬冬

我们带着理想，继续前进
感谢临床医学院的所有老师们
感谢一路走过五年的最爱的同学们
感谢肝外科卓越的老师前辈们
三言两语道不尽我的感激与幸福
再次感叹遇到大家是我此生的幸运
祝朋友们学医之路，共绘穹明

2020年上海市住院医师规范化培训
结业综合考核市六医院考区

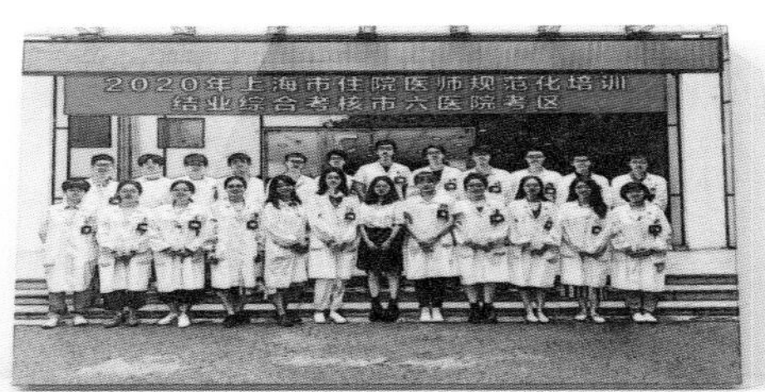

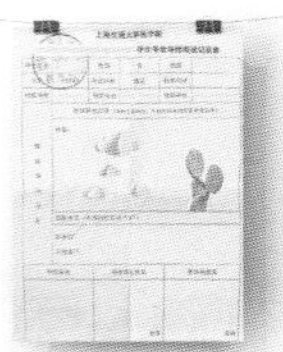

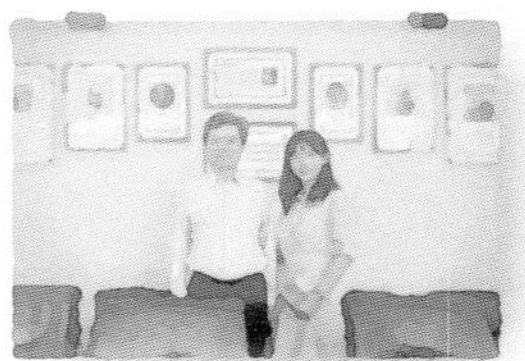

♡ **普外科教秘 余老师，辅导员 郑老师，大五儿科 宇轩，泌尿外科 宇务学长，博一 血液科 阿罗学长**

普外科教秘 余老师：欢迎师妹加入普外科大家庭！
辅导员 郑老师：要继续加油，做一个出色的大外科医生哦！

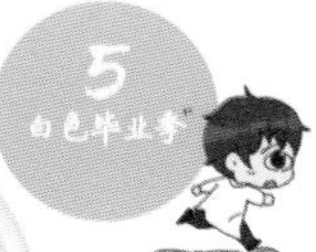

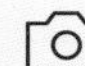

朋友圈

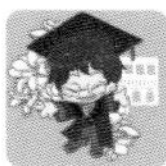

小郭终于毕业啦

毕业之际，想要感谢的人太多，最不能不提的便是这三位恩师。

我的导师，我打心底最敬佩的人，H老师。他用身体力行告诉我“工作就是医生的脸面”，用严谨苛刻的态度来对待每一份工作，以表达对医学和对自己的尊重。

另一位是言传身教的L教授，当你看过L教授工作，你便再也不好意思懒惰。他每天只休息4个小时，事无巨细、亲力亲为的攻坚精神，是他的标签。记得在今年的国际脉管异常研究学会（ISSVA）网络会议上，他连熬两个通宵，只为向世界传达中国整形医生的声音，让我相信科技强国是可以摸得着的目标。

还有我亦师亦友的父亲，他用自己的人生托起了我的人生，他是我记忆中最强壮的人，但在今天夏天赤膊时，那干瘦的样子，让我知道我无忧无虑的生活背后是谁在承担。毕业晚会上，我能将自己的毕业帽作为礼物送给他，是我人生中最重要的时刻。

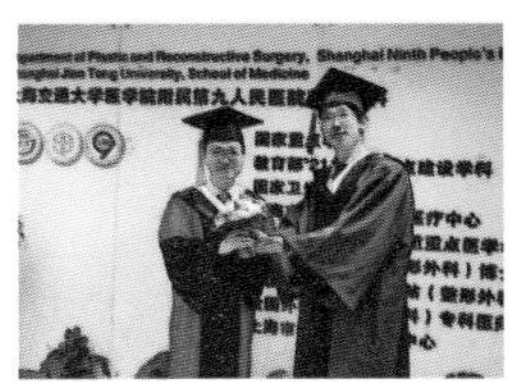

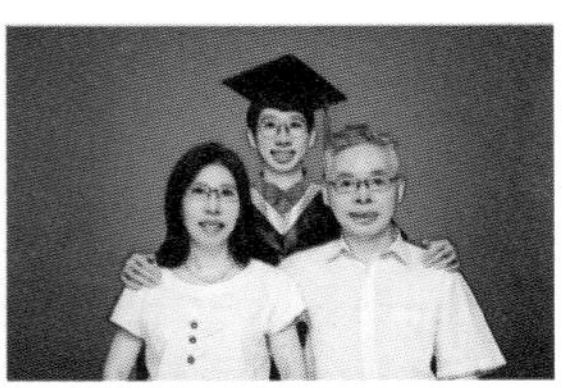

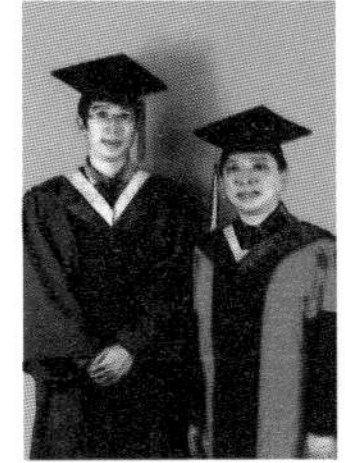

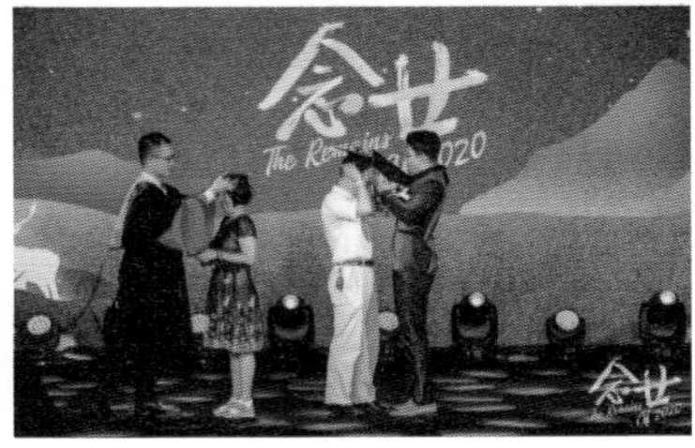

朋友圈

♡ **研二 外科 小齐师妹，老爸，Joy，大四临床八年制 远明，L 教授，辅导员 老王**

研二 外科 小齐师妹：师兄毕业快乐！！前程似锦！！

大四临床八年制 远明：学长毕业快乐！在毕业晚会直播看到学长赠毕业帽真的好感动，希望四年后我也能将我的毕业帽作为礼物送给我的爸爸妈妈

老爸：儿子，为你骄傲！

小郭终于毕业啦 回复 **老爸：**感谢老爸这么多年的养育之恩！您辛苦了！

辅导员 老王：我们帅气的主持人毕业快乐，常回家看看！

小郭终于毕业啦 回复 **辅导员 老王：**感谢王老师的指导与陪伴，医学院是我永远的家

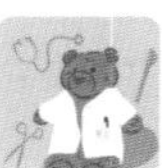

小鱼小鱼不可思议

恰同学少年，风华正茂，书生意气，挥斥方遒！
人生的一个阶段结束了
新的阶段即将启程
稍做休息
等待下一个赛道上的奔腾
感恩人生路上陪伴过我、支持过我、帮助过我的
每一位朋友、每一位师长、每一位亲人
回望过往不悔抉择
展望前路不负青春

朋友圈

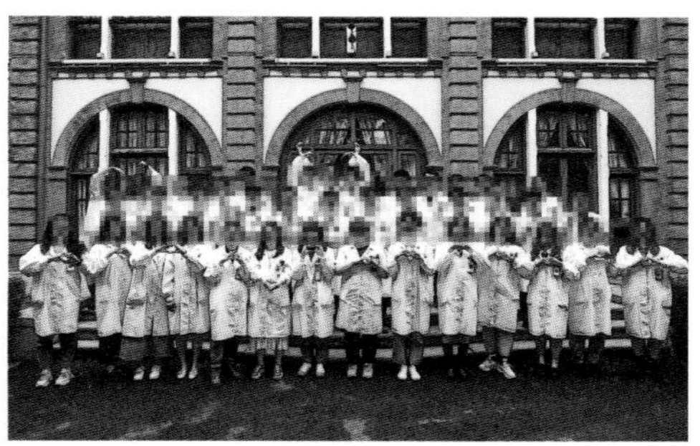

♡ **Joy，辅导员 袁老师，室友 田田，大四护理 欣怡，大五预防 阿睿，大五临床八年制 妍妍，大二临床八年制 雨欣**

辅导员 袁老师：小鱼毕业快乐！相信你一定会成为一位优秀的医生👍

室友 田田：互相抽背、比赛打结的日子就这样过去了，以后常聚聚！

大二临床八年制 雨欣：学长毕业快乐！学长整理的资料真的是考试季的大救星 祝学长前程似锦！

小鱼小鱼不可思议 回复 **辅导员 袁老师：**谢谢袁老师 ，小鱼会继续努力的，不辜负您的期待与教导

小鱼小鱼不可思议 回复 **室友 田田：**以后还可以比赛发表论文

小鱼小鱼不可思议 回复 **大二临床八年制 雨欣：**谢谢学妹！知其然知其所以然，对知识全面理解之后系统化的资料有助于事半功倍噢

朋友圈

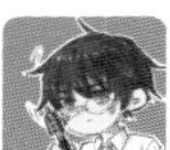

内科橙子

最幸运的，是遇见同样热爱儿科的你们。一起从初毕业的稚嫩到独立值夜班，一起奋斗过凌晨四点的儿科急诊，愿我们所有人面对这世间浩繁的生死爱欲时能够从容，永不为别人的喜恶而狼狈。我们每个人都是一片星光，虽然微弱，却都在努力闪耀。他日相逢，愿你我都星辰万千，依然是祖国花朵的守护者。

“救死扶伤，不辱使命”

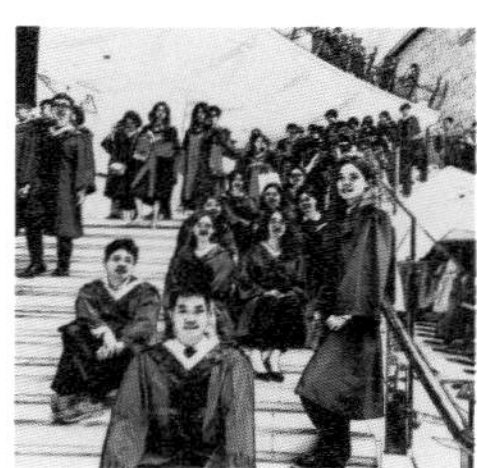

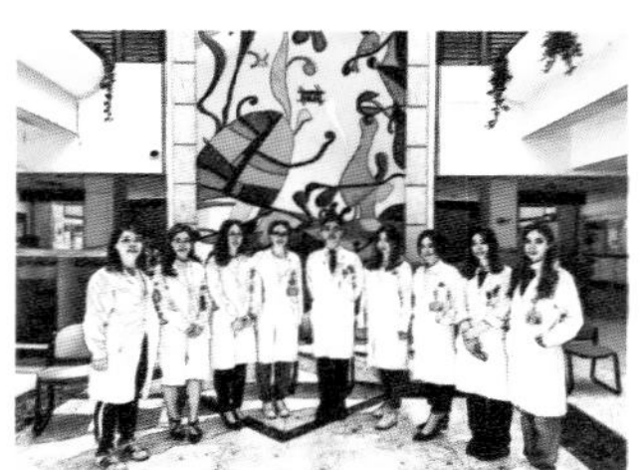

♡ **辅导员 郑老师，Joy，妇产科 小席，大五临床五年制 莺莺，眼科 毓文，大三临床五年制 浩亮，儿内科 君如，大二儿科 学妹小璐**

大二儿科 学妹小璐： 每次看到学长的朋友圈总能坚定对儿科的选择！我也要成为祖国花朵的守护者！

儿内科 君如： 哈哈哈！毕业快乐！未来一起加油！

辅导员 郑老师： 👍👍👍前路漫漫亦灿烂，愿你永葆初心，伴歌前行🌹

5.3 医路前行·未完待续

欢笑喜乐、失意落寞

铸造昨日记忆斑驳的船

热血奋斗、成长收获

铺就明天繁花似锦的路

请和小医生Joy一起

全力奔赴无限可能的未来

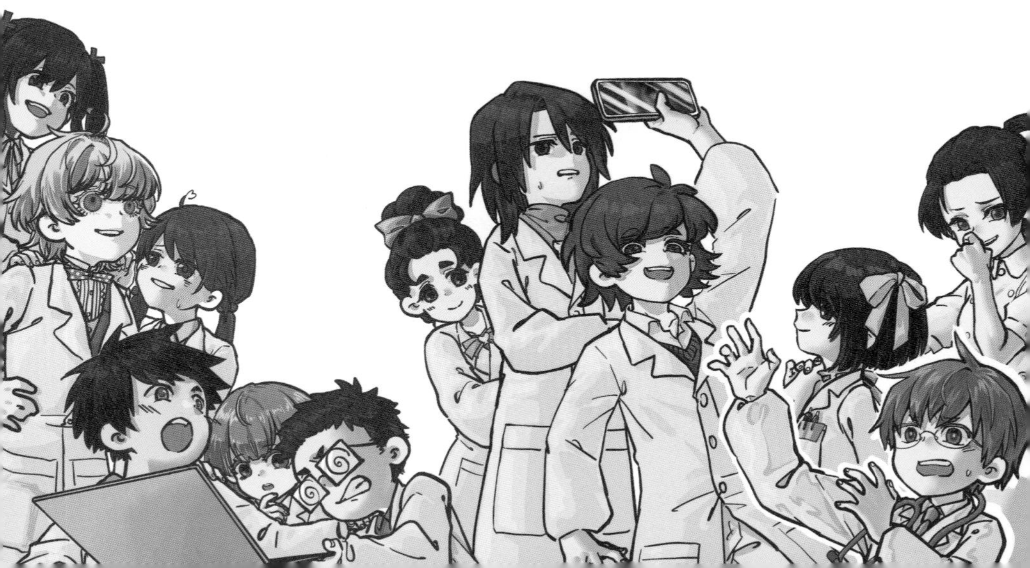

朋友圈

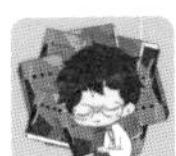

小张小张重新帆扬

三年的研究生征程今日启航

正式作为眼科学生在结下缘分的特需门诊，跟着老师看了从眼底到眼前节再到外眼的各种眼科疾病，也是第一次正式接触内眼疾病。以前以为自己不一定喜欢“传统的”眼科，但发现能够把眼球当作一个世界体系一般去思考/诊断，甚至未来去摸索/治疗，是非常有意思的工作。

然而我向来把意义看得比乐趣重要，作为一个常年耳疾的患者，恍然觉得选择眼科是非常正确的，因为自己更能切身感受患者遭受突发的、慢性的感官功能乃至社会功能丧失的痛苦，有强烈的共情，有习得的理性，还存留有“与命运宣战”的不甘心。每一个感官都不可或缺，而司视觉的眼睛无疑最重要。曾经奔于各个诊室、遍尝起伏与冷暖也未能为自己守护完全的大千世界，现在该我努力去为别人守护。

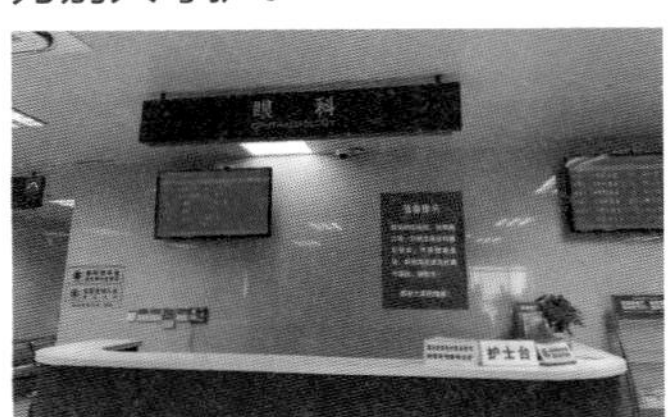

♡ **Joy，大五口腔五年制 文然，大五临床八年制 妍妍，眼科 赵师姐，小张小张重新帆扬，辅导员 唐老师**

辅导员 唐老师：👍 还记得你们的开学第一课就是“仁心仁术”，我们也常常说“有时去治愈，常常去帮助，总是去安慰”，对患者的理解和共情是一名合格医者的必修课。加油小张医生！

小张小张重新帆扬 回复 **辅导员 唐老师：**谢谢唐老师！我会继续努力的 😊

朋友圈

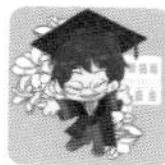

张欣欣天天开心

医者仁心，道阻且长；不忘初心，方得始终。因为有你，负重前行，感谢成长路上每一位师长与小伙伴的帮助与提携，毕业季告一段落，收拾好心情与行囊，向工作岗位出发！

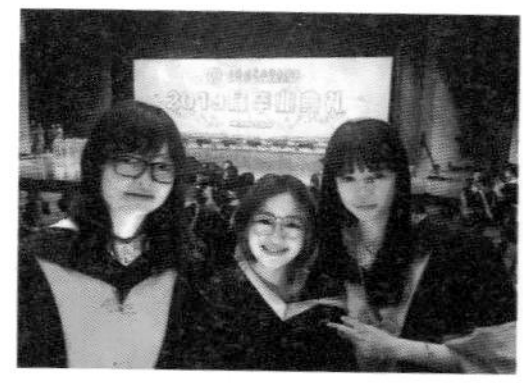

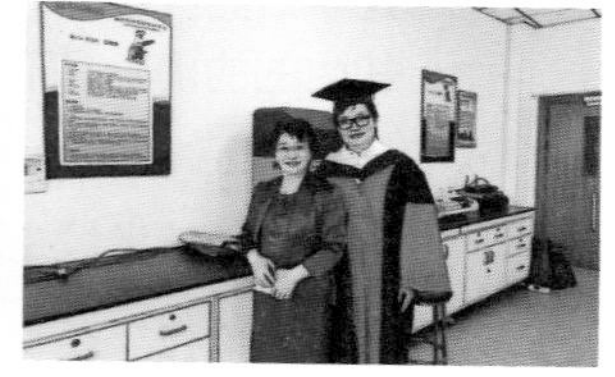

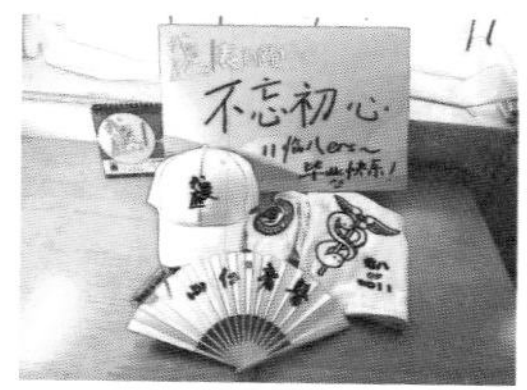

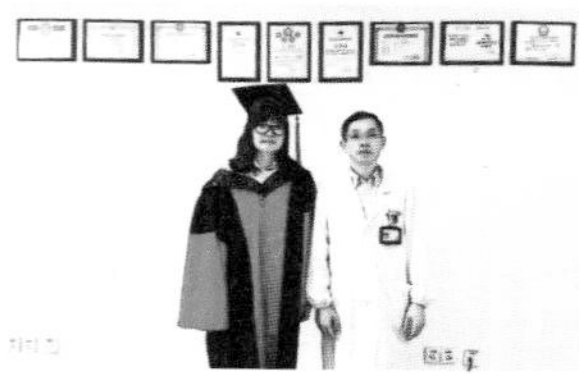

♡ **大五临床八年制 阿桢，博一 皓瀚，导师 袁老师，Joy**

导师 袁老师： 以这八年点滴的积累与闪光的瞬间为起点，享受你的医路人生吧！

张欣欣天天开心 回复 **导师 袁老师：** 谢谢袁老师一直的鼓励与指导🌹

朋友圈

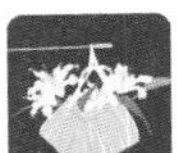

沁沁

很早以前想象过，未来某天的我，看到这个界面时，会有什么感受，会想说些什么。

但真正点击确认的那一刻，脑海里飘过的却是：
“没有什么能够把你阻挡住的。”
好中二的反应哦。
却也的的确确是下意识的反应。

无论过去，现在，还是将来，既已选择了喜欢的方向，那就继续走下去吧。

在交医度过了美好的本科岁月。
未来还要在这里待好多年。
在学校的时候总不免会抱怨，但心里始终会对它感到十分亲切。

致将来的我：
好好读书，好好学习，好好做实验，好好处理数据，好好写文章，好好做临床。
以后遇到困难，总要想想以前的自己，为什么一定要选择这个方向，想想自己的喜欢和自己的倔强。
祝你一切都好。

志愿信息

层次：硕士
单位：上海交通大学
院系：国际和平妇幼保健院
专业：妇产科学（100211）
学习方式：全日制
研究方向：妇产科学
导师：本部招生不分导师，医学院见医学院招生目录
专项计划类型：非专项计划
就业类型：非定向就业

待录取通知 接受或拒绝待录取通知后，将无法更改。

上海交通大学 招生办 2020-10-12 11:09

经复试考核，你已被我院录取。

您于10月12日 11:27接受了上海交通大学的待录取通知

朋友圈

♡ **Joy，妇产科 林老师，室友 橙子，妈妈，大三临床五年制阿南**

妇产科学 林老师：实习期间你的认真和热情让我印象深刻，欢迎加入妇产科学大家庭，一起去守护“她”吧！

室友 橙子：每次谈到妇产科学你的眼里就像有星星，你的喜欢和你的倔强会带你去你想去的地方 🌞 希望我们都能成长为我们最初期望的样子 🌹。

妈妈：当你认真坐下来和我聊你的专业和你的坚持，我发现我的女儿悄悄长大了。坚定地做你想做的事吧，妈妈永远支持你！

沁沁 回复 **妇产科学 林老师：**谢谢林老师！未来请多指教啦！

沁沁 回复 **室友 橙子：**❤️ 一起加油。

沁沁 回复 **妈妈：**🌹

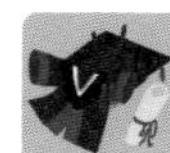

今天起是吕医生

2013　walk in as a student

2021　walk out as a doctor

祝愿我的同学们在自己喜欢的事业上都能蒸蒸日上，做自己喜欢和热爱的事情！

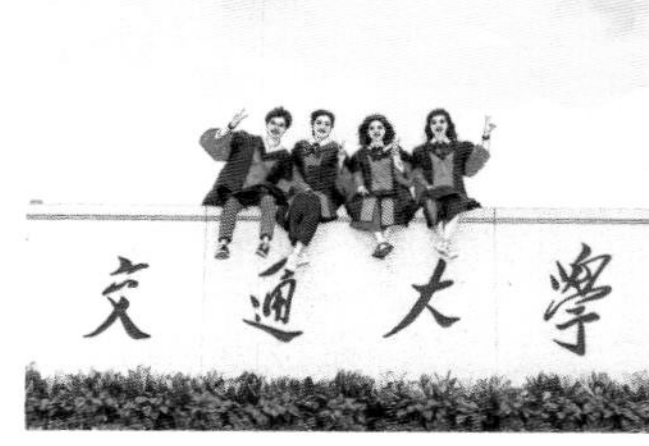

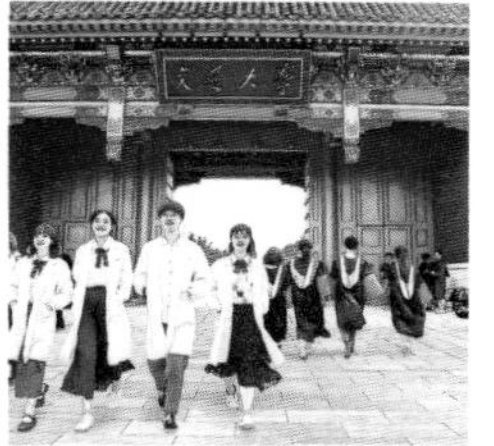

朋友圈

♡ **班长，Joy，大四口腔八年制 佳妍，电院 思成，机动学院 阳阳，小姨，大五临床八年制（法文班）灵儿**

班长：热爱可抵岁月漫长

电院 思成：哈哈，今天在校门口看到你们啦！白大褂也太酷了吧！

机动学院 阳阳 回复 **电院 思成：**我也看到了！超酷！

小姨：八年来你真的成长了很多，小姨为你高兴，期待见到未来厉害的吕医生

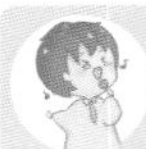

坚持我所热爱

人生又一重大节点达成（本科毕业）
从高中所有志愿全部填医学院校
到大学毕业前终于定下未来的去向
一路走来，离自己的梦想越来越近

志愿信息

层次：硕士
单位：上海交通大学
院系：第一人民医院
专业：(专业学位)外科学（105111）
学习方式：全日制
研究方向：外科学
导师：本部不区分导师，医学院见医学院招生目录
专项计划类型：非专项计划
就业类型：定向就业

待录取通知 接受或拒绝待录取通知后，将无法更改。

上海交通大学 招生办 2021-09-28 13:51

祝贺您录取为上海交通大学医学院的研究生，培养单位附属第一人民医院。

您于9月28日 13:55接受了上海交通大学的待录取通知

♡ **Joy，大一临床八年制 学弟小彦，大二口腔五年制 英子，普外科 曾老师，老朋友 星星，大二儿科 学妹小璐**

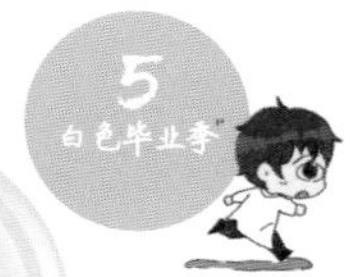

朋友圈

大二儿科 学妹小璐：之前一直纠结于专业的选择，和学姐聊了之后决定坚持自己一开始的热爱！学姐冲冲冲！我很快就来啦！

老朋友 星星：小时候的家家酒你总是选当医生，十多年过去了你拥有了自己的白大褂，期待未来你在手术室沉着干练的样子

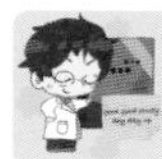

一朵小雪花

2016　interviewee

2020&2021　interviewer

五年前是参加渥太华上海联合医学院面试的一员，五年后成长为学姐面试官接待小朋友们

我受师长提携成长，也愿成为一盏小灯，照亮弟弟妹妹们的医路

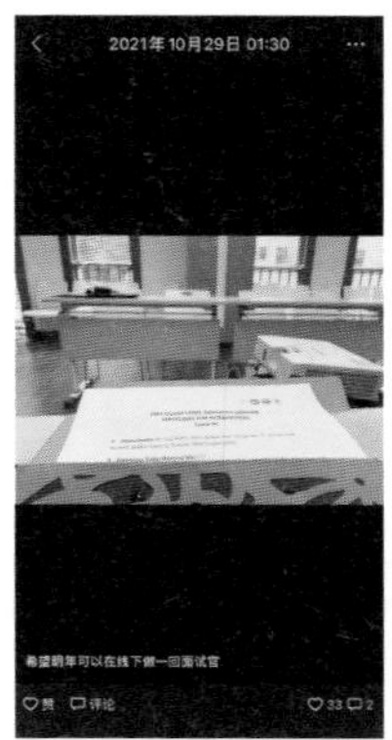

♡ **大四临床五年制（英文班）明风，Joy，辅导员 唐老师，大三临床八年制 阿铭，博二（法文班）倩云学姐**

辅导员 唐老师：前人的灯火总能照亮后者的来路，今天辛苦我们的小明灯啦

朋友圈

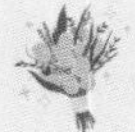

一颗小葱花

“八年如一瞬。青春不散场。未来未命名。”

即将开始新的征程时，我的耳边久久回响着的更是院长常说的“成就智慧，完善人格”。我们作为交医的未来，作为医学界的未来，也将始终是有温度的、具有完善人格的。有温度、有灵魂的卓越创新医学人才，便是我们交医人身上永恒的印迹。

祝大家毕业快乐，前路漫漫，让我们携手前行，无畏无惧！

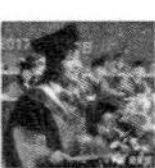

毕业典礼·同期声>>毕业生代表孔令璁在毕业典礼上的发言

♡ **辅导员 唐老师，Joy，大三临床八年制 宇平，大四临床八年制 朗琪，大二临床八年制（法文班）小静，妈妈，大三医学检验技术 阿涛，设计学院 月月**

辅导员 唐老师： 眼中有光，胸中有志，腹中有才，心中有爱

大三临床八年制 宇平： 我的眼泪淹没了文化广场的毕业典礼 八年转瞬即逝，回首我们竟然一起经历了那么多。希望我们都不忘初心，成为最想成为的人！

设计学院 月月： 毕业快乐，医学院的同学们都好全能呀

妈妈： 妈妈为你骄傲！

入学第一天，院服上印着：

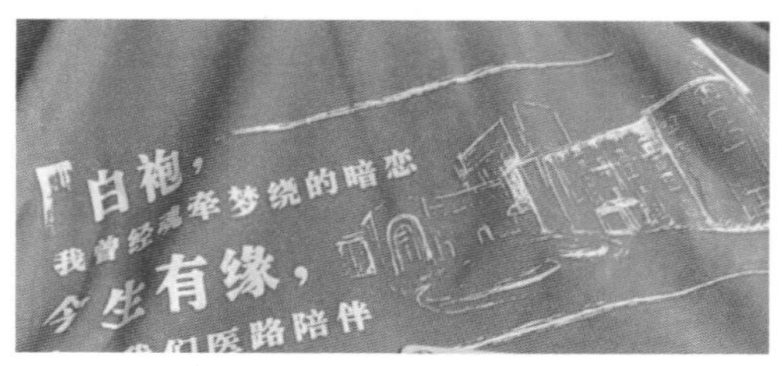

「白袍，我曾经魂牵梦绕的暗恋

今生有缘，就让我们医路陪伴」

五年，“医学”这两个字在我心中的模样越来越立体

我也越来越无法与这个专业割裂开

五年，我找到了今后所要努力的方向

看见了理想中医生的模样

如今研究生导师赐我这份与医学的续约

让我离梦想更近一步

感谢成全了我医学梦的医学院和医院

他们包容每一个想要学习的人

一视同仁地爱着每一个有医学科学梦想和情怀的人

让我明白，去争取，就能有所得

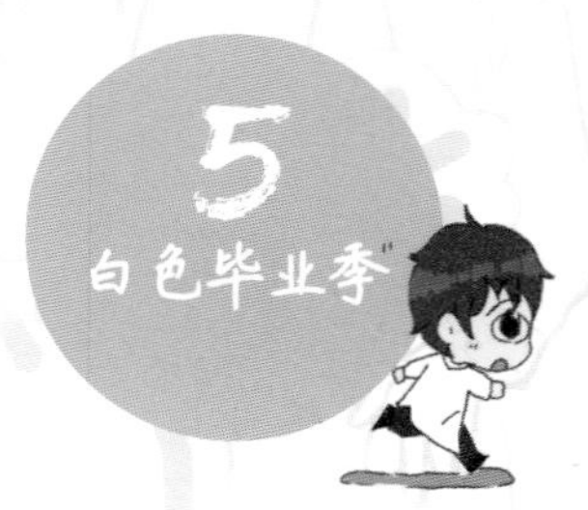

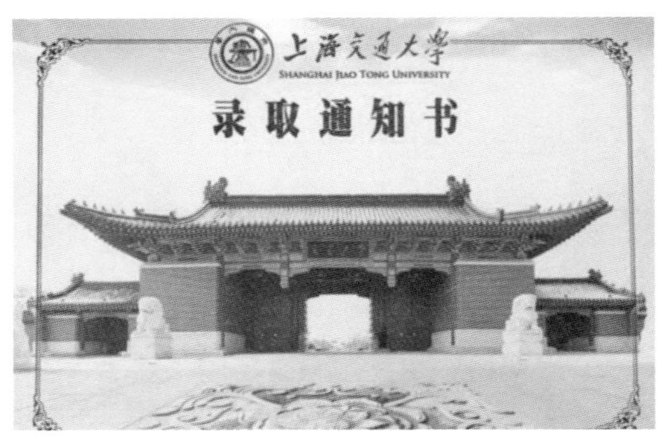

那一年，录取通知书还很朴素

还要感谢这个时代
和保护时代的英雄们
感谢过去的每分每秒

我才拥有了现在
我才能期待未来

不论是三年、四年，还是五年、八年
想要感谢的远不止这些
他们教会我的也远不止能用文字写下的这些
自己单薄的语言无法完全表达这份心情
只能再道：

遇见，何其有幸
缘分，弥足珍贵

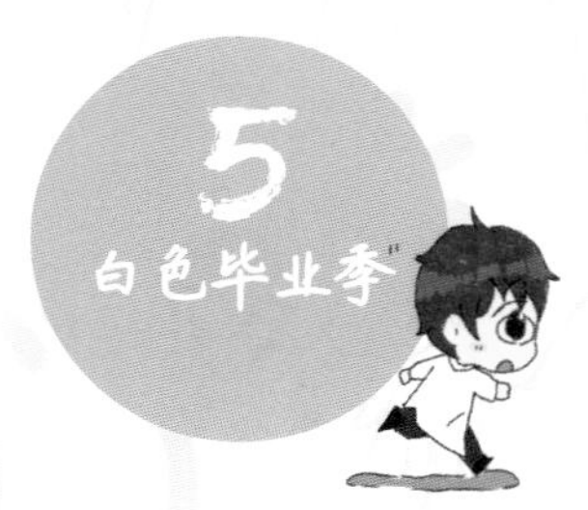

番外 白袍的另一抹色彩

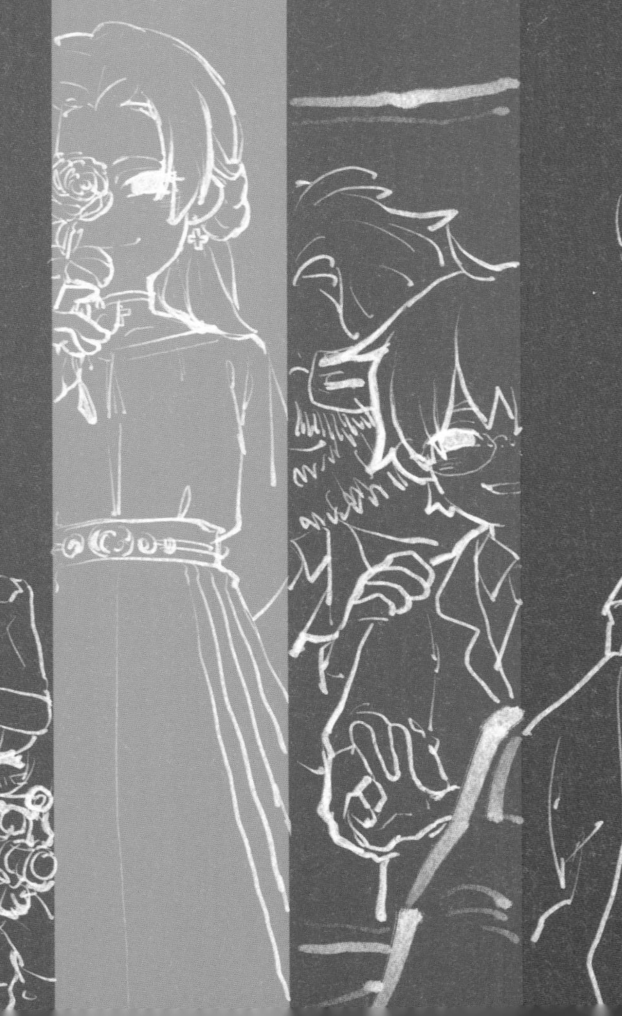

白袍的另一抹色彩

如果用一种颜色去形容医学生的生活，你会选择什么？

起初，我会说“白色”，白色是白大褂的颜色，是医学生一生的信仰所在；但后来仔细思考了一下，我说：“应当是五颜六色”，这是青春的颜色，更是当代医学生们多元发展、不被定义的色彩。

课余时间我们可以根据自己的兴趣爱好选择参加不同的社团活动；医学人文周让我们聆听到来自各行各业的人们与医学结缘的故事，在思想的火花碰撞燃烧之间，感受医学的温度；“5·21”医学生节我们走出校园，让大众亲近医学，让医学更好地惠及大众；还有每学期都会举办的社会实践、健康科普……这是医学生们的“活力橙”；

“身着白袍与戎装，彰显使命与担当”，课堂里，是最细致的医学生；沙场上，是最坚强的中国军人，把青春献给祖国，这是医学生们的“戎装绿”；

“哪里需要我们，我们就到哪里去”，在疫情来临之时，医学生们发挥自己专业所长，积极投身抗疫一线，保障人民群众的生命安全，这是医学生们的“担当红”；

……

医学生们的青春，在白袍的映衬下，是那么的明亮、鲜艳、多姿多彩；而当我们正跨越河流山川，历经五彩斑斓时，也愈发觉得那一抹“天使白”之珍贵；

我们深知白袍加身、责任之重，因此我们会一直持续地丰富自己、不断拓宽边界，努力探索医学与我们的N种可能。

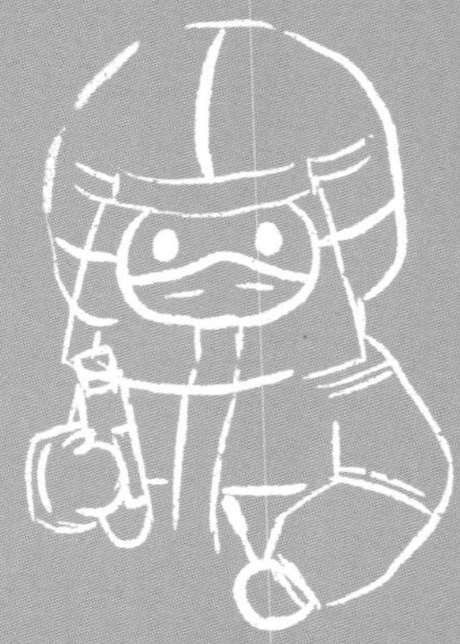

橙·BlingBling的医学院生活

生活不只有背书与考试

还有皎月、微风与夕阳

有肆意奔跑的运动场

有丰富有趣的精神食粮

医路上的种种

雕刻出Joy的立体人生

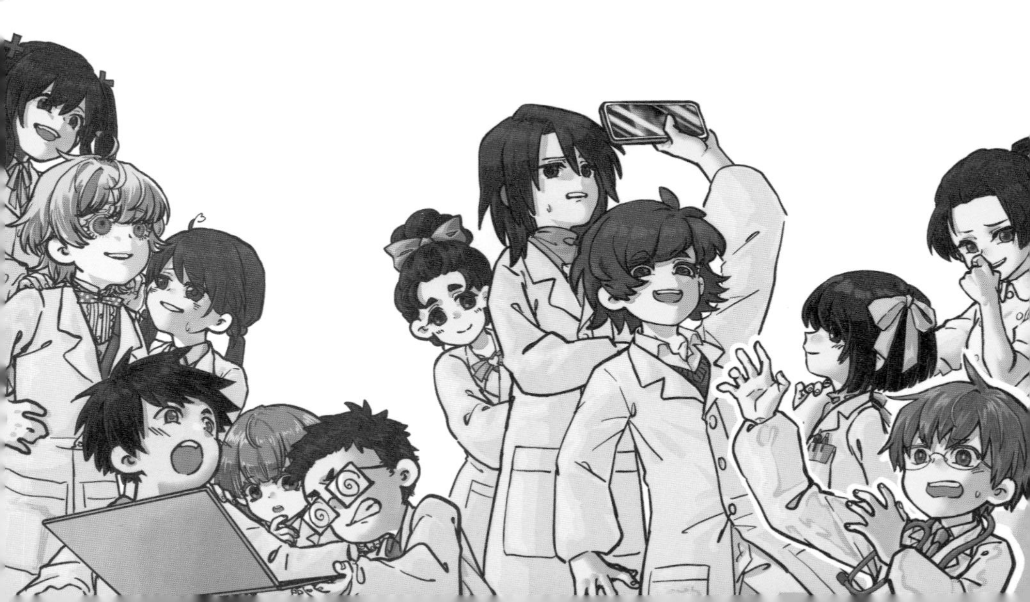

朋友圈

小卜明天就出道

#《清贫的牡丹》圆满落幕

又是一年牡丹花开

见证我从医学生逐渐向医生的成长！

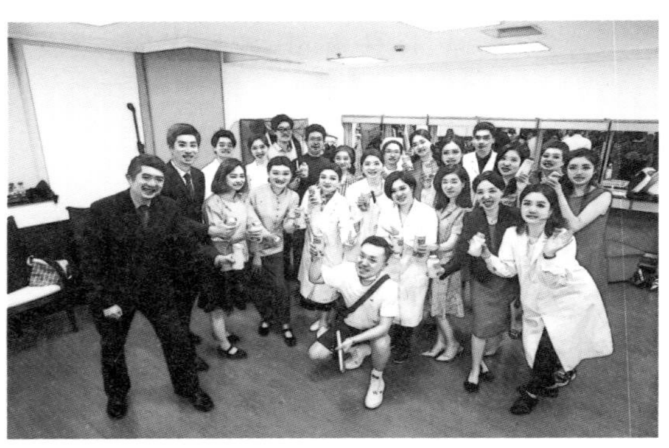

♡ **小卜明天就出道、大五儿科 白羽、大三护理 晗婷、大六口腔八年制 小李学长**

大六口腔八年制 小李学长： 想想当年开学典礼我也是坐在台下看《清贫的牡丹》的小萌新，没想到这次可以亲自参演！

Joy： 好棒好棒！

大三护理 晗婷： 不想当医生的演员不是好演员！

小卜明天就出道 回复 **大三护理 晗婷：** 每次排练都是刚从手术台上赶来，真有种女明星赶行程的错觉

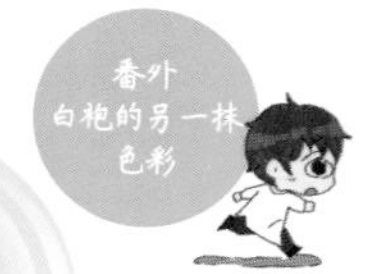

朋友圈

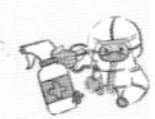

外科女魔头小 y

昨晚有幸见证了话剧《逆行者》的首演，看着台上演员们还有自己的辅导员＆同学的精彩演出，仿佛一下就被带回了那个寒冬，坐在台下也不禁红了眼睛……

每当回想起那个除夕夜，交大医学院各附属医院的前辈们身披白袍，逆行前去支援的画面总是感到由衷敬佩；待到花都开好，凯旋之时，再次在课堂上见到老师们，内心也无比动容……

现在自己也走入临床，这段时间在儿科看到小朋友们的笑脸、听到家长们的感谢时总是充满成就感，再次为自己是一名医学生而感到骄傲！

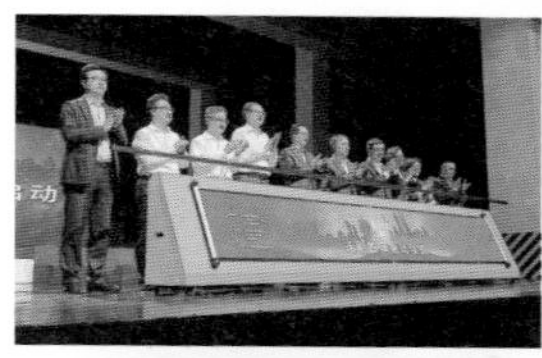

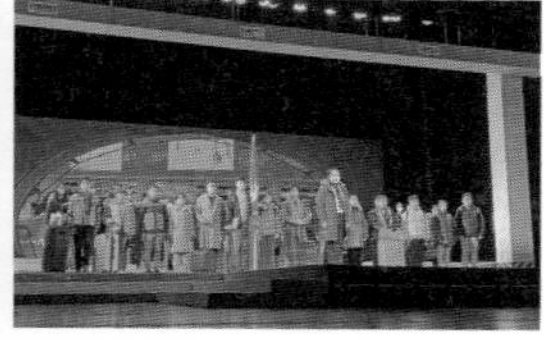

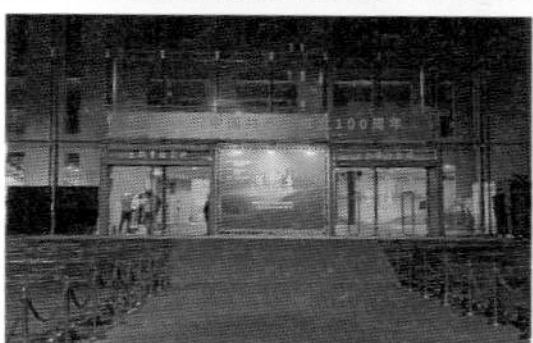

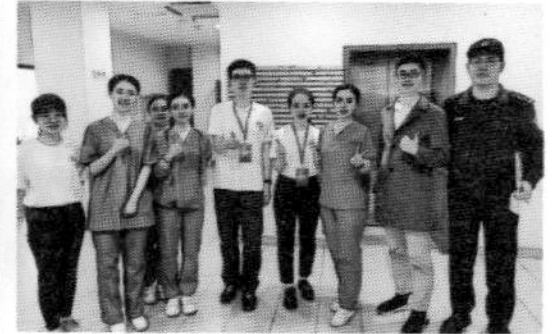

♡ **头号粉丝小 q、大五临床八年制（法文班）灵儿、大三临床五年制 浩亮、大三护理 晗婷、辅导员 袁老师，Joy，医学院 程老师**

辅导员 袁老师： 感谢小 y 捧场看剧 继续加油哇，你一定会成为优秀的外科医生！

外科女魔头小 y 回复 **辅导员 袁老师：** 谢谢老师！老师演得太好了！！

大三护理 晗婷： 儿科真的让人心里暖暖的！

朋友圈

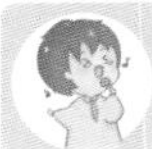

音乐学院得不到的人才

#129师生歌会

“我走过许多地方
也一直四处张望
我不停流浪流浪
春的花，夏的雨，秋的叶，冬的雪
彩虹在天上”
医学院的你们在心里

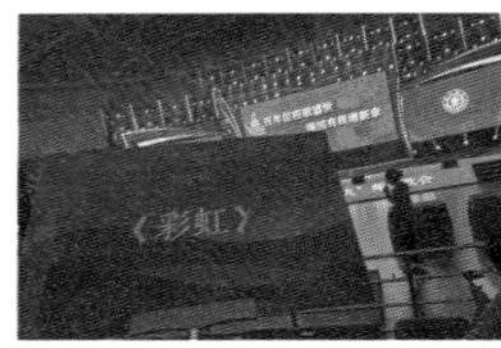

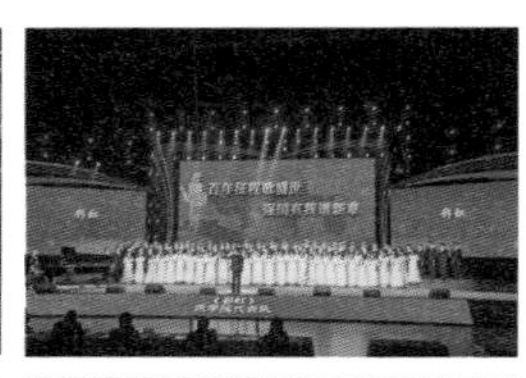

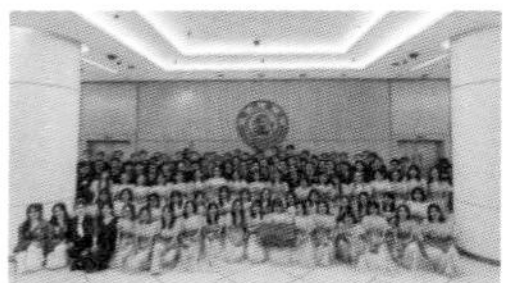

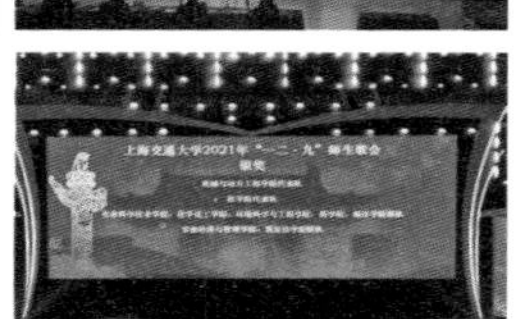

♡ **大一预防 天天、大一营养 思嘉、辅导员 王老师、大三临床五年制 可欣、大一口腔五年制 诗意、高中同桌 华仔、高中班主任陈老师、妈妈**

大三临床五年制 可欣：刚复习内分泌系统的期末考试好焦虑，在学妹的朋友圈里听了这首歌，仿佛又回到跟同学们一起放声歌唱的日子……

音乐学院得不到的人才 回复 **大三临床五年制 可欣：**学姐考试加油！雨过就是彩虹。

大一预防 天天：医学院最棒！！把我唱哭了！

音乐学院得不到的人才 回复 **大一预防 天天：**哈哈哈，谁说未来的柳叶刀们不能登上维也纳金色大厅，奖杯到手咯！

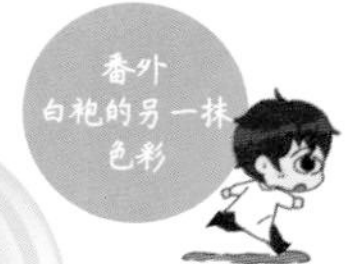

朋友圈

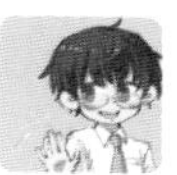

超人学长

“521我爱医”-医学生节丨
“我能心急救”志愿者服务队初亮相！

作为自封的最火爆摊位，上到70岁老爷爷，下到8岁小朋友，源源不断有人来学习急救知识和技能。我们看到了急救知识普及的巨大需求，也很荣幸能够将急救知识传播给更多的人！

这次是我们团队第一次大型线下活动，很多东西比如T恤等周边都是从无到有，活动流程也经过了一次次修改，但是今天的效果完全超预期！大家都超棒！

而且虽然和很多朋友之前都只是“网友”，但经历了下午摆摊和晚上聚餐，大家都完全熟悉了，晚上的饭桌上聊得都停不下来。

大家都在热情推广急救知识，希望今后越做越好！

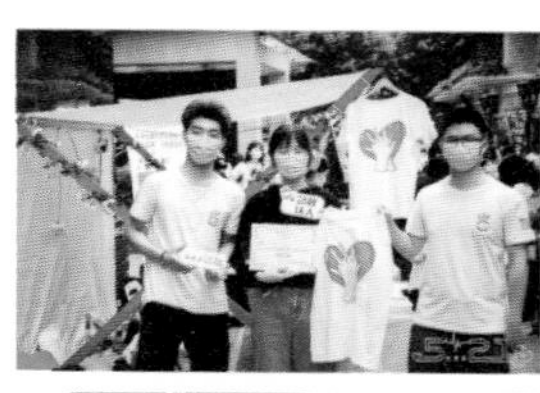

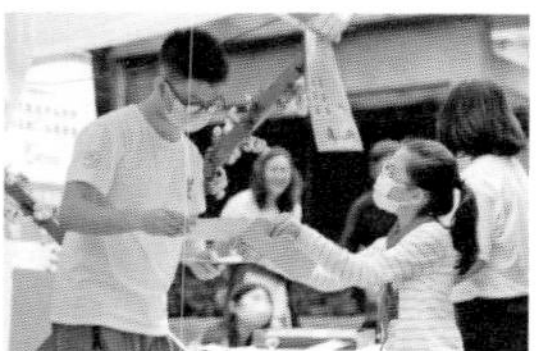

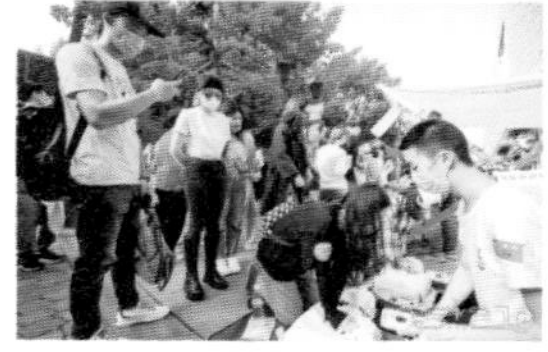

朋友圈

♡ **大四儿科 琉玥、医学院 程老师、大三临床八年制 宇平、大五口腔五年制 文然、医学院 魏老师、大三临床医学五年制 浩亮、大二营养 阿言、博一 皓瀚**

超人学长：感谢各位老师和同学们的帮助与支持 "我能心急救"服务队一定会把急救知识科普带给更多的人！
医学院 程老师：谢谢你们用"心"科普！
超人学长 回复 **医学院 程老师：**521！我爱医！当然要用"心"爱啦！

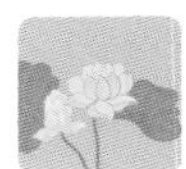

01 在实习

常常想在门诊大厅放一架钢琴到底是为了什么
可能是执拗地想把钢琴和医学结合在一起
所以对这件事倍加热情
今天有人告诉我
一楼大厅的人们来去匆匆，偶有驻足
但是楼上等待的患者和家属却有很多在看在听
扒在扶手上维持一个姿势一动不动老半天
突然很想感叹一句
医学和音乐都具有治愈力啊！

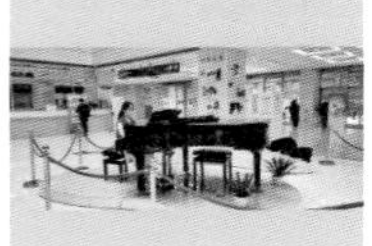
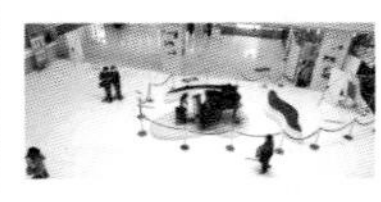
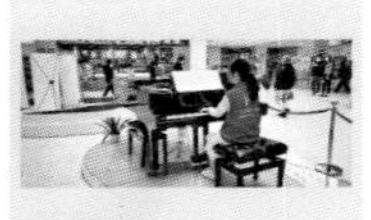

♡ **大五临床八年制 妍妍，钢琴老师 孔老师，超声科 育凝，博二（法文班）倩云学姐，高中同学 阿月，01 在实习，老爸，Joy**

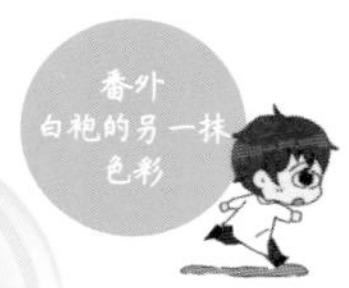

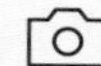

朋友圈

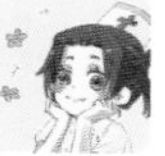

白袍小法师璐璐

当医生、护士、匠人、技师、患者这些不同的群体为了同一种意义登上同一个舞台，魔法便发生了。医学绝不仅仅是书本上的知识，更是一种人文的关怀。每一例疾病背后都有一个独特的故事，我们不单是写病历开药单，而是在邂逅一个个真实可感的生命，擦去陈垢，重焕光彩。

感谢MED医学人文盛典，再次触碰到我心底柔软的角落，让我在温柔而炽热的情感中为未来祝祷：那些将与我相遇的生命以及更多陌生的人们，世间的烟火包裹着一切意义和情感，而人生就在这烟火中平凡而精彩着。无论是否有机会走进他们的人生，我都祝愿一切明亮，一切安好，山涤余霭，宇暧微霄。

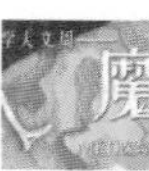

仁世 · MED | 魔杖轻挥，人生起舞——带你走进“假肢托起的别样人生”

♡ **Joy、医学院 程老师、大三临床五年制 浩亮、大三护理 晗婷、大五口腔五年制 文然、大四护理 欣怡、大四临床八年制 远明、高中语文老师 吴老师，动画 嘉韵**

动画 嘉韵：刚看完推送！你们学院办的活动好有意义啊，感觉对医学的理解更加多维和深刻了。

白袍小法师璐璐 回复 **动画 嘉韵：**是呀，医学之路虽然很漫长，可是把它当作一场灵魂的摆渡却也值得寻觅呢……

高中语文老师 吴老师：期待你成为一位内心柔软、有温度的专业医生！

白袍小法师璐璐 回复 **高中语文老师 吴老师：**谢谢吴老师！我会继续努力哒！

朋友圈 

大三临床五年制 浩亮：简短几行病例背后可能是一位患者与疾病漫长的斗争……

白袍小法师璐璐 回复 **大三临床五年制 浩亮：**看完MED盛典真的回忆起了很多见习时候的患者，希望未来可以挥舞医学的魔杖，治愈他们的身体与心灵吧

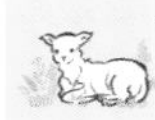

小荷待佳音

Department of Neurology

Forget me not Cafe

爷爷奶奶们好可爱，和曾经是排球队主攻的阿尔茨海默病爷爷聊天、挑帮帮、玩翻绳游戏、互相按摩，去过“忘不了餐厅”之后再看综艺节目更加有感触了

“人生是一场轮回”直接泪崩

每段记忆都勾连着动人的故事，也有着温暖的“治愈”功效。

阿尔茨海默病无法治愈，不去忧虑未来的风雨，有爱相伴的日子总会天晴

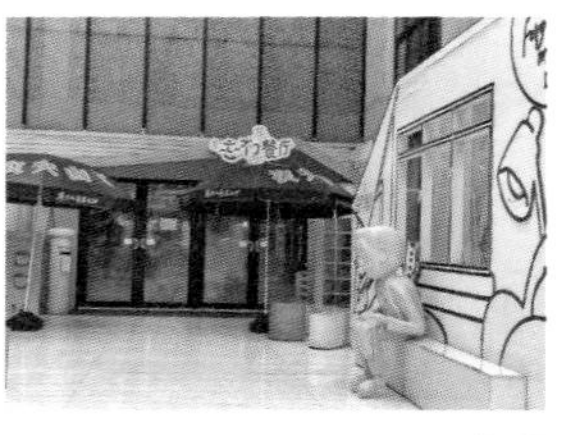

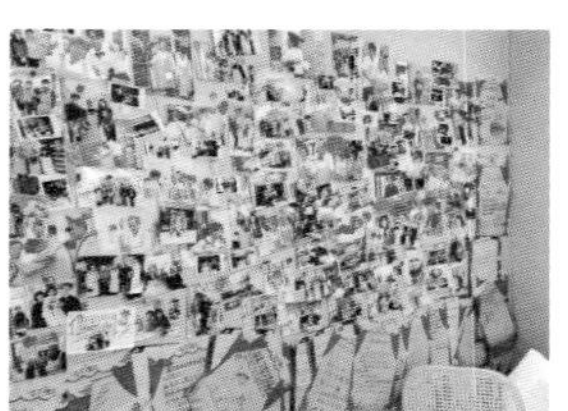

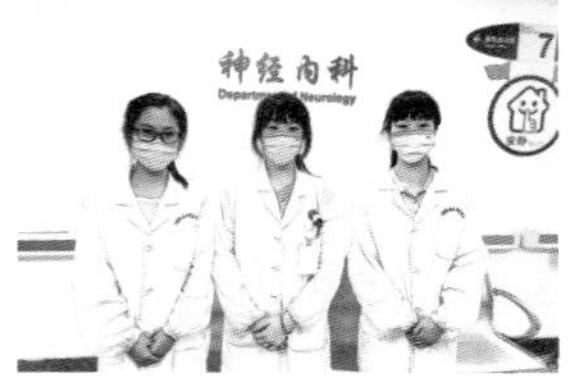

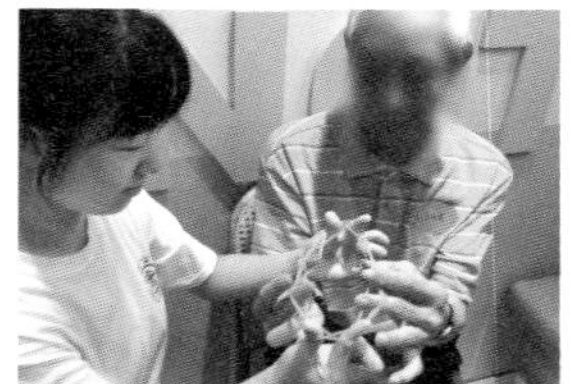

朋友圈

♡ **大三临床八年制 阿铭、大三临床五年制 昭阳、大四儿科 琉玥、妈妈、爸爸、闺蜜 晓凡、大三医学检验技术 阿涛、敏薇阿姨、分子与细胞组织实验课 王老师**

小荷待佳音：想爷爷奶奶了，有时间一定要多陪陪家人

妈妈 回复 **小荷待佳音：**等你回家和我们讲讲医院里的故事，爷爷奶奶也想你了

大四儿科 琉玥：我大二的时候也参加过学院组织的“忘不了餐厅”志愿活动，当时遇到了一位老奶奶，她和老伴的故事真的感动到我了，那次活动之后我就一直参与阿尔茨海默病相关的科普，今后读研也很想从事神经方向的研究，希望让更多被困在时间里的人可以找回美好的记忆

小荷待佳音 回复 **大四儿科 琉玥：**“忘不了餐厅”，忘不了的爱 学姐加油！我在《病理学》课本里看到过一些和阿尔茨海默病相关的蛋白介绍，神经方向的研究真的很难，但我相信未来有一天我们可以研究出成果的！

朋友圈

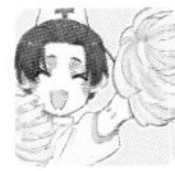

我坚强的头发会跳舞

今天是毕业晚会打工人一枚！一晚上给主持人传递了几十次话筒，中间还抽空自己上台表演了节目

学长学姐们毕业快乐，未来可期

大家都太优秀了！

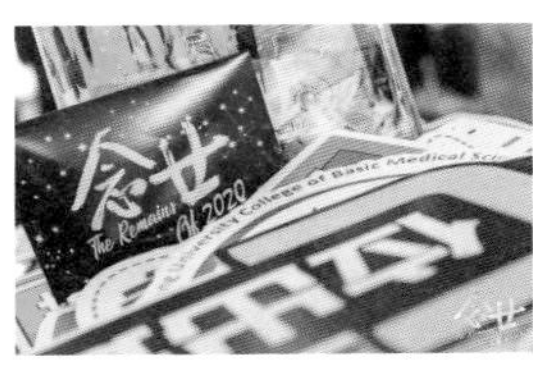

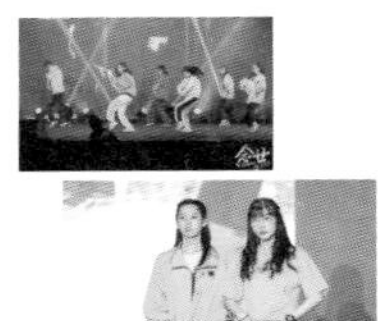

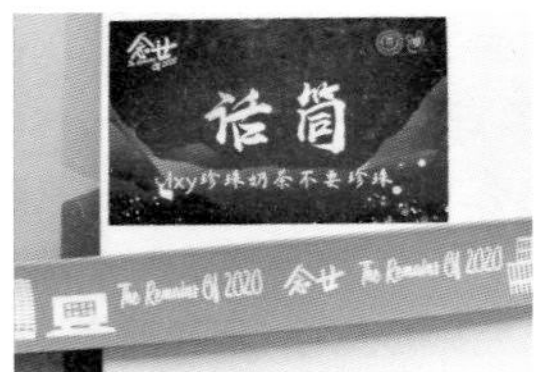

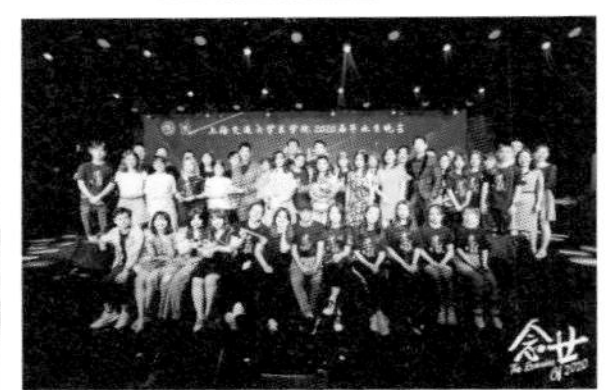

♡ **Joy、医学院 程老师、大二护理 紫妍、大三临床五年制 可欣、留学生大四临床五年制 嘉欣、大二营养 阿言、大二临床八年制（法文班）小静，大五口腔五年制 文然**

大五口腔五年制 文然： 能和美女一起跳舞真是太快乐啦！

我坚强的头发会跳舞 回复 **大五口腔五年制 文然：** 学姐毕业快乐！做最会跳舞的医生！

大二营养 阿言： 手指舞那段太炫酷啦！

我坚强的头发会跳舞 回复 **大二营养 阿言：** 那必须是每天拿手术刀练出来的呀！

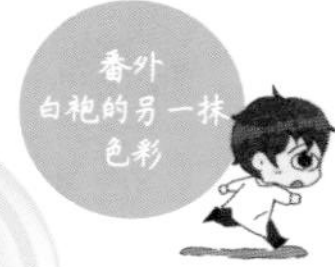

朋友圈

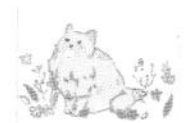

幕后小李冲冲冲！

[交医70周年院庆]
《交医赋》完美收官!!
充分体验一次幕后工作人员
和超多大佬&学长、学姐们合照
充实&快乐的一天

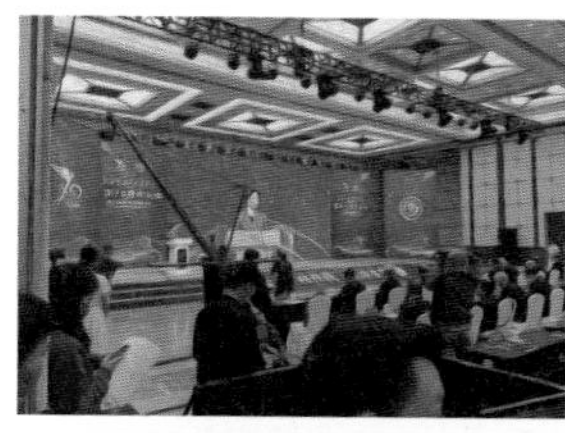

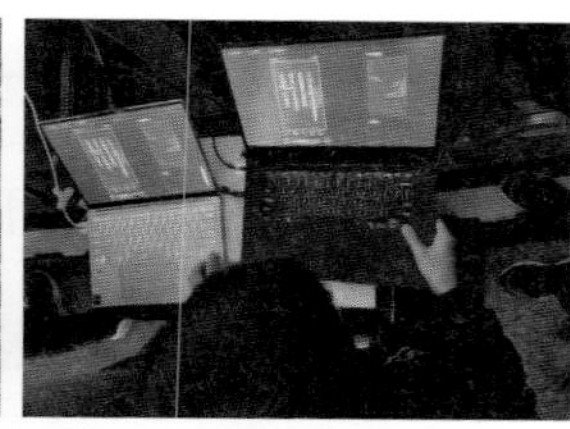

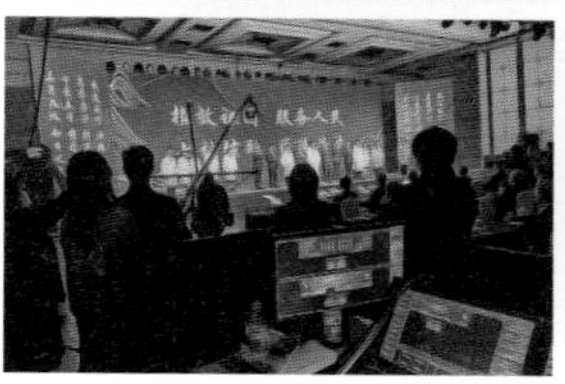

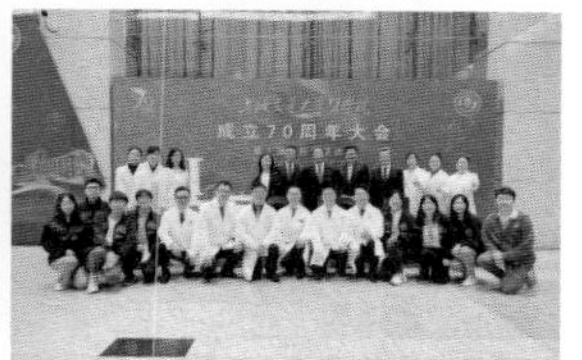

Joy、医学院 程老师，大五口腔五年制 文然，大二儿科 奕涵、大五临床八年制 小蔡，辅导员 袁老师、大一临床五年制 辰宸

大五口腔五年制 文然：母校70岁生日快乐!
大五临床八年制 小蔡：母校70岁生日快乐!
大二儿科 奕涵：母校70岁生日快乐!
大一临床五年制 辰宸：母校70岁生日快乐!

绿 · 白袍X戎装

“白袍戎装，济世经邦——

1、2、3、4——”

操场上，烈日下

泛红的脸颊，整齐的步伐

军训在阵阵嘹亮的口号声中落下帷幕

但Joy深知，那14天的时光

注定在往后的日子里闪闪发亮

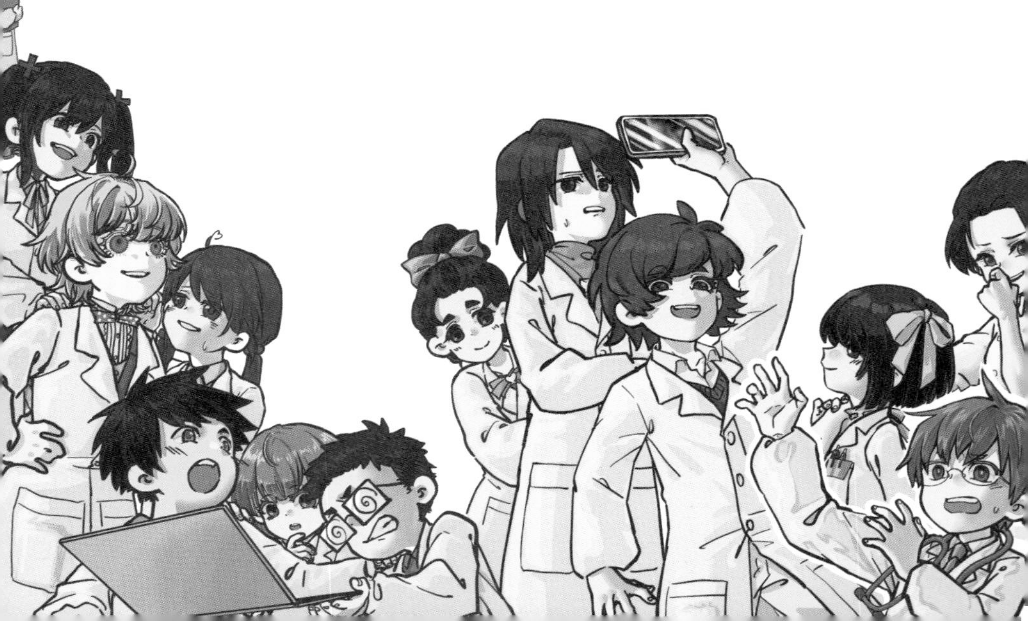

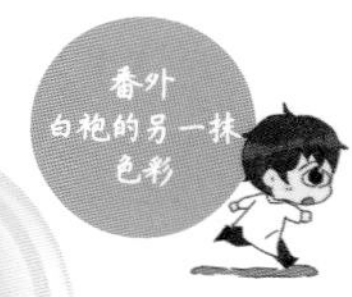

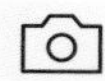

朋友圈

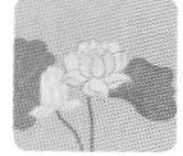

国旗下的誓言

14天军训就这么结束了，从开始练队列式的生不如死，到之后进入国旗护卫队的沾沾自喜，感慨万千。如果说有那么一个转折点，我认为是在国旗护卫队练正步姿势一天，最开始的感受是折磨，无限怀念暑假在实验室吹空调的日子，但在某一刻我突然意识到，走正步、站军姿其实是一种难能可贵的certainty，付出一分努力就会有一分收获。这种certainty让我感受到了存在的价值，一种命运切实地掌握在自己手中的踏实，头顶的刺眼烈日、流进眼睛的汗水、从胸腔中迸发出的口号、全身酸痛的肌肉都在告诉我：我存在着。这种存在感给了我一种力量去对抗迷茫。

现在去回想这过去的14天，还是很怀念的：阔别已久的交大校园，交到的新朋友，可爱的教官和队长，冲到旗的集体荣誉感，穿上礼服踢正步的成就感。

最美好的模样就让它永远地留在2021年的这个美好的暑假吧。

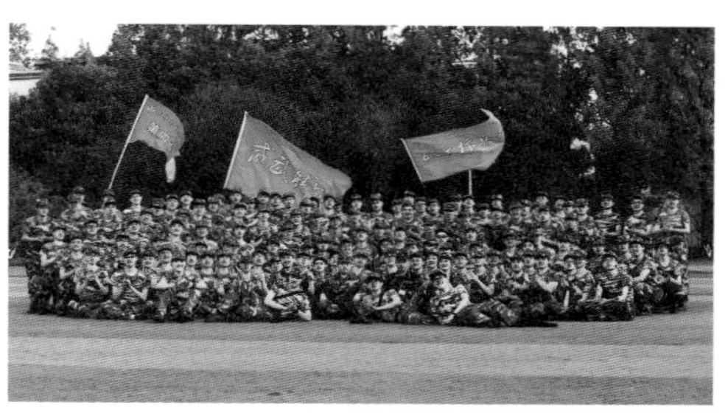

朋友圈

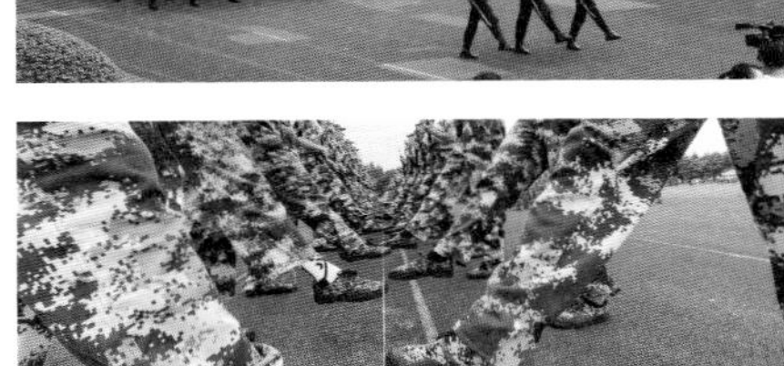

♡ Joy、医学院 程老师、大三临床五年制 浩亮、大二临床五年制 子涵、Joy，大二法八 小雨、辅导员 燕子姐姐、医学院 魏老师、爸爸、妈妈、普外科轮转 钱学长

大三临床五年制 浩亮：军训完应该在手术室站半天都不成问题了吧

国旗下的誓言 回复 **大三临床五年制 浩亮：**那可不能给国旗护卫队丢脸

大二临床五年制 子涵：打背包这么厉害，开学挑战一下一分钟打80个外科结吧?

国旗下的誓言 回复 **大二临床五年制 子涵：**已经开始期待下学期的外科学实验课了

辅导员 燕子姐姐：白袍戎装 英姿飒爽

国旗下的誓言 回复 **辅导员 燕子姐姐：**军训有终点，精神无止境

朋友圈

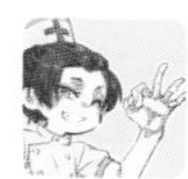

女侠刘叶刀

军训明天就结束啦！要和一天扛四面旗子的43连说拜拜啦！要和可爱的教官哥哥们说拜拜啦！
14天很快，很累，但是值得
希望明天阅兵一切顺利！！
匕首操预备！
嘿！

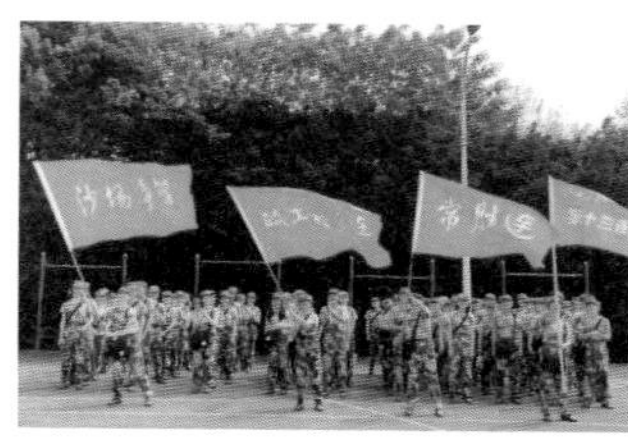

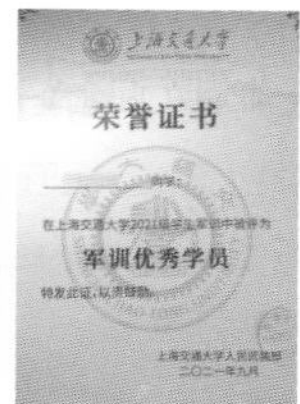

上海交通大学

荣誉证书

军训优秀学员

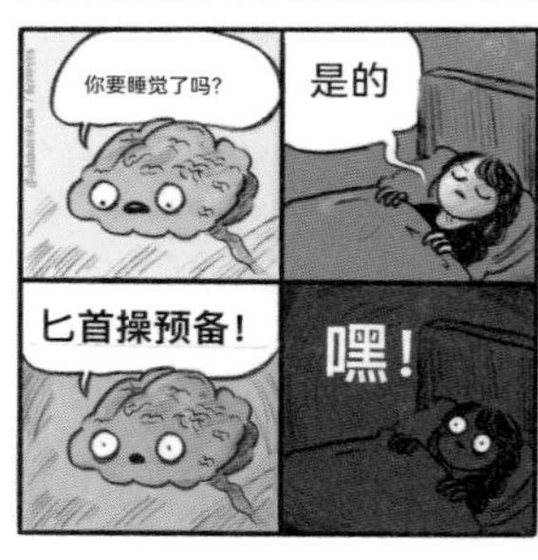

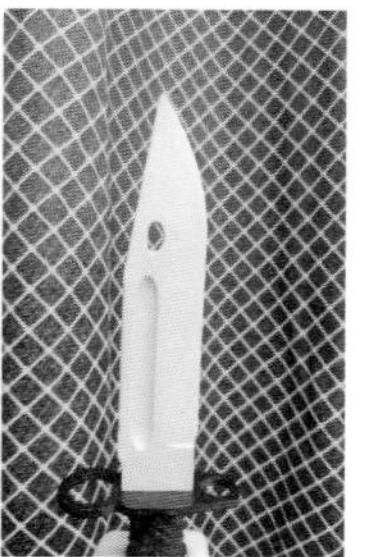

♡ Joy、医学院 程老师、大三护理 晗婷、大二口腔五年制 英子、大二营养 阿言、医学院 魏老师、小班长 汪汪、爸爸、妈妈、大二儿科 奕涵、大五临床八年制 小蔡、博一 梁学长

大二口腔五年制 英子：哈哈哈，练匕首操的时候提前练习了一下手术刀握法

朋友圈

大二营养 阿言 回复 **大二口腔五年制 英子：** 不瞒你说，已经在幻想自己挥舞手术刀的帅气样子了

大五临床八年制 小蔡： 太帅了吧，我还记得当年我们连队军训的时候是“尖刀连”，军训那会真的回忆满满呐~

医学院 程老师 回复 **大五临床八年制 小蔡：** “尖刀连”倒是让我想起来2020年疫情那会我们交医派出过一支驰援武汉的精英团队，这支队伍就被称作“尖刀连”

女侠刘叶刀 回复 **博一 梁学长：** 真是一声令下，一夜成军的尖刀连啊，向老师们致敬！

女侠刘叶刀 回复 **大五临床八年制 小蔡：** 没错！军训真是医学生涯里很有意义的一段经历，不仅“医武”兼备了，还认识了很多其他专业的好朋友~

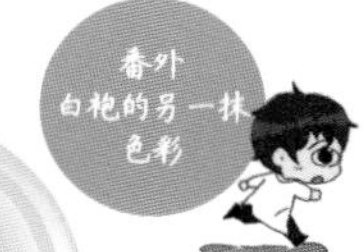

朋友圈

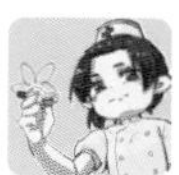

幕后小英雄思佳

有同学说，政工每天都不需要训练，就拍拍同学们训练的照片or在房间里摆弄摆弄电脑写写文章就行了。现在就来给大家看看军训时政工们每天都在做些什么：

#政工日常#

✓ 同学：午休睡觉

✓ 政工：虽然正午大太阳，但是这是唯一空闲时间，赶紧环骑交大找取景点（甚至一度要骑出交大去隔壁华东师范大学联谊了）

✓ 同学：高温减训，坐在教室里休息一下

✓ 政工：抓紧时间拉群演出去拍视频，不就是烈日高温吗，冲就完了！

✓ 同学：拉练下雨了，大部队快带回寝室休息一下

✓ 政工：这个设备不能淋雨，这个设备当心不要摔着了。救命！伞不够，雨太大了，回不去了

可以和学长、学姐爆肝冲旗被锁图书馆，拨打学校保卫处电话才被解救出来

可以夜骑交大走完拉练路线找满打卡点（我们大概要成为唯一走完全程的队伍了）

可以洗完澡再大半夜三个人带着电脑在玉兰苑门口桌子上卑微讨论视频构思和日程安排

可以大暴雨整个鞋子和浑身衣服都湿掉了，蹲在船院木兰楼门口和二营政工一起卑微等出租，最后被保卫处神仙叔叔巡逻车卑微带回

干啥啥不行，摆烂第一名的49连政工团队！

同学们真的都好可爱好可爱！每次被拉出来拍视频或者摆拍照片都很配合，明明自己军训站队列也很辛苦了，还一直积极配合政工工作，真的好爱49连的大家。

朋友圈

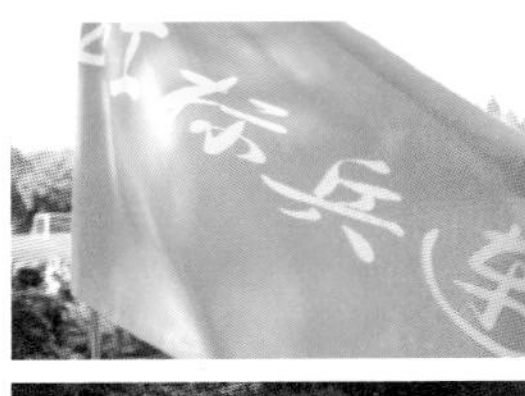

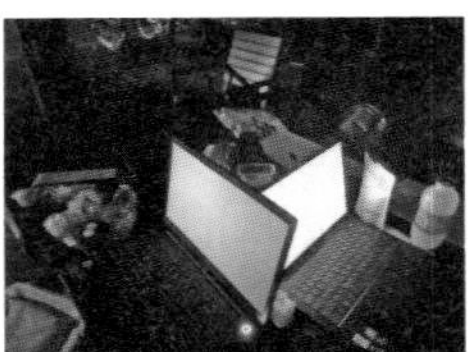
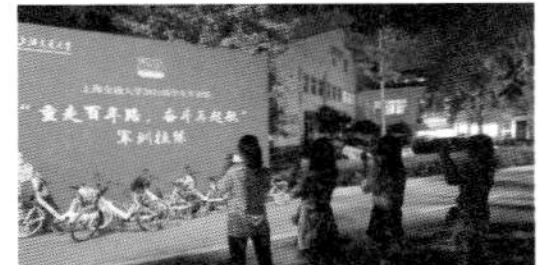
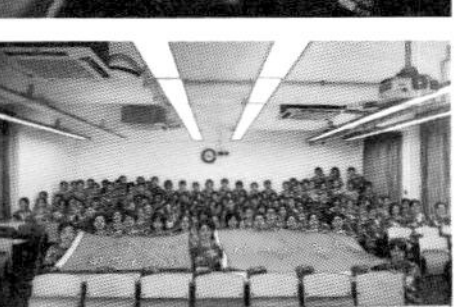

♡ **医学院 程老师、大三护理 晗婷、爸爸、妈妈、辅导员 袁老师、大一临床五年制 辰宸、大一营养 均均、大一口腔五年制 诗意、菲菲姐姐**

菲菲姐姐：所以政工到底是做什么工作的呀？不用操练吗？

幕后小英雄思佳 回复 **菲菲姐姐：**我的理解是，政工是在同学们日常操练的时候，用文字、图像和视频记录他们的努力和汗水！然后每天每个连队政工的作品还要一起比拼，优秀的作品可以得到展示，为自己连队争取荣誉！

菲菲姐姐 回复 **幕后小英雄思佳：**哦哦！那也是很重要很辛苦的工作呢！

大一营养 均均：为了第二天自己的连队能冲到大旗，那天晚上爆肝的我仿佛在熬夜复习期末考试

幕后小英雄思佳 回复 **大一营养 均均：**哈哈哈，作为医学专业的，我认为熬夜不利于养生，我们都是直接通宵！

大三护理 晗婷：我去年军训主要负责拍摄，每天背着摄像头和各种设备到处跑，和我在学校每天早上背着厚厚的"蓝色生死恋"去上课差不多

幕后小英雄思佳 回复 **大三护理 晗婷：**太懂了，去年健身教练让我办年卡，我说咱们的医学教材就是最好的健身器材！

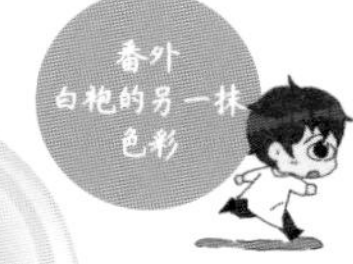

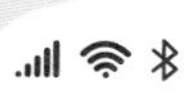

朋友圈

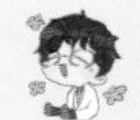

迷彩领航员

年轻人们的军训已经过半，今天精选正巧给我推了当年小班长集训的照片

Truly, how time flies!

迷彩 汗水嘶哑的喉咙
相逢 相熟昂扬的斗志
真挚赤诚的情感
带来荣誉和感动

那个夏天是我心中永远深刻的美好

——记2019年夏军训小班长集训

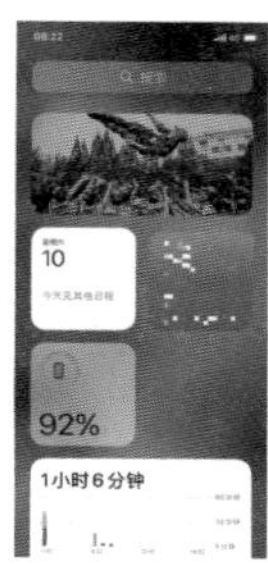

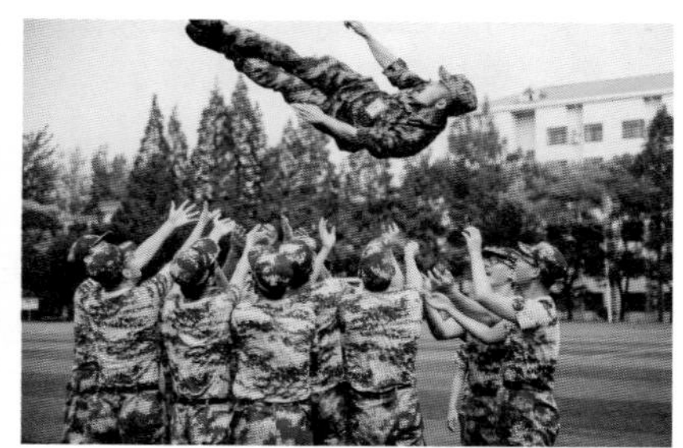

♡ **Joy、医学院 程老师、辅导员 老王、大四儿科 琉玥、大四临床八年制 远明、大二临床五年制 子涵、妈妈、爷爷、小班长 涛哥、表弟 宁昊**

小班长 涛哥：我们航哥喊口号那叫一个“金嗓子”👍

迷彩领航员 回复 **小班长 涛哥：**涛哥你参加军训演讲比赛的风采，我们在台下都一致认为有医院大教授的气质🙏

朋友圈

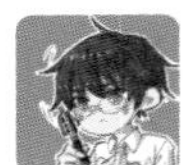

政工人政工魂爆肝技术 very 纯

14天的军训生活落下帷幕，高负荷营业的“仁心四营”营部也终于关上了大门，就像我们从没来过一样。

作为营政工文字组的爆肝机器，天天在营部对着电脑审核修改各类文字稿件。其实说实话，对军训的烈日、汗水、作训、口号并没有什么实感，也时常因为没有和兄弟们一起训练一起冲旗而感到遗憾。

慢慢习惯了在营部和可爱的政工战友们每日冲旗的日子，每个快节奏的上午都好似一场崭新的战斗。也渐渐明白了逸夫楼门口告示牌“办公室就是战场”一语的真谛。

从2018级到2021级，不问岁数不问经历，在军训的历练中我们都是仁心四营的一份子，为这同一个集体而努力着。虽然每日的政工工作着实辛苦，但每当有老师、连队、朋友们送来感谢的慰问，都会觉得无比欣慰，充满力量，继续打开下一个文档投入工作。

从古诗词、古文到现代文、现代诗，再到最后一天终于见到的意识流散文，短短12天也审核了不下150篇文稿，也尽力去思考领悟、去打开格局、去遣词造句。自己对于军训的所感所思所悟也都已经化在每日冲旗连队的文章中，借他人之笔，抒己之文思。也很遗憾不能自己提笔作文为50连的兄弟姐妹们也冲一次旗。

看着一篇篇文章被反复捶打修磨后，成功被录用，成功冲到旗，心中也是成就感满满。从没想到，平时只是以“话比较多”自居的自己，也有一天

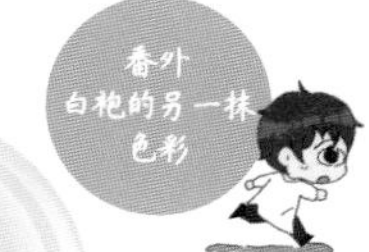

朋友圈

能在众人面前舞文弄墨，卖弄仅有的文采。也感谢所有和我对接过的政工们忍受我的啰里啰嗦和咬文嚼字。

感谢遇见50连的政工朋友们，一起并肩作战。在同一片天空下，我们搏击风雨，日晒烈烤。在另一个战场上，我们戮力同心，披荆斩棘。面对每日冲旗的奋斗，背负仁心四营的希望，让每一帧画面、每一段视频、每一行文字都蕴藏思考、饱含力量。让每一滴汗水、每一场历练、每一层蜕变都得到记录、得到升华。
“我们的执着，是为了让每一个同学的执着都各得其所，绽放色彩”。

每日斟词酌句的文字组的工作终于结束，作为平日的朋友圈再也不用字字推敲，也就想到哪里写到哪里。军训已然成为了每个人心中永远闪烁的一段记忆，有太多的话想说，到嘴边却又不知所言，只剩下每次回忆起时脑海里的一片美好。

第一次真正原创的军训小作文（完）。

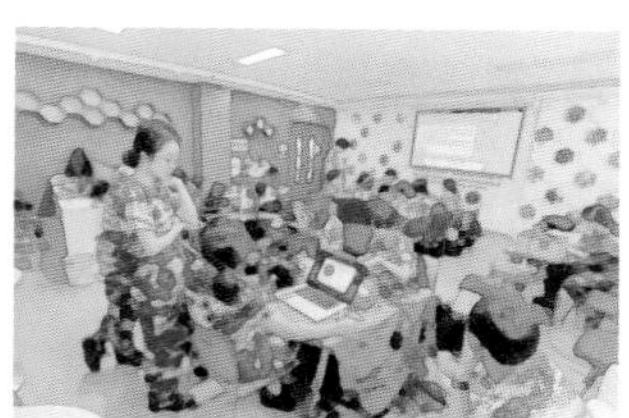
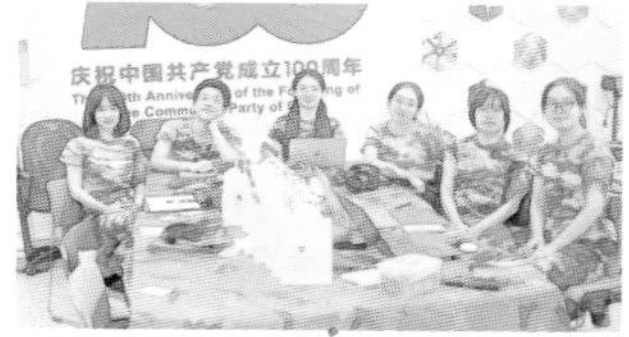

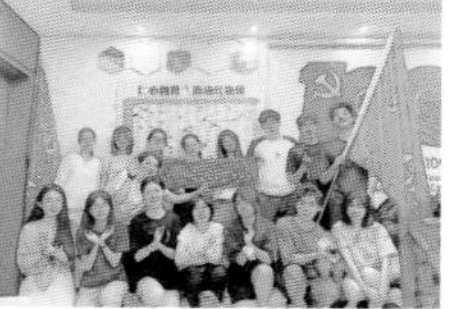

朋友圈

♡ **Joy、大二临床五年制 娜娜、政工人政工魂爆肝技术 very 纯、辅导员 顾老师、医学院 程老师、大二营养 阿言、大二预防 小艾、妈妈、爸爸、大二临床八年制（法文班） 小静、大三护理 晗婷、医学院 魏老师、大四儿科 之悦学姐、大一临床五年制 小张**

大二临床五年制 娜娜：天生我材必有用，加班加到坐骨神经痛
政工人政工魂爆肝技术very纯 回复 **大二临床五年制 娜娜：**每次反复斟酌修改的谨慎程度堪比我第一次写综述发文章
大一临床五年制 小张：太感谢学长那几天帮忙改文章想文案了，成功让我们连队拿到了大旗！学长的文化造诣太高了，吾辈叹服！
政工人政工魂爆肝技术very纯 回复 **大一临床五年制 小张：**哈哈哈，学弟过奖！你们的稿件本来就很棒！
大三护理 晗婷：呜呜呜，虽然政工很累，但是军训一结束就开始怀念营部的战友们和小桌子了
政工人政工魂爆肝技术very纯 回复 **大三护理 晗婷：**我也很想战友们，但是为什么要怀念小桌子
大三护理 晗婷 回复 **政工人政工魂爆肝技术very纯：**因为小桌子就很有克服艰苦条件一起奋斗的感觉，哈哈
辅导员 顾老师：你想的咱们营的口号和各种推送文案都一级棒！不愧是文字组组长
政工人政工魂爆肝技术very纯 回复 **辅导员 顾老师：**谢谢老师！卖弄仅有的一点点墨水罢了

粉·我的学医npy

“你活在我每一次的心动周期里。”

“你是我的窦房结，遇见你是我心动的开始。”

“我把爱写进目的基因，深埋在你的酶切位点，

这样培养出来的每个细胞，都深藏着我的爱。”

Joy向你分享了一个医学生狗粮大礼包

请及时查收——

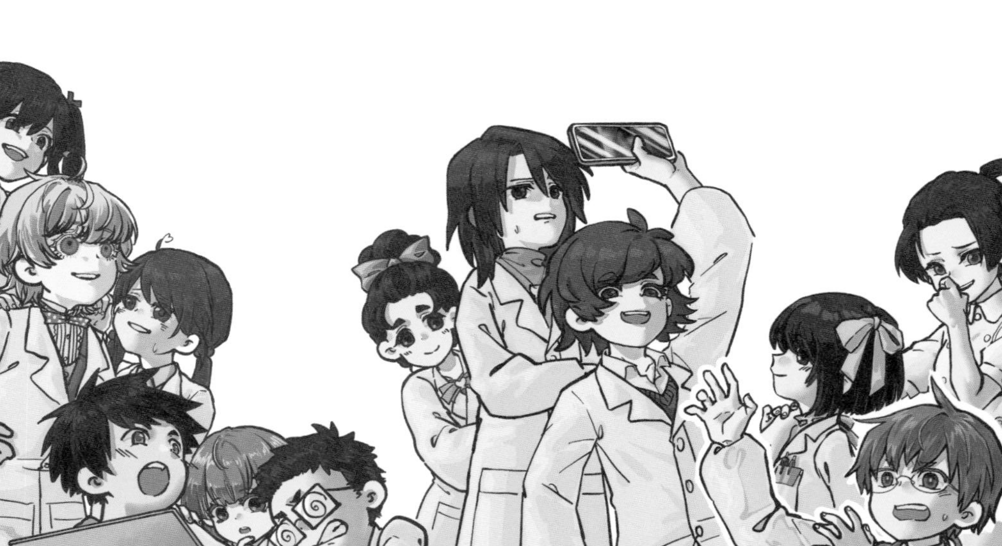

朋友圈

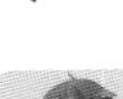

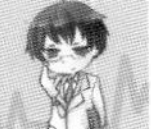

小医生 Joy

“你是我的窦房结，
遇见你的时候
便是我心动的开始……”
医学生的恋爱都太甜啦！

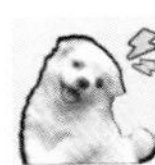

与医学生恋爱是什么体验……？好嗑！

♡ **Joy，大三预防 耀华，大三临床五年制 浩亮，大三临床八年制 宇平，大四护理 欣怡，医学院 程老师，大一医学检验技术 冬升，博一 小迪学姐，新传 樱樱**

大三临床五年制 浩亮：欢迎欣赏医学生土味情话大全

Joy 回复 **大三临床五年制 浩亮：**推送的创意好棒！辛苦了主创团队！

新传 樱樱：医学生谈恋爱太有意思了吧！什么脱口秀一样的人生（也好不容易呀！）

大四护理 欣怡：原地化身羡慕的柠檬精！！！

.ıll

朋友圈

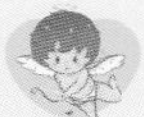

小 Y 天天开心

大四的我们，第三个520&521
感觉每次都过得很匆忙
但是……同为医学生，一起走过各个阶段，在这条路上互帮互助，好好
有你真好

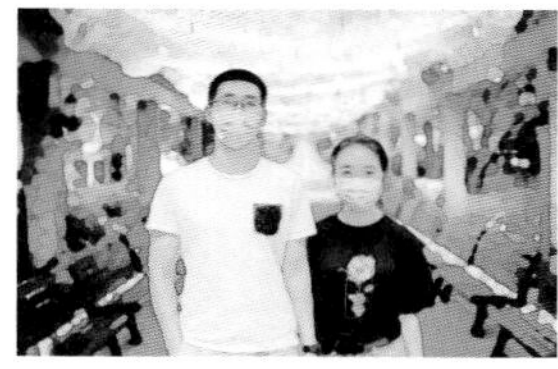

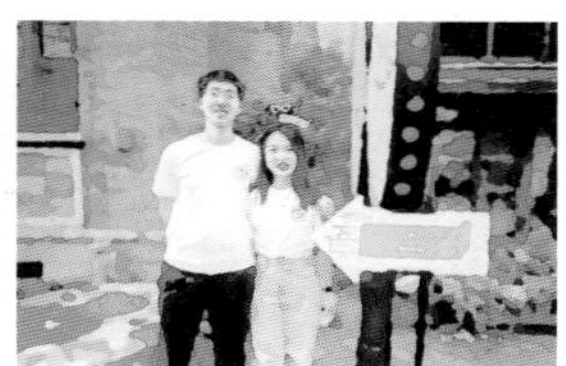

♡ **小 Y 天天开心，让小 Y 天天开心的小 Q，Joy，大二营养 阿言，普外科 刘师姐，医学院 程老师，大五临床八年制（法文班）灵儿，大五临床八年制 海洋学长**

让小 Y 天天开心的小 Q：有你真好

小 Y 天天开心 回复 **让小 Y 天天开心的小 Q：**你期末复习好了没?

Joy：甜死我了！！！

大二营养 阿言：是哪只可怜的期末狗路过此处，被狠狠塞了一嘴粮！

小 Y 天天开心 回复 **大二营养 阿言：**哈哈，学妹加油！！！！

医学院 程老师：医学生的绝美爱情

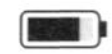

朋友圈

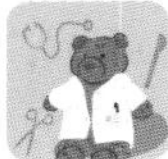

持证小医生

七年……终于……

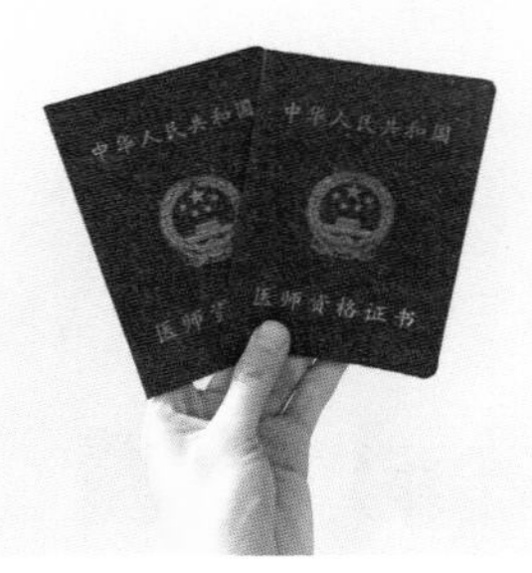

大二临床八年制 雨欣，医学院 魏老师，博一 皓瀚，博一 血液科 阿罗学长

博一 皓瀚：新婚快乐！

持证小医生 回复 **博一 皓瀚：**哈哈哈，是医师资格证书啦！

博一 血液科 阿罗学长：我第一反应也是结婚证 百年好合已经打在框里，差点发出去，哈哈

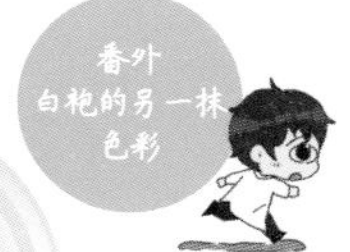

朋友圈

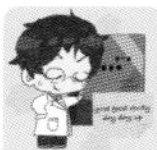

勇敢小 F 征战普外

活捉一只来自外院的入侵物种
欢迎前来我院普外科视察工作一日
祝您今日工作顺利、生活愉快

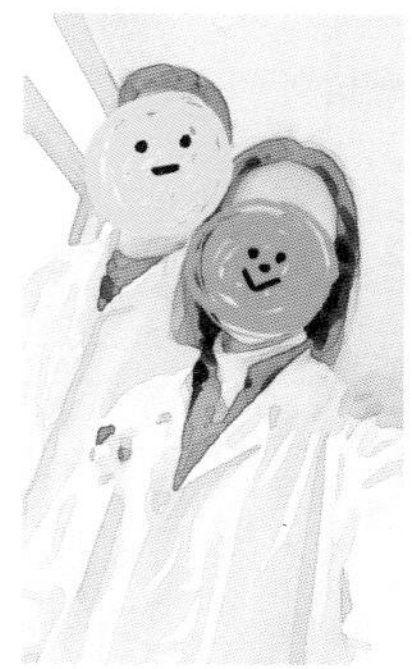

♡ **勇敢小 F 征战普外，小 Z 探视 ing，普外科 宋老师，大二营养 阿言，大三护理 晗婷，大三临床五年制 浩亮，高中室友 栗子**

小 Z 探视 ing：普外科一日体验卡——滴

普外科 宋老师：我说今天怎么又多了一位实习生！小伙子看着不错！

勇敢小 F 征战普外 回复 **感染科 宋老师：**谢谢宋老师

大二营养 阿言：今天也磕到了，哈哈哈！追学姐的朋友圈像看连续剧一样~

大三护理 晗婷 回复 **大二营养 阿言：**这剧保甜！

高中室友 栗子：哈哈哈哈哈，好神奇！这就是医学生恋爱嘛！医院约会可还行~

朋友圈

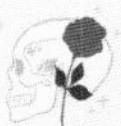

小陈（期末版）

可能有人不理解
学医的同学可能考完人体结构有点遗忘
外桡内尺
就是说手掌朝上
前臂外侧的骨叫桡骨，内侧的骨叫尺骨

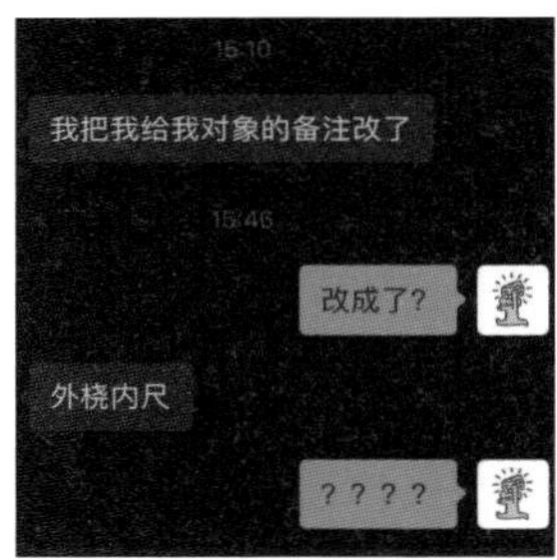

♡ **小陈（期末版），医学检验技术 思琪，大二儿科 奕涵**

外桡内尺：我来认领了 就是我
大二临床五年制 娜娜：？学会了！这就把对象改成“一嗅二视三动眼，四滑五叉六外展”！
开学要考试 回复 **大二临床五年制 娜娜：**姐妹，你是懂怎么学习神经系统的
法学院 芝芝：哈哈，法学生无用技能 +1
小陈（期末版）回复 **法学院 芝芝：**怎么不能呢？毕竟我把咱俩聊天背景改成了解剖图

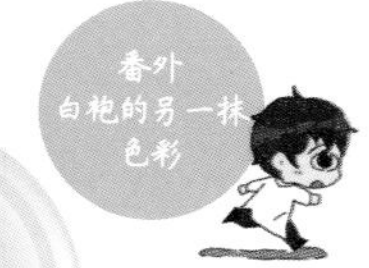

朋友圈

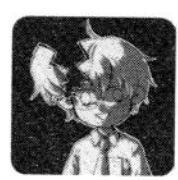

小吴今天还好吗

npy：今天有点堵

我：一秒前刚想问你到哪里了，又想想催你不好，再等等吧，结果就来消息了。我这属于思维被播散、被洞悉感、思维属性障碍&内容障碍。

npy：学魔怔了

♡ **小吴今天还好吗，守护小吴医生，大五临床八年制 海洋学长，大四临床五年制（英文班） 明风，小陈（期末版）**

守护小吴医生：抱抱我的小医生！复习考试辛苦啦！

小吴今天还好吗 回复 **守护小吴医生：**考完第六门了！还有最后三门！！！

守护小吴医生 回复 **小吴今天还好吗：**好家伙！还有三门？加油加油！

小陈（期末版）：学姐，哈哈哈！你这和我姐妹有异曲同工之妙！

小吴今天还好吗 回复 **小陈（期末版）：**npy牌陪读+复习机+提词器，哈哈哈

朋友圈

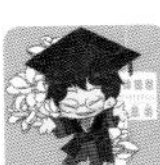

小余想毕业

【热烈祝贺叉叉同学毕业】

&偷偷蹭一件学士服混入其中假装毕业

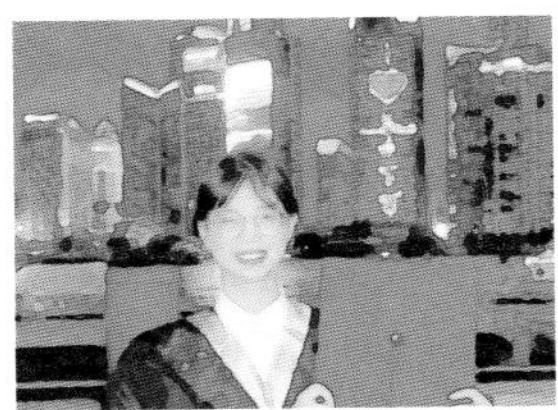

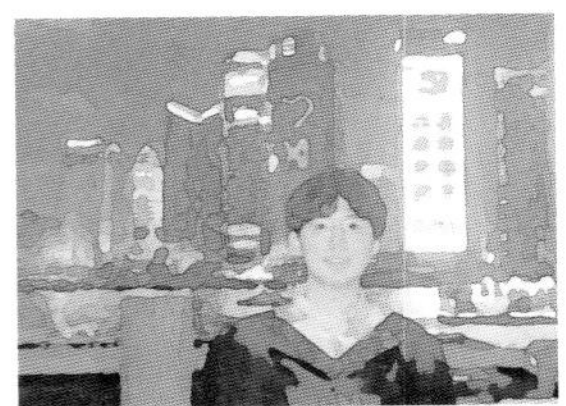

♡ **小余想毕业，叉叉不想毕业，大四临床五年制 阿雯，大五临床五年制 凡瑜，大三护理 晗婷，导师 林老师，大五临床五年制 贝贝学姐**

叉叉不想毕业： 💗💗💗 再续三年！

小余想毕业 回复 **叉叉不想毕业：** 医学生的毕业骗局 🤭

大五临床五年制 凡瑜：“毕业”快乐 🥳

小余想毕业 回复 **大五临床五年制 凡瑜：** 哈哈哈哈，凡瑜毕业快乐！临床见~

导师 林老师： 我相信你可以顺利毕业的，哈哈

小余想毕业 回复 **导师 林老师：** 谢谢林姐！晚上回去就录数据 ✊

大五临床五年制 贝贝学姐： 叉叉and小余毕业快乐呀~要一直好好的！

小余想毕业 回复 **大五临床五年制 贝贝学姐：** 学姐毕业快乐！！！

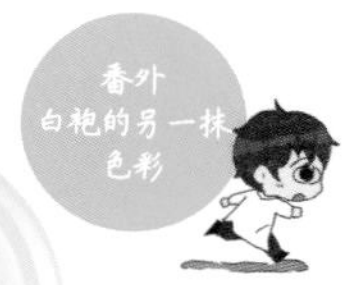

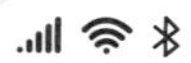

朋友圈

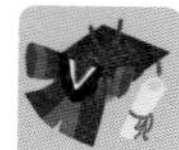

旭旭小医生

当爱情变为亲情
当日常生活从一起自习、实验
变为一起“买汰烧”
东川路800号、重庆南路227号、东方路160号
见证了我们青涩而又精彩的8年
当一身白袍变成一袭婚纱
接过新娘的手时
肩上多了一份需要用一生来守护的责任
感谢师长、亲友们的祝福和见证
谢谢大家的祝福
两位小医生会一起向着理想与幸福奔跑!

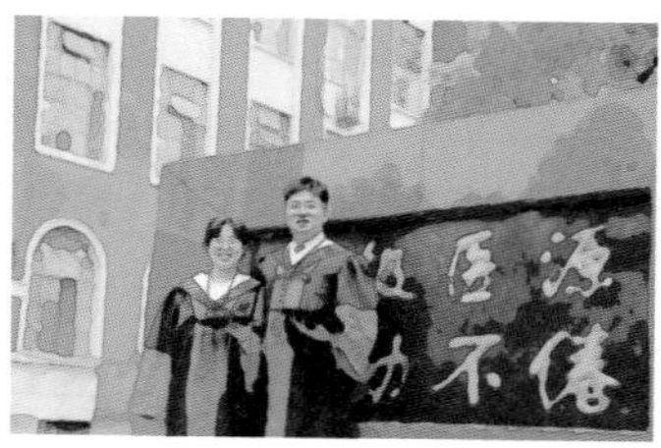

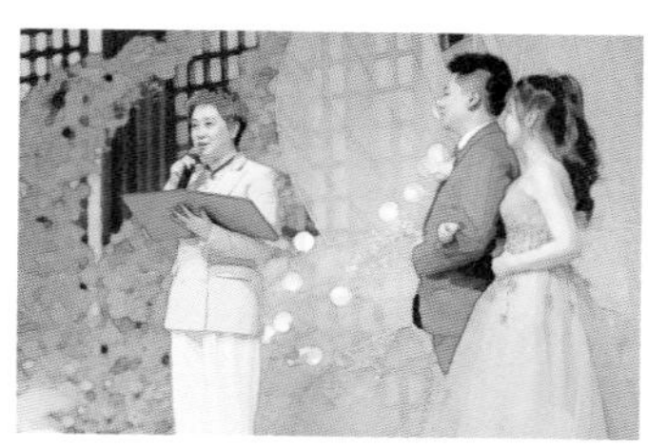

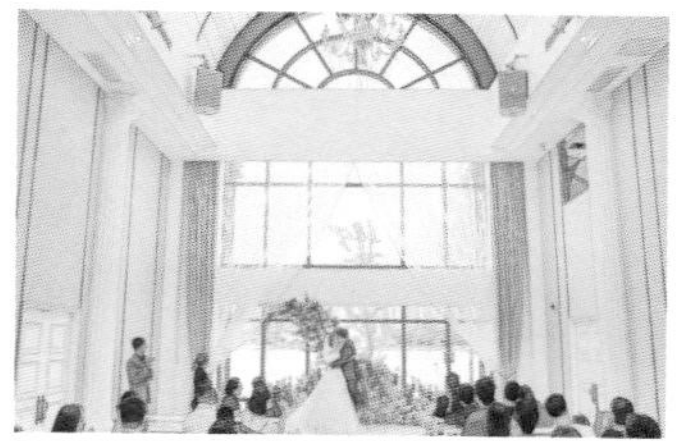

朋友圈

♡ **旭旭小医生，老婆 妮妮，妈妈，大五口腔五年制 文然，岳母，妇产科 宁老师，医学院 程老师，岳父，医学院 魏老师，博一 皓瀚，肝脏外科 张老师，大三临床五年制 浩亮，Joy，爸爸**

老婆 妮妮：读书的时候给你看了这么多年笔记，以后的班干脆都帮我值了吧

旭旭小医生 回复 **老婆 妮妮：**妇产科的夜班我可hold不住

旭旭小医生 回复 **老婆 妮妮：**不过值班日的家务我全包了！等你交完班给你送上热腾腾的爱心早餐！

大五口腔五年制 文然：学姐学长百年好合！早生贵子！

岳母：

博一 皓瀚 回复 **旭旭小医生：**哈哈哈哈哈哈，家庭地位一目了然~

老公大人超帅 回复 **博一 皓瀚：**哪有！明明是互帮互助一家亲！

爸爸：承担起责任来！要成为一个好丈夫和一名好医生！

旭旭小医生 回复 **爸爸：**爸，您放心！

蓝 · 大洋彼岸的蛇杖

异域的风光，全新的语言

截然不同的教学内容与方法

大洋彼岸的Joy和朋友们

又有怎样一番挑战与成长？

快来看看他们的海外求学之旅吧

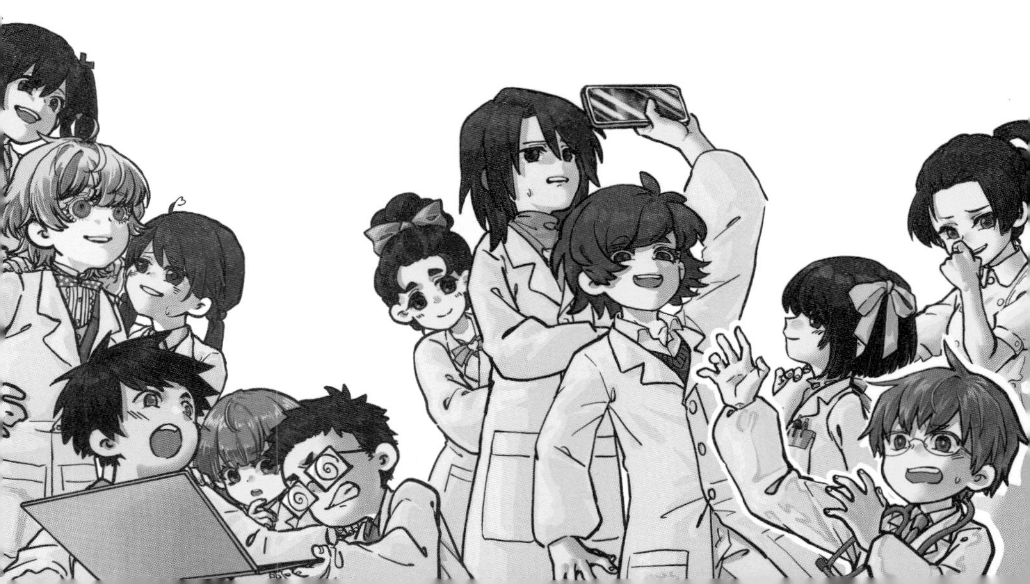

朋友圈

去"发"国的小赵不怕掉头发

终于拿到了心心念念的医师资格证书！
谁能想到职业生涯第一次用自己名字开医嘱
还是在法国
以及纪念今天第一次碰了电刀
虽然不出意外地把上级烫到了

♡ **Joy、医学院 程老师、大三临床八年制（法文班） 米朵、大二临床八年制（法文班） 小静、法国同学 小哲、博一 血液科 阿罗学长**

大二临床八年制（法文班）小静： 哇塞，电刀是什么啊，学姐？听上去好酷！

去"发"国的小赵不怕掉头发 回复 **大二临床八年制（法文班）小静：** 哈哈哈，电刀就是一种通电的"手术刀"，利用电流来切割组织和凝血的。虽然这种高端器械用起来很丝滑，止血也很方便快捷，但是使用不当就会像我这样引起烫伤

大二临床八年制（法文班）小静 回复 **去"发"国的小赵不怕掉头发：** 哦哦！学到了！ 学姐加油呀！相信你下一次一定可以成功驯服电刀的！

博一 血液科 阿罗学长： 在法国开了自己的第一份医嘱也太有纪念意义了吧！

去"发"国的小赵不怕掉头发 回复 **博一 血液科 阿罗学长：** 是呀，我在法国买了这么多纪念品，没想到自己也能在这个国家留下一份纪念品

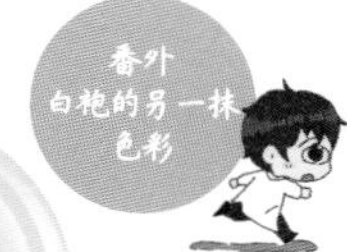

朋友圈

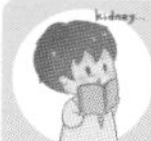

小鹰海外历险记

这一年有
在纸上画图随口一堂课的老师
在邮件里接龙给我改abstract的老师
带我开各种面部皮肤肿瘤的老师
特地跑过来祝我一帆风顺的attaché 老师
还有一群可爱的co-internes
在我第一次病例汇报时猛点头 + 眼神鼓励
每周教我一句argot
烘焙达人每周一buffet
必须要说Ça vaut le coup！

大冒险结束倒计时
Really hard to say goodbye

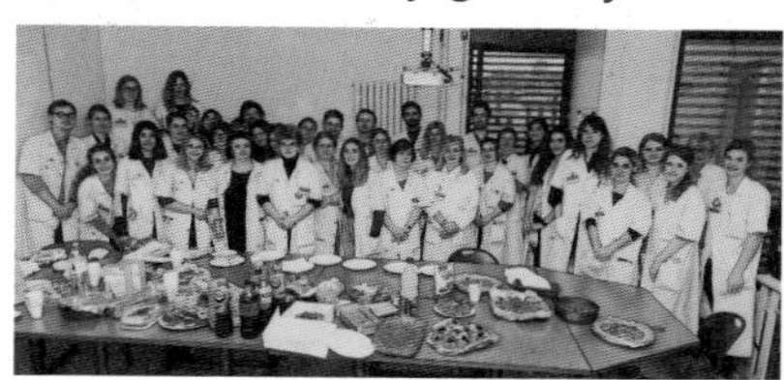

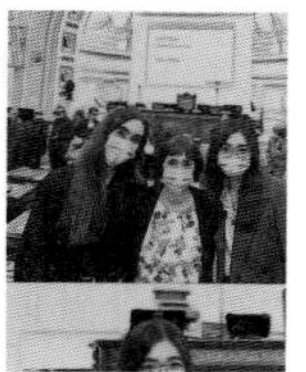

♡ **Joy、医学院 程老师、博二 宁宁学姐、大二临床八年制（法文班）小静、法国同学 Emma、法国同学 Alice、Alexandre 老师、大四临床五年制（英文班） 明风**

大二临床八年制（法文班）小静： 法语小助手来啦！ Ça vaut le coup 意思是“一切都值得！”

大四临床五年制（英文班）明风： 这些老师也太温暖了吧！

小鹰海外历险记 回复 **大四临床五年制（英文班）明风：** 大家都是好可爱的人 🌞，我记得初来乍到那几天还有点社恐，但是老师和同学们都主动帮助我，氛围真的很棒！

朋友圈

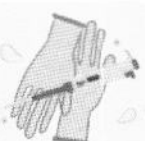

漂洋过海的小 y

以为颁完certificate就结束了

直到Prof.Zheng念出了：The third prize of the coursework study goes to SJTU Miss Yan Yan

A huge surprise 🤩🤩🤩🤩

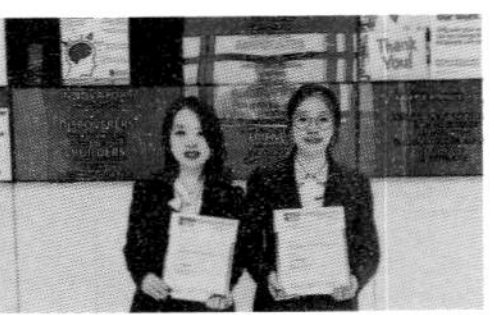

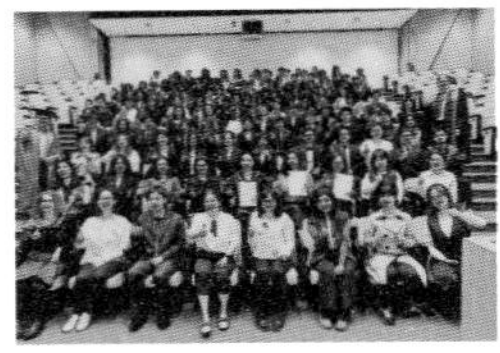

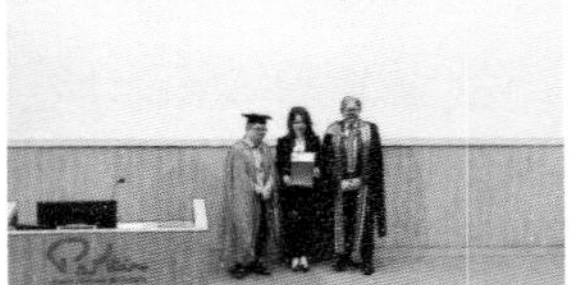

♡ **Joy、思念小 y 的小 q、妈妈、爸爸、医学院 程老师、大五临床八年制 阿桢、博一 皓瀚、大二临床八年制 雨欣、心胸外科付老师**

思念小y的小q： 辛苦啦！你是我心目中的first prize 🎉

漂洋过海的小y 回复 **思念小y的小q：** 🤩🤩😍😍

妈妈： 越来越有优秀医生的样子了哦 🥳

漂洋过海的小y 回复 **妈妈：** 想你们了 ❤ 回来给你们展示在这里学会做的新菜品 ~

红 · 当我想起医学生誓言

“所有志愿者马上收拾行李，下午就出发！”

Joy 明白

自己不再是只能默默祝福老师出征凯旋的医学生

这一次

他学着师长的模样

风雨逆行，坚定奔赴战疫一线

就像他每次穿上志愿者马甲时想的那样

他再次决定挺身而出，去帮助更多的人

医学生誓言

记在脑海，刻在心里

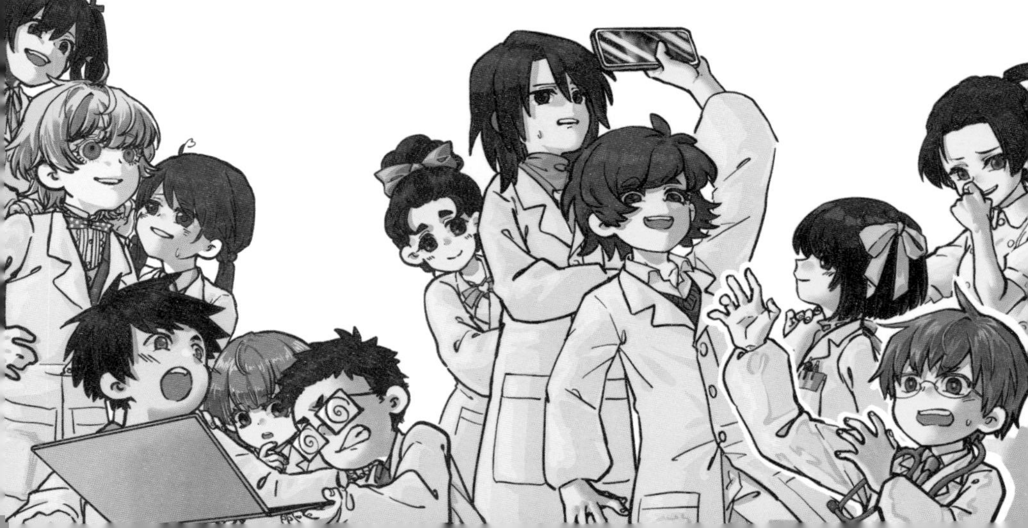

朋友圈

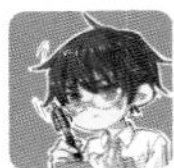

看到我就平平安安

看到此刻正在武汉前线的老师给我们讲课，我差点要哭出来了。

“请原谅，曾经的开学第一课我都会穿着西装、打好领带给同学们上课，然而现在这件瑞金医院的白大褂，已经是我最正式的衣服了。”

“同学们，你们一定要好好学习知识，在国家需要的时候，用你们脑子里储备的知识，去守护这个世界。”

“回来以后，除了要教给你们知识，我还要教会你们如何穿隔离衣，如何戴手套，如何保护自己。只有保护好自己，才能更好地保护患者。”

“请相信你们的老师，一定会平安回来。”

真的落泪，请一定平安啊，老师们！

国有战、召必应、战必胜
瑞金人义无反顾踏上征程

♡ **看到我就平平安安，呼吸科 张老师，大三医学检验技术 阿涛，大四护理 欣怡，基础医学院 林老师，辅导员 郑老师**

呼吸科 张老师：交班出来就看到你的祝福！放心，孩子，我们会平安回来的！

看到我就平平安安 回复 **呼吸科 张老师：**老师们一定要保护好自己啊！

大三医学检验技术 阿涛：我上课的时候差点哭出来，希望老师们平平安安，武汉加油！

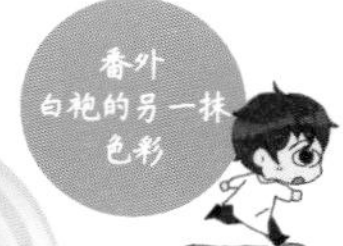

朋友圈

看到我就平平安安 回复 **大三医学检验技术 阿涛：**武汉加油！

大四护理 欣怡：我实习的医院也有好多老师去支援了，我们能做的就是守好家，时刻准备着！

看到我就平平安安 回复 **大四护理 欣怡：**这是我们的责任！欣怡在临床也要注意安全啊！

基础医学院 林老师：

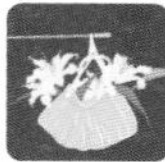

蕊哥 · 大白限定 ver

#第一次大白经历——好温暖

黑夜，绵绵细雨

在密密麻麻的快递中寻找对的那个，数字眼花缭乱，防护服很闷，这些感受很真实，亲身经历过，才明白医护人员有多辛苦

但今天听的最多的话就是“辛苦了”“谢谢你们”“谢谢啊”

最感动的是小妹妹帮我弄好口罩，挂在耳朵上

疫情来了，一切都很难，但是总有人逆风而行，也有人在守护着逆风而行的人

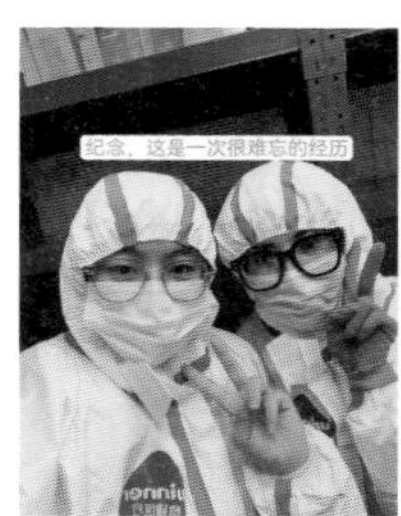

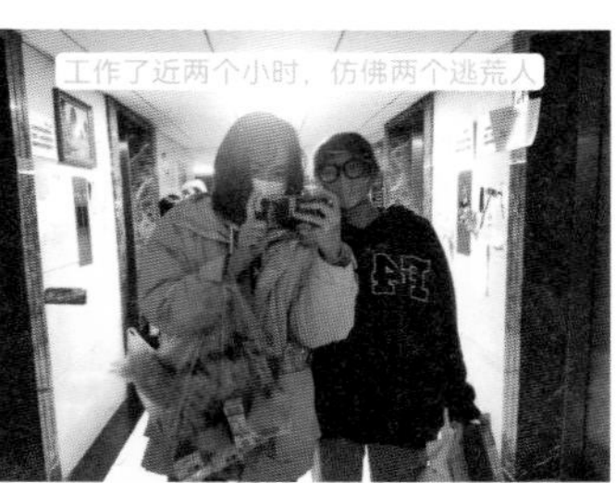

朋友圈

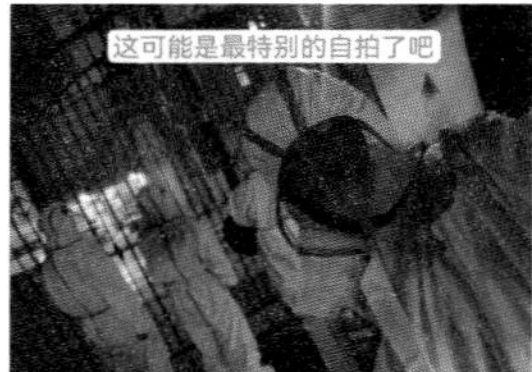

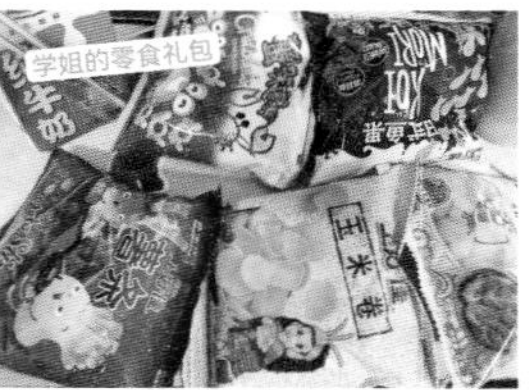

♡ **蕊哥·大白限定 ver，十五楼层长 艺佳，八楼层长 秋涵，宿管阿姨 赵妈，大四儿科 之悦学姐，大三护理 晗婷**

十五楼层长 艺佳： 辛苦啦！！

蕊哥·大白限定ver 回复 **十五楼层长 艺佳：** 层长辛苦了！！

宿管阿姨 赵妈： 孩子们辛苦了！

蕊哥·大白限定ver 回复 **宿管阿姨 赵妈：** 赵妈也辛苦了！

医学院 程老师： 共克时艰！

蕊哥·大白限定ver 回复 **医学院 程老师：**

大四儿科 之悦学姐： 学妹注意安全！

蕊哥·大白限定ver 回复 **大四儿科 之悦学姐：** 谢谢学姐！

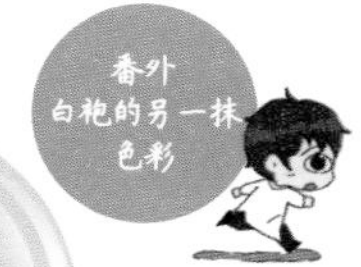

朋友圈

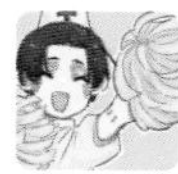

喷火龙小赵

#嗓子冒烟的四个半小时#
想着为疫情做点自己能做的
也零距离感受到了疫情中的医院
疫情期间看病不易　所有情绪都能理解
但也希望大家可以理解流调的重要性
上海加油　交医加油
期待着摘下口罩相见的那一天

2022.3.16

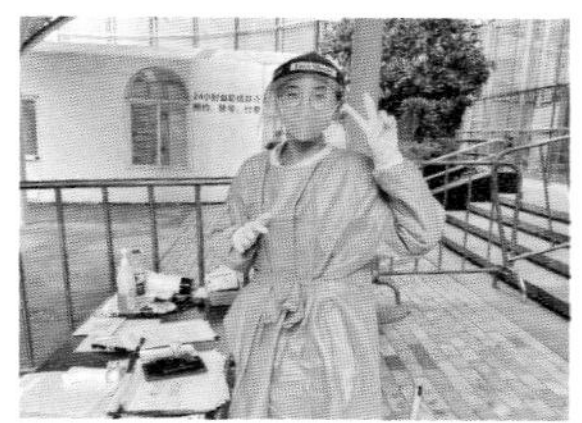

♡ **喷火龙小赵，呼吸科 张老师，外婆，儿科 珂珂师姐，辅导员 唐老师，大四儿科 琉玥，妈妈，爸爸**

呼吸科 张老师： 多补充点高蛋白和维生素，增加抵抗力！

喷火龙小赵 回复 **呼吸科 张老师：** 好的，谢谢张老师🌹

儿科 珂珂师姐： 辛苦了宝，等你转回来，师姐请你吃饭！

喷火龙小赵 回复 **儿科 珂珂师姐：** 到时候师姐帮我多写几个病历可以吗🥺🥺

大四儿科 琉玥： 就决定是你了！喷火龙！（润喉糖和胖大海放你寝室桌上啦，多喝水）

喷火龙小赵 回复 **大四儿科 琉玥：** 谢谢我的宝！你在急诊也要注意安全！

妈妈： 喔唷，太辛苦了！回去吃点好的好好补一补，不够妈妈给你转生活费~

喷火龙小赵 回复 **妈妈：** 妈妈请放心！

朋友圈

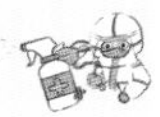

拼搏的小婕

感谢从安徽和其他地方来支援的医护老师！
6个小时400+个样（我同学居然半天完成了900+个！佩服！）
今天居委发的午饭是麦当劳的汉堡和可乐，这一口冰可乐真的是太太太太太爽了！
5点多出门，最后的倔强是画下眉毛！然后我同学说大白连是男是女都分不清，别说眉毛了～
共克时艰，医学生，当仁不让！
累，也还没躺平！

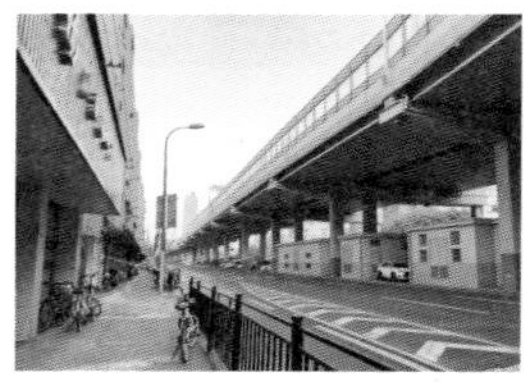

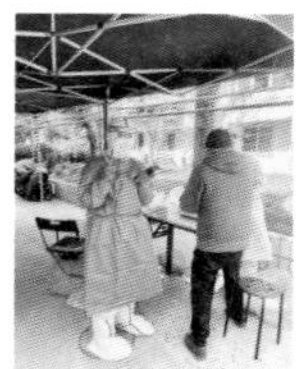

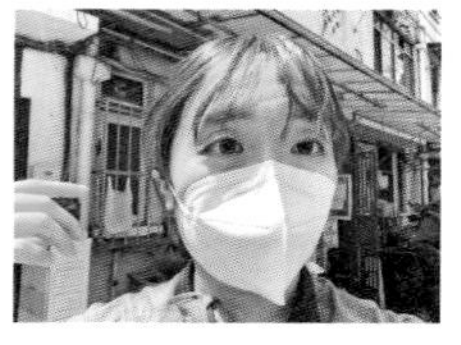

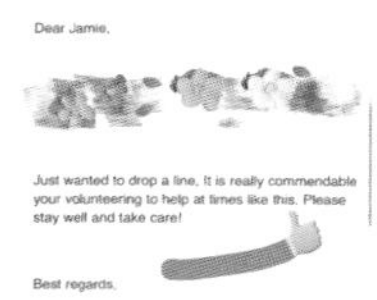

Dear Jamie,

Just wanted to drop a line. It is really commendable your volunteering to help at times like this. Please stay well and take care!

Best regards,

♡ **大二医学检验技术 思琪，医学院 程老师，志愿者 小薛，志愿者 成峰，大二临床八年制（法文班）小静**

大二医学检验技术 思琪：学姐辛苦了！我们社区最近也在召集志愿者，我打算去尽一份力！
拼搏的小婕 回复 **大二医学检验技术 思琪：**学妹保护好自己哦！
志愿者 小薛：果然劳动后的食物最美味！
拼搏的小婕 回复 **志愿者 小薛：**和我一起说：谢谢汉堡包！
志愿者 成峰：辛苦啦！明天继续一起加油！谢谢冰可乐！

朋友圈

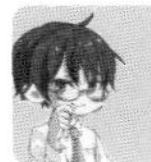

小宫下班了吗

#漫长的四个半小时

初心是想以一个参与者的身份观察一下疫情中的医院，以及尝试着做点什么

一开始还是很兴奋的，遇到发热的患者也感到过害怕，被患者责骂的时候有过不解和愤怒，一度感到疲惫，期盼着早点下班。但也记得很多很好的患者，记得这个下午很多很小的、有意思的事情

有的患者并不理解流调的意义，不知道为什么咳嗽或者流鼻涕就一定要去发热门诊排查，不明白看病怎么就变得这么复杂和麻烦。我已经不大回想得起疫情未起时医院的样子，正是那些看似不近人情的规定，保护着更大群体的健康和利益。

希望疫情尽早结束，身陷盲风晦雨的朋友们早日渡过难关

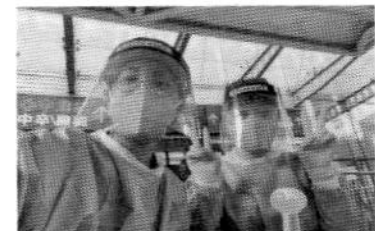

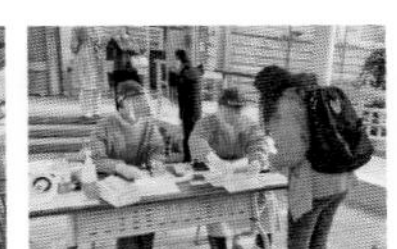

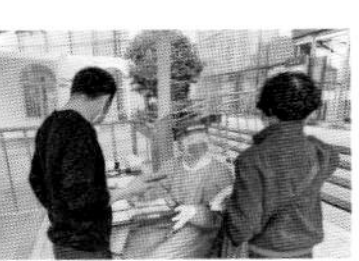

♡ **小宫下班了吗，大一营养 思嘉，医学院 程老师，大二临床八年制（法文班）小静**

小宫下班了吗：有一个患者家属过来做流调，我问他是本人看病吗？他说是他宝宝。我又问你宝宝呢？他说在后面。我说带你宝宝来量一下体温。他领来了他媳妇😂一把狗粮喂过来，即便重新做一遍流调也觉得很好笑了

大一营养 思嘉：学姐注意安全呀！

医学院 程老师：辛苦了娃娃！

大二临床八年制（法文班）小静：姐姐好认真啊（°O°）辛苦啦！

朋友圈

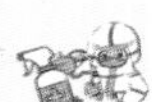

为血液而战

最亲爱的小伙伴们和最敬爱的师长们都变成了并肩作战的战友，这栋大楼里发生了太多值得终生铭记的故事。永远为我们这个团结友爱敬业奉献的集体热泪盈眶，也感谢兄弟医院为我们的血液肿瘤患儿提供的帮助。人间烟火，星辰大海，都在即将到来的春天里。

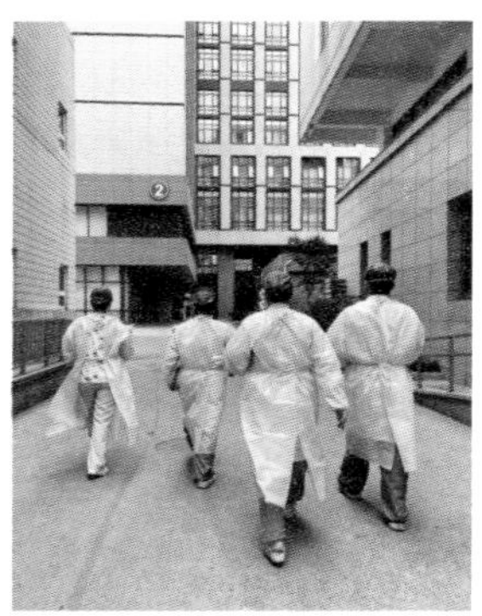

♡ **大三临床五年制 可欣，博一 肝胆外科 小楠学长，Joy，血液科李医生，PICU 董老师，博一 血液科 阿罗学长**

大三临床五年制 可欣：学长的朋友圈总是让我对未来充满期待！

血液科 李医生：🌹

PICU 董老师：🌹

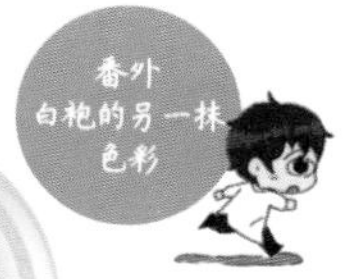

朋友圈

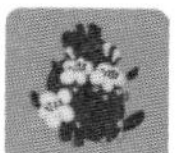

心怀感恩的小吴

真的是很震撼，很鼓舞人心
很难想象援鄂医疗队的老师们在武汉经历了多少困难。面对未知的艰难和危险，他们义无反顾冲到前线支援，不顾自身安危也要守护生命免受病毒威胁。这才是真正的大医精神！真的太伟大了，向他们致敬！

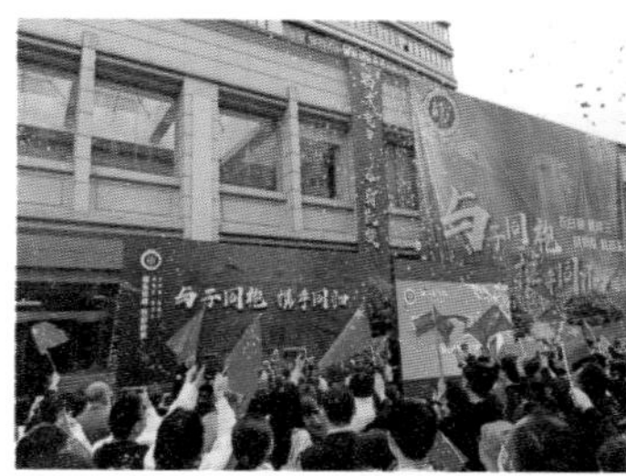

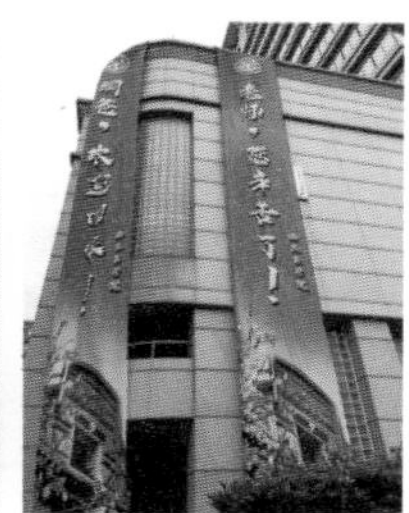

♡ **大三医学检验技术 阿涛，大四临床八年制 远明，大二儿科 奕涵，研二 外科 雨晨学长**

大三医学检验技术 阿涛：老师们终于平安归来了！一下子感觉安心了好多～

大四临床八年制 远明：看到老师们上课的背景从武汉的隔离酒店变成了上海的隔离酒店，还给我们炫耀他们的营养三餐，哈哈！

心怀感恩的小吴 回复 **大四临床八年制 远明：**对对，可好笑了，还说好不容易吃了一碗热干面，才没有遗憾地回来的～

研二 外科 雨晨学长：向英雄老师们致敬！

朋友圈

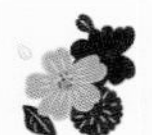

阿哲在岗中

《20220424》

写在最前：

真的很感谢各位医生！虽然今天只采到了中午12点，但也已经累到断气、裹得严实蒸桑拿、眼睛起雾后完全看不到、因防护过厚交流要大声嗓子疼……很难想象如果采样一整天是什么样的（虽然明天就要体验到了）

#“严加防护”（转自其他工位）

正常情况：

前一人采样完毕后，需对环境消杀，防止气溶胶。

实际情况：

前人结束采样，同学拿起喷壶准备消杀时，一抬头，只见一男子举着喷壶袭来，对志愿者进行“精准打击”，并对周围环境展开范围打击。

男子结束采样，其妻上前。

“我不知道他知不知道，反正我是看得清清楚楚，他喷那么多，好多都飘到他老婆嘴里了。反正不是我老婆”

#张嘴“开箱”/五颜六色的拭子/“拉丝”

再次建议大家做核酸采样前不要吃饭！

已经不知道看到几个张嘴有馒头的大爷了。

并且采集完将拭子抽出后，拭子的颜色真是五颜六色！有黄的、有棕的、有绿的……

有些分泌旺盛的居民，甚至还会拉丝

在山的那边

在山的那边有我要采的样。

大家张开嘴后，都很自觉地把舌头放到了后面，还拱起来形成了一座山。

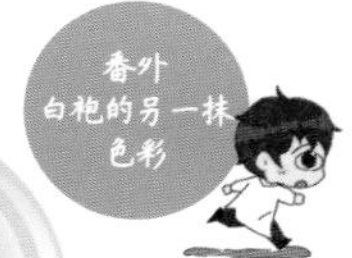

朋友圈

购物车流动岗
今日采样的第二栋楼，本以为会有桌子，结果推着购物车上场了。在狭小的婴儿座椅上塞下消毒酒精、拭子、泡沫插板。
推着我的购物车行走在楼宇间。

下乡咯！——奇怪的交通方式
如图。
蹲在1.5平方米的电三轮上，逆行于上海的街头，真的很拉风。

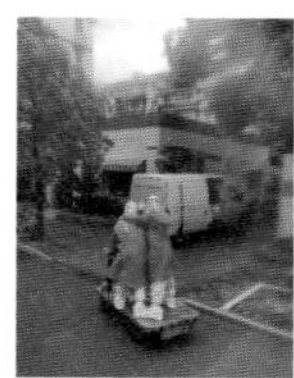
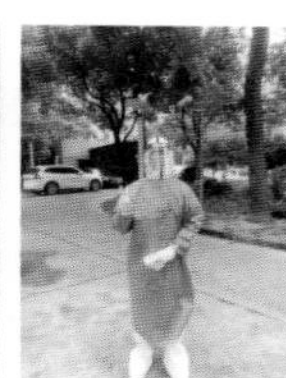
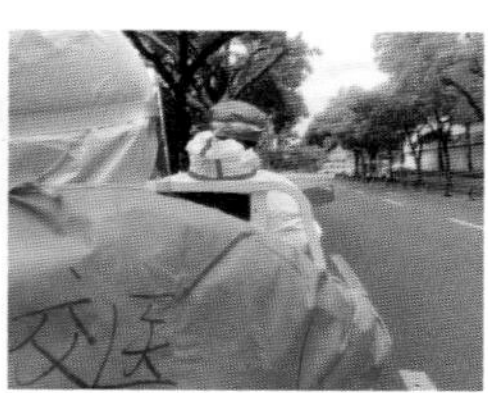

♡ **阿哲在岗中，大二临床五年制 娜娜、大三营养 阿宇、大五临床八年制 妍妍、大五儿科 宇轩、核酸检测组长 蔡哥**

大二临床五年制 娜娜：为第一条那位居民的防范意识点个赞！
大三营养 阿宇：学长辛苦了！原来只是采集核酸也这么辛苦呀！
大五临床八年制 妍妍：在山的那边、海的那边有一个辛苦的阿哲~
大五儿科 宇轩：这个严加防护的居民确实值得夸夸，哈哈哈！
核酸检测组长 蔡哥：哈哈，每天看小哲的朋友圈疲惫都扫空啦，感觉小哲能把这些经历写成一本书！

朋友圈

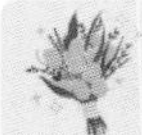

前线小东

上午检测时，突然一个大妈冲下楼，手中举着抗原检测棒，就说道：“你看看我这个是不是阳啦？”

“两道杠”

“你赶紧退后！回自己家里等着去！”

然后用喷壶好好地喷了一遍……

更离谱的来了：

居委：“这是昨晚的抗原结果。”心想：“？？？？昨天晚上测了你们不收集一下抗原结果吗？大妈要是不拿着抗原下来咋办？”

#每天最紧张的时刻就是晚上等待自己的核酸结果

#一些明天的预告

写在最后：今天任务量小，内容较少。麻烦今明的大到暴雨冲刷下上海吧。

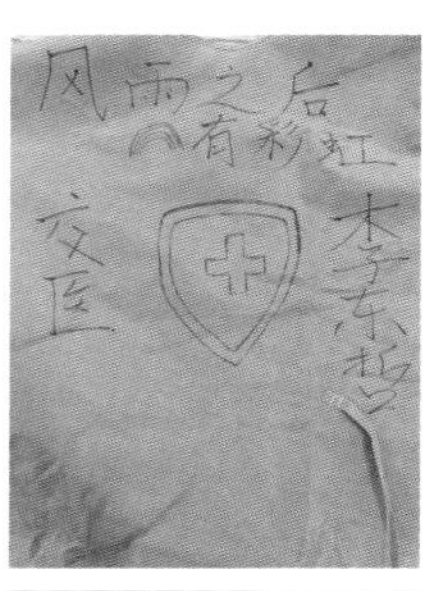

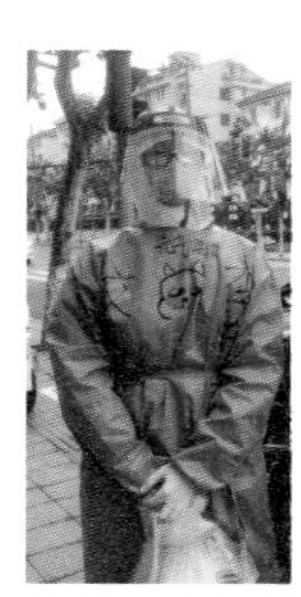

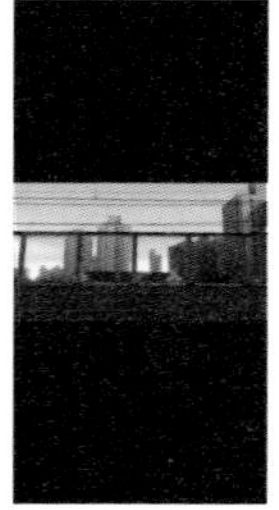

1.明天是“全市清零攻坚结算日”，全员的核酸检测总人次预计要在3个W以上，工作会很辛苦的。

2.明天出发时间提早为7:30，早饭在6:30之前会送达，吃完速速穿戴，穿一带一，到达目的地后每个工位仅一位同学采样，全天在岗。

3.明天天气会比较恶劣，同学们注意保护好自己别被吹走，现在每天发的中医药剂据说有预防新冠的作用，煎熬也比较辛苦，且喝且珍惜。

4.要求一打开房间门就要戴好N95口罩，由于三楼市一的同仁入驻，酒店人力紧张，之后的午饭晚饭需要同学们到点之后自行到电梯门口领取，然后大家身边的酒精喷壶属于比较危险的物品，使用时时刻注意。

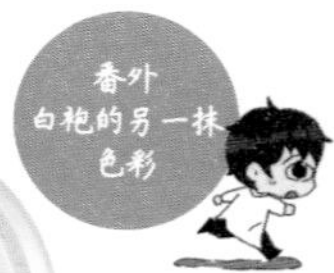

朋友圈

♡ **前线小东、核酸检测组长 蔡哥、大二临床五年制 娜娜、大三临床八年制 乐辰，大四医学检验技术 柚子学长**

核酸检测组长 蔡哥：辛苦了！早点休息！

前线小东 回复 **核酸检测组长 蔡哥：**蔡哥最辛苦！是我们队里拥有最多“影分身”的人

大二临床五年制 娜娜：社区服务不比医院压力小，而且也至关重要，太不容易了！希望疫情早点过去🙏

大三临床八年制 乐辰：从大清早开始全副武装上岗，还要应对各种突发状况，确实辛苦！

大四医学检验技术 柚子学长：给你加检验魔法！每天都是阴性！！！

朋友圈

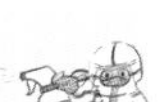

扬扬组长（核酸志愿者版）

2022.4.6—2022.4.17

作为一名医学生、医务工作者支援核酸检测，将成为人生中一次难忘的经历，两年前的遗憾今已了然。

当天接到通知，没有半点犹豫，一个小时内45名医学生迅速集结，成为目前为止上海市唯一的一支医学生核酸检测队伍，作为预备党员也接下了15人小组组长的责任。心中还有唯一的顾虑——手上还有紧张进行中的工作，穿上大白坐上大巴，路上火急火燎地打电话、发微信交代，尽管这些工作后来其实都陪伴我到每一天的凌晨。

这段难忘的经历中，对于这座城市，脑海里充盈着许多思考，从此次征程的迅速集结到结束返程，从每次任务的武装上阵到卸甲回归，在汗湿的衣衫里，在飞速的操作中。即使是在房间修整、在每天目不暇接的工作和学习中，也始终难忘此时的窗外，有人在发愁，有人在战斗。但如果要用一句话总结这段经历里的万千感悟，那便是决定出发的那一刻心中便闪过的念头：在这座生病中的城市需要我们的时刻，我们来过，也会一直在。

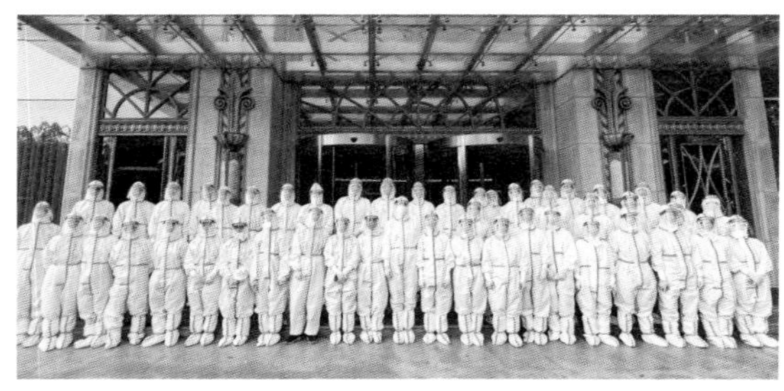

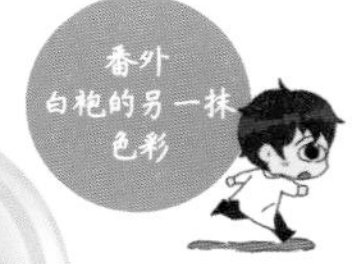

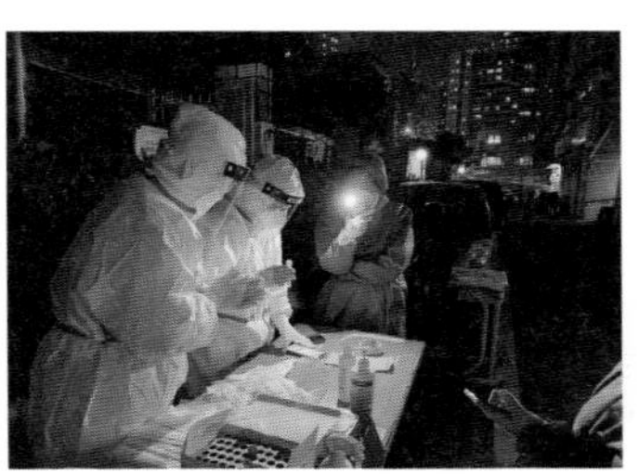

♡ **大一营养 思嘉，阿昊（核酸第一小组），博一 皓瀚，大一预防班长 扬扬，公卫学院 王老师，Joy**

妈妈：为你骄傲👍

阿昊（核酸第一小组）：组长辛苦了！感谢这几天一直有条不紊地安排工作，自己又总是干最累最苦的活。

前线小东 回复 **阿昊（核酸第一小组）：**大家都辛苦了，也感谢大家这几天这么积极地完成志愿服务工作，回去之后记得好好休息。

公卫学院 王老师：很高兴扬扬作为交医学子主动站出来，去年刚认识你的时候你还跟在肾脏科老师后面实习，现在已经成长为“前线小战士”啦！

朋友圈

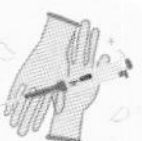

急救小先锋

没想到在120急救中心做志愿者的时候解锁了夜班初体验！

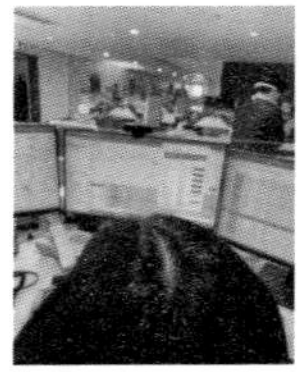

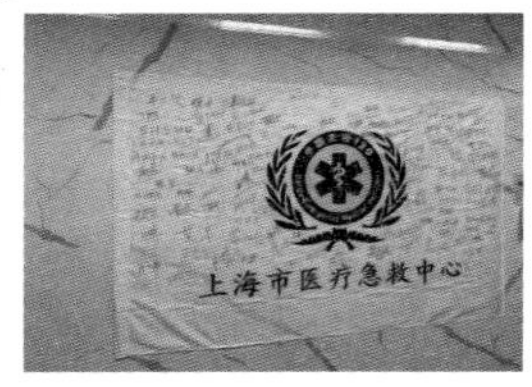

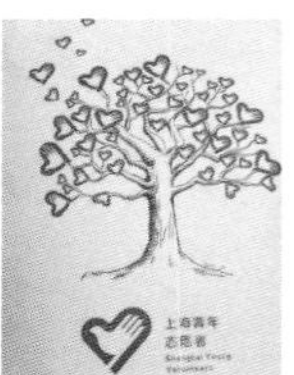

♡ **肝脏外科 张老师，大三临床五年制 浩亮，大五预防 阿睿，辅导员 袁老师**

乐乐师兄：我说这几天怎么没在实验室见到你，原来是做小先锋去了，你就是我们课题组之光！

急救小先锋 回复 **乐乐师兄：**别说了 🥀，昨晚刚赶完组会PPT，我这也算是科研、志愿者服务两开花了！

肝脏外科 张老师 回复 **急救小先锋：**没事，小先锋夜班辛苦了，组会不着急的，自己保重身体！

急救小先锋 回复 **肝脏外科 张老师：**🙇🙇🙇谢谢张老师！

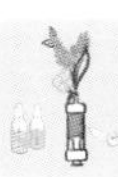

阿轩努力接电话 ing

【急救中心的24小时】

每一段电话提示音后都是一句固定不变的开场白，然而每个120话务志愿者都不知道，他们电话的另一头是什么人，他们将面临着一个怎样的故事。

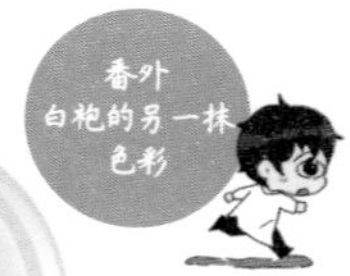

朋友圈

今年冬季，因为疫情，民众对120的需求急剧上升，上海市急救系统向高校招募了许多志愿者，也就是“话务志愿者”。

话务志愿者唯一的事情就是接电话。在接到急救电话后，登记呼救者的详细地址，确认联系电话，询问主诉，然后分类并且确定患者的严重程度。这些事情，对于足够耐心和细心的医学生而言，并不可谓困难。然而真正困难的是，如何向呼救者解释，他们本来期待的能够即刻到达、拯救生命的救护车，需要排上几个小时的队。

每一通呼救电话的后续怎么样，我都不知道。话务人员对每个呼救者都一视同仁，但是面对纷繁复杂的社会，面对见证生死的时刻，每次电话都会展开一段不一样的故事。我们唯一能做的，就是在我们职责范围内，尽量帮助他们。

♡ **大三医学检验技术 阿涛，Joy，大三临床八年制 宇平，大四临床五年制（英文班）明风**

Joy：虽然电话背后都是未知的人和未知的故事，但是感谢阿轩参与了这些故事

大三临床八年制 宇平：看私聊，给你发了老年病学的复习资料，努力接电话的同时，也要努力复习哦

阿轩努力接电话ing 回复 **大三临床八年制 宇平：**……不愧是我的好兄弟，谢谢了

辅导员 唐老师：特殊时期对医疗体系确实是一个不小的考验，希望大家都能渡过难关！

朋友圈

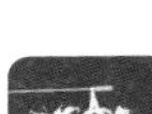

小戴的急救中心值班故事

在120急救中心做志愿者，每天都有接不完的电话，有很大一部分是独居老人的电话。

“那天我上夜班，大概凌晨3点吧，接到一位老太太来电，突发的阴道大量出血。老太太本人是比较冷静的，因为救护车要排队嘛，然后又是老人一个人在家，所以我还是问了她有没有子女或者亲人能帮一帮忙。最好能让人快点送到医院，如果不行的话，至少也得陪一下。

“没想到老太太说她早就求助过子女了，他们不愿意来，再打，就是关机。其实那个时候我感觉挺寒心的。”一位同学这样说。

另一个同学接到独居老人的邻居打来的电话。因为无法与老人用沪语沟通，邻居也说不清楚隔壁老人的情况。我们让她把电话拿给老人，老人却自说自话，无法回答我们的问题。后面不得已，我们让邻居学一句简单的沪语“你哪里不舒服？”给老人听，让她回答。我一度想直接写一个“谵妄”作为主诉。

交涉许久我们才知道，那个老人并非身体不舒服要去医院，而是她老伴在医院。她最近晚上有些糊涂了，闹着要去医院看她的老伴。尽管前前后后折腾了15分钟，发现不过是一场乌龙，看到这样热心的邻居，看到糊涂了还不忘去见自己爱人的老人，疲惫的我们也会觉得一丝欣慰。

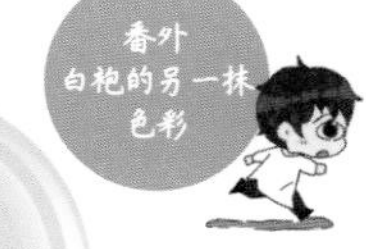

♡ **内分泌科 王老师，Joy，大四儿科 琉玥，大四护理 欣怡**

思思小姨：唼，希望大家，尤其是社区能多关注关注独居老人，尤其是生活不能自理的老人，实在是太艰苦了

小戴的急救中心值班故事 回复 佳佳小姨：是呀，还好那个说上海话的老人的邻居比较好，一直挺耐心地在边上。

大四儿科 琉玥：我以为只是普通的接电话，没想到这么困难和曲折，小戴辛苦啦（记得下班之后喝杯奶茶开心一点呀）

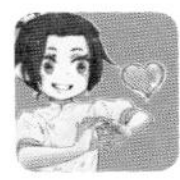

热情小张为你服务

应对情绪激动的呼救者是不可避免的。

我知道大多数打120的患者，都像是抓住最后一根救命稻草般求助我们。而大多数的患者，并没有他们家属所认为的那么严重。缺乏医学知识，往往是过度恐惧的来源。所以有的时候，我愿意同他们多聊几句患者的病情，减少一些家属的恐惧，同时多鼓励他们，也说明120目前的情况。他们往往会从一开始的气势汹汹，到后面向我们连声道谢："谢谢你们，你们辛苦了。"那个时候，就是一个晚上最有成就感的时候。

当然也有一些不太愉快的经历。例如一个同学说他曾经被一个老太太骂了半个小时，一个同学说她和对方陷入了"你咒我死""我咒你死"的争吵。尽管很生气，但是想了想，觉得在生死攸关的时候，家属的情绪失控也不是完全不能理解。时间

朋友圈

长了，这些辱骂、威胁、投诉、人身攻击都成了工作中正常的一部分。

“10个电话里面至少有9个是真正来求助的，1个是来滋事的。我们总不能因为那一个电话影响心情，放弃那9个真正求助的电话吧？”

每当很委屈的时候，我都想把耳机摘下拍在桌子上，说一句“不干了”。但看到屏幕上那个不断向上冒的数字，就会想到数字的背后是上海的某一个角落里，某一个无助的人坐在电话机前急切地等待。我按下“继续接听”键。

“工号XXXXXX为您服务。”

“您好，上海市120，请讲。”

♡ **大二临床五年制（法文班） 小静，大二医学检验技术 思琪，大三临床五年制 阿南，护理学院 王老师**

大三临床五年制 阿南：“有时治愈，常常帮助，总是安慰”，我们能尽己所能就已经很厉害了

实验室 小雅学姐：患者在求救，我们也在努力，等困难过去后或许我们就会更加相互理解，加油呀！

热情小张为你服务 回复 **实验室 小雅学姐：** 医患关系一直是大家思考的事情，这次120接线员之旅可能就是我的“临床第一考”，希望就像学姐说的，我们相互都能更加理解。

结　　语

“健康所系，性命相托”
是每一位医学生的目标与信仰

我们不断发掘自己
只为有一天能够成为卓越的医学人才
我们读破万卷医书
只为有一天能够将疾病斩于手术刀下
我们克服千难万险
只为有一天能够只身阻隔于生死之间

我们志愿献身医学，纵有万般考验
亦初心不改，步履不停
医路漫漫亦灿灿

谨以此书
献给每一位在医学道路上不断砥砺前行的医学生们
也希望翻阅此书的你
能对医者仁心有更丰富、更深刻的理解！

致　谢

（按姓氏拼音排序）

白弘宇　包　蕾　包炜杰　卜令同　蔡征真　曾思艺　曾志童
柴欣怡　陈博婕　陈海萍　陈翘楚　陈雯婷　陈元铭　代子妍
戴珞佳　戴文轩　单恬恬　范佳绮　范伊淇　方　菲　方馨悦
高　颖　高　原　高怡宁　宫一平　郭呈瑞　郭愉享　韩　涛
杭辰悦　何陈佳　何嘉音　胡雯君　华　瑜　黄　瑾　黄佳妮
黄诗喻　黄唯逸　黄文一　黄子悦　纪彧程　贾恒杰　贾文清
孔令璁　赖经纬　雷超宇　李　昂　李博豫　李朝阳　李晨欣
李东哲　李恩昊　李文彦　李燕泉　李子涵　李紫嫣　林冬妮
林莉亚　林婉怡　林之琪　刘乐琛　刘梦然　刘芊若　刘茜缘
刘欣宇　刘逸凡　刘钟泠　刘子畅　龙汝思　陆柔君　鹿新月
吕　尤　马思原　马燮尔　冒宣吟　梅念柔　梅照阳　倪佳英
潘厚文　潘乐天　潘睿忻　钱威瑾　屈佳璐　沈怿雯　孙　绽
汤成婕　万欣蕊　汪尚婧　汪臻韡　王　革　王　铭　王　蕊
王高明　王海娃　王恒越　王晶莹　王乐蓓　王心依　王雪彤
王子霖　吴昳韡　信丰智　邢思佳　徐思遥　严　妍　杨　瑞
杨镓汶　杨乐晨　杨敏颖　杨晓辰　杨亦婷　姚松泉　余　瑜
余承瑄　余轶凡　袁慧雯　张　伟　张海扬　张涵婷　张昊亮
张家旭　张嘉月　张睿航　张淑贤　张昕童　张欣韵　张雅暄
张怡沁　张之玥　章启迪　章文冉　赵灵逸　赵鎏丹　赵诗葳
周　辰　朱　诚　朱明希　朱仔燕

特别感谢各位医学生们为本书提供的素材！